AF550549

Angela Paula Löser

Pflege- und Betreuungsberichte professionell schreiben

7., aktualisierte Auflage

PFLEGE PRAXIS

Tipps und Vorschläge für Mitarbeiter in stationären Altenpflegeeinrichtungen

schlütersche

Angela Paula Löser ist Diplom-Pädagogin (Dr. phil.), Lehrerin für Pflegeberufe, Fachkrankenschwester für Pflege in der Onkologie und in Palliative Care, Interne Auditorin sowie freiberufliche Dozentin. Sie verfügt seit über 36 Jahren über praktische Erfahrungen in der Pflege und Betreuung, arbeitet seit 20 Jahren als Dozentin und als Beraterin in der stationären Altenpflege, insbesondere in der Vorbereitung auf MDK-Prüfungen sowie in der Umsetzung von Palliative Care in der stationären Altenpflege.

*»Qualität ist kein Zufall;
sie ist immer das Ergebnis
angestrengten Denkens.«*

JOHN RUSKIN (1819–1900)

Die Autorin
Dr. phil. Angela Paula Löser
Windhuker Pfad 15
47249 Duisburg

Bibliografische Information der Deutschen Nationalbibliothek
Die Deutsche Nationalbibliothek verzeichnet diese Publikation in der Deutschen Nationalbibliografie; detaillierte bibliografische Daten sind im Internet über http://dnb.de abrufbar.

ISBN 978-3-89993-967-5 (Print)
ISBN 978-3-8426-8943-5 (PDF)
ISBN 978-3-8426-8944-2 (EPUB)

**© Schlütersche Verlagsgesellschaft mbH & Co. KG,
Hans-Böckler-Allee 7, 30173 Hannover**

Alle Angaben erfolgen ohne jegliche Verpflichtung oder Garantie des Autoren und des Verlages. Für Änderungen und Fehler, die trotz der sorgfältigen Überprüfung aller Angaben nicht völlig auszuschließen sind, kann keinerlei Verantwortung oder Haftung übernommen werden. Alle Rechte vorbehalten. Das Werk ist urheberrechtlich geschützt. Jede Verwertung außerhalb der gesetzlich geregelten Fälle muss vom Verlag schriftlich genehmigt werden. Die im Folgenden verwendeten Personen- und Berufsbezeichnungen stehen immer gleichwertig für beide Geschlechter, auch wenn sie nur in einer Form benannt sind. Ein Markenzeichen kann warenrechtlich geschützt sein, ohne dass dieses besonders gekennzeichnet wurde.

Reihengestaltung: Groothuis, Lohfert, Consorten, Hamburg
Umschlaggestaltung: Kerker + Baum, Büro für Gestaltung GbR, Hannover
Titelfoto: eyeware-fotolia.com
Satz: PER MEDIEN & MARKETING GmbH, Braunschweig
Druck und Bindung: CPI Druckdienstleistungen GmbH, Erfurt

INHALT

Für meinen Mann Burkhard und für meine Tochter Franziska,
die mir Tochter und Freundin zugleich ist.

VORWORT ZUR 7. AUFLAGE

Nun erscheint dieses Buch in der 7. Auflage. Viele Jahre sind seit dem ersten Erscheinen vergangen. Etliche Anforderungen zur richtigen Beschreibung in Pflege- und Betreuungsberichten haben sich inzwischen verändert, andere sind geblieben. Das allein wäre Grund genug, die vorliegende Auflage zu aktualisieren. Doch es gab noch weitere Aspekte, dieses Buch zu überarbeiten und zu ergänzen.
Seit nunmehr 30 Jahren wird in der Pflege die Umsetzung des Pflegeprozesses gefordert. Aus verschiedenen Gründen ist es Inhalt und Ziel der professionellen Aufgabenerfüllung von Gesundheits-, Krankenpflegerinnen und Altenpflegerinnen, den Bedarf, die Zielsetzung, die Art und Weise der Pflege und die Überprüfung schriftlich zu planen und zu überprüfen. Dieser Mechanismus geschieht im Regelkreis der Pflegeprozessplanung. Während der traditionelle Pflegeprozesskreislauf aus **6 Phasen** (Informationssammlung, Beschreibung von Ressourcen, Problemen, Risiken, Zielformulierung, Maßnahmenplanung, Durchführung, Evaluation) besteht, etabliert sich zurzeit parallel ein Modell aus **4 Phasen** (Informationserhebung/Assessment, Handlungsplanung, Durchführung, Auswertung). Beide Systeme stellen eine Planung dar. Sie sollen eine personenunabhängige, gleichbleibende, sozusagen prozessgeleitete Handlung ermöglichen. Menschen und ihre Bedürfnisse, Probleme und Reaktionen verändern sich jedoch. Ihre Befindlichkeiten und Ziele können sich von Tag zu Tag unterscheiden. Durch die Dokumentation von Beobachtungen und kleinen Entwicklungsschritten kann die Evaluation, d.h. die Überprüfung der Pflegewirksamkeit, überhaupt erst ermöglicht werden – erst so wird erkennbar, ob der Handlungsplan angepasst werden muss.

Der Pflege- und Betreuungsbericht ist somit das Instrument zur Reflexion, zur kritischen Überprüfung der eigenen Arbeit, zur Erkenntnis der Eignung oder aber Modifikation der Handlungen im Bereich von Pflege und sozialer Betreuung. Und letztlich steht er auch für den Nachweis der Wirksamkeit und zur Rechtfertigung abzurechnender Leistungen.

Pflege und Soziale Betreuung sind als je eigenständige Handlungsfelder in den letzten Jahren stärker zusammen gewachsen. Die strukturelle Veränderung der Gruppe von Menschen, die Pflege benötigen, macht das erforderlich: Es handelt sich zunehmend um Pflegebedürftige, die hochbetagt, dement, gerontopsychiatrisch erkrankt oder sterbend sind. Die lückenlose Informationsweitergabe zwischen den verschiedenen Schichten und Berufsfeldern, die Betrachtung interdependenter, also wechselseitiger Wirkungen von Pflege- und Betreuungsleistungen machen einen gemeinsamen Bericht erforderlich.

Ähnlich sieht es in den Einrichtungen der Behindertenhilfe aus. Hier leben oftmals Menschen mit geistigen oder körperlichen Behinderungen, die zudem auch alt und krank sein können. Die Hauptziele der Integration und der Teilhabe am gesellschaftlichen Leben werden vor allem durch Pädagogen und Heilerziehungspfleger angestrebt. Zunehmend entwickeln sich hier die gleichen Zielsetzungen wie in den übrigen Pflegeeinrichtungen – etwa der Erhalt von Gesundheit, die Vermeidung von Schäden und zusätzlichen Störungen (Risikomanagement) wie auch die Begleitung und Pflege bei schwerer Krankheit und im Sterbeprozess.

Die Einführung und Umsetzung von Palliative Care in den stationären Pflegeeinrichtungen erfordert es zudem, den beobachtenden Blick auf aktuelle Veränderungen und Bedürfnisse zu richten, Maßnahmen entsprechend anzupassen und auch deren Wirkung zu beschreiben. Der Bericht wird hier zum zentralen Dokument, wenn eine Planbarkeit nicht mehr oder nur bedingt möglich ist.

Nicht zuletzt entsteht ein anderer Blickwinkel, wenn Pflegebedürftigkeit mit dem neuen Begutachtungsinstrument (aktuelle Begutachtungs-Richtlinien – BRi) durch den Pflegebegutachter begutachtet und berechnet wird. Nicht nur die Kategorien, mit denen der Grad der Pflegebedürftigkeit erhoben wird, haben sich verändert, auch die Items, mit denen diese bemessen werden. Der Pflege- und Betreuungsbericht wird hier zum zentralen Instrument der Erfassung, der Evaluation und der Beschreibung von Veränderungen. Mitarbeiter können hier nur eine professionelle Dokumentation erbringen, wenn sie die Blickwinkel, Kategorien und Items kennen. Dann jedoch kann der Pflege- und Betreuungsbericht bei der Begutachtung des Pflegegrades wertvolle Hinweise und ggf. beim Widerspruch wichtige Nachweise liefern.

Zahlreiche EDV-Systeme machen Spezialdokumente wie Beratungsprotokolle, Evaluationsbögen, Sturzprotokolle überflüssig. Alle Beobachtungen werden dabei im Bericht vermerkt, der Eintrag schließlich mit einem zu setzenden Merkmal kategorisiert, also einer Art zugeordnet. Auf diese Weise lassen sich in der Evaluation die kategorisierten Einträge filtern und nur der gewählte Interessenbereich auswählen.
Diese Art und Weise der Dokumentation soll einer präzisen Übersicht dienen. Zu ausführliche oder missverständliche Einträge sollen vermieden werden, damit der Leser die Kerninformationen erhält, die ihm bei der weiteren Planung und Ausführung seiner Arbeit weiterhelfen.

Dieses Buch soll denjenigen helfen, die sich eine Orientierung bei den häufigsten Fragen der Berichterstattung wünschen. Es ist für diejenigen gemacht, die manchmal ein wenig »ratlos« vor dem Berichtsblatt stehen und sich Unterstützung wünschen. Diese Unterstützung möchte ich liefern. Dabei bin ich mir durchaus bewusst, dass ich vielleicht nicht alle Probleme betrachtet, nicht alle möglichen Lösungen aufgezeigt habe. Daher freue ich mich über konstruktive Vorschläge und Ergänzungen!

Duisburg, im März 2018 Angela Paula Löser

EINLEITUNG

Über die Handlungsfelder von Pflege und Sozialer Betreuung **zu berichten** – was ist daran so besonders?

Jedem, der in der Pflege einmal tätig war oder ist, scheint der Pflegebericht etwas Alltägliches, Gewohntes und Bekanntes zu sein. An dieser Empfindung ist nichts ungewöhnlich; sie ist verständlich. Pflegende haben sich stets gegenseitig Bericht erstattet. In Übergaben oder kurzen Gesprächen wurde Wichtiges über die Pflege oder über den Betroffenen ausgetauscht. Informationen wurden weitergegeben, Aufträge vermittelt oder Fragen gestellt. Diese Berichterstattung fand lange Zeit in mündlicher Form statt. Ein Nachweis über den Austausch der Informationen oder ein roter Faden, der sich durch alle aufeinander folgenden Berichte zieht, war wegen der mündlichen Form der Weitergabe jedoch nicht möglich. Die Qualität der Berichte, des Weitergegebenen und des Aufgenommenen war von den Beteiligten abhängig. Fehlte die geeignete Person oder war ein Pflegender am Werk, dem die entsprechenden Beobachtungs- und Beschreibungskriterien und Parameter nicht bekannt waren, veränderte sich folglich die Qualität des mündlichen Pflegeprozessberichts. Auch heute noch findet sich in manchen Einrichtungen eine deutlich bessere und inhaltsreichere mündliche Informationsweitergabe während der Übergabe als sie sich in den schriftlichen Dokumenten zeigt.

Die Mitarbeiter von Pflege und Sozialer Betreuung müssen deutlicher vernetzt sein, ihre Leistungen sind aufeinander abzustimmen, die Wirkung im Tagesverlauf zu evaluieren. Zusätzlich sind seit dem Jahr 2009 die Mitarbeiter nach § 87b SGB XI im stationären Bereich/Mitarbeiter nach § 43b SGB XI im ambulanten Bereich mit ihren zusätzlichen Betreuungsleistungen tätig. Ab dem 01. Januar 2017, mit Einführung des Zweiten Pflegestärkungsgesetzes, greift hier der § 43b SGB XI und ersetzt quasi den bisherigen § 87b.

Ebenfalls berücksichtigt werden Mitarbeiter spezialisierter Palliativpflegedienste (SAPV-Team = Spezialisierte Ambulante Palliativversorgung oder PKD = Palliativer Konsiliardienst). Es gilt, für den schwerkranken oder sterbenden Menschen eine möglichst gute Lebensqualität zu ermöglichen und zu verhindern, dass er unter belastenden Symptomen leidet. Das sind wesentliche Ziele. Für die Mitarbeiter entsprechender Dienste und für hinzugezogene Hausärzte oder Fachärzte müssen oftmals detaillierte Informationen zur Verfügung gestellt werden, damit sie Art und Umfang einer erforderlichen Therapie einschätzen und nachfolgend ermöglichen können.

Entscheidungen über die Anordnung, Fortsetzung oder Einstellung lebenserhaltender Maßnahmen erfordern es, dass ethische, medizinische, pflegerische und juristische Bedingungen und Begründungen geprüft werden, ehe eine Entscheidung getroffen wird. Hierbei ist ein guter Pflege- und Betreuungsbericht wichtig, der aufzeigt, was der Mensch selbst möchte. Seine Vorstellungen und Entscheidungen sind handlungsleitend. Aktuell wird hier die ACP (Advance Care Planning), die sogenannte Versorgungsplanung für die letzte Lebensphase gefordert.

Gerade bei auftretenden gerontopsychiatrischen Erkrankungen sind die oftmals schwer zu verstehenden Symptome und Veränderungen nicht ohne Weiteres nachvollziehbar. Angehörige können ggf. nicht mehr täglich in die Einrichtung kommen und sind in Sorge, ob die Mutter oder der Vater gut versorgt sind. Hier sind gute Beratungen erforderlich, bei denen Informationen über die Entwicklung von Problemen und zu deren Ursachen wichtige Hilfen darstellen. Hier sind schriftliche Informationen hilfreich.

Je mehr unterschiedliche Berufsgruppen beteiligt sind oder je mehr Menschen an einem Gesamtprozess beteiligt sind, desto wichtiger ist ein schriftlicher Austausch.

Bereits aktuell, künftiger voraussichtlich noch stärker, werden Menschen in den Einrichtungen gepflegt, betreut und versorgt, die anderen Ländern, Kulturen und Religionen zugehörig sind. Hier wird es besonders wichtig – insbesondere bei auftretenden Sprachbarrieren – Informationen darüber zu geben, welche Bedürfnisse oder Ängste auftreten, wie der Betroffene auf unterschiedliche Angebote reagiert, was zu tun und zu unterlassen ist.

Eine schriftliche Berichterstattung ermöglicht es, den Zustand des Bewohners von vor einigen Tagen nachzulesen, Veränderungen über einen längeren Zeitraum zu erkennen und sich zu orientieren, z. B. hinsichtlich folgender Beispielfragen: Was beobachten und dokumentieren die übrigen Mitarbeiter? Was ist wichtig? Worauf muss ich bei der Pflege achten? Wo ist der Bewohner gefährdet? Muss ich Maßnahmen durchführen, die bei der Übergabe nicht erwähnt wurden?

Die folgenden Informationen beziehen sich auf beide Formen von Pflege- und Betreuungsplanung, d. h. sowohl auf das 6-Phasenmodell (Informationssammlung, Beschreibung von Ressourcen, Problemen, Risiken, Zielformulierung, Maßnahmenplanung, Durchführung, Evaluation) als auch auf das 4-Phasenmodell (Informationserhebung/Assessment, Handlungsplanung, Durchführung, Auswertung). In Kap. 6 finden sich darüber hinaus Informationen zu den Spezifika des Pflegeberichts bei der Verwendung der SIS®, der neuen Strukturierten Informationssammlung.

Aufgrund der besseren Lesbarkeit werden im Text die Begriffe Pflegekraft, Mitarbeiter des sozialen Dienstes, Pflegebericht oder Betreuungsbericht nicht durchgängig verwendet. Alle Informationen gelten jedoch gleichbedeutend für beide Berufsgruppen und für beide Berichtsformen.

1 DER »PFLEGEBERICHT« – VERSUCH EINER BEGRIFFSERKLÄRUNG

1.1 Vergleichbare Terminologie

Der Begriff »Pflege- und Betreuungsbericht« bedeutet: einen Bericht über das Handlungsfeld von Pflege und Sozialer Betreuung zu verfassen. Weiter gefasst wäre auch zu sagen, dass der Pflege- und Betreuungsbericht eine Dokumentation von Kerninformationen über die Entwicklung des Bewohnerzustandes, seiner Probleme, seiner Ressourcen, seiner Befindlichkeit, Bedürfnisse und Wünsche und Zufriedenheit ist. Veränderungen von Bewohnerzustand und -verhalten, veränderte Anforderungen an das Handeln oder auch Wirkungen aktuell durchgeführter Maßnahmen sind im erkennbaren Verlauf wichtig, um Rückschlüsse auf die Entwicklungen in der Vergangenheit, der Gegenwart und auch für die Zukunft zu ermöglichen. Professionelles Handeln wird nachweisbar. Kommunikations- und Interaktionsprozesse zwischen den verschiedenen Berufsgruppen innerhalb der Einrichtung, mit externen Netzwerkpartnern oder mit den Angehörigen sollen Kenntnisse über die Gesamthandlung ermöglichen. Alle für den Pflegeprozess relevanten Daten werden im Pflege- und Betreuungsbericht dokumentiert.

Ein Bericht beschreibt immer eine bestimmte Situation, einen bestimmten Verlauf oder ein bestimmtes Ergebnis. Hierbei werden auch ursächliche Faktoren oder Folgen beschrieben (soweit erkennbar!). Dabei werden im Bericht immer solche Informationen aufgeführt, die es dem Leser ermöglichen sollen, zu verstehen und nachzuvollziehen. So verknüpft der Bericht verschiedene Informationen. In einer Darstellung wird eine Situation oder ein Entscheidungsprozess in seinem jeweiligen Kontext (umgebenden Zusammenhang) beschrieben, damit derjenige, der die Situation nicht miterlebt hat, diese nachverfolgen kann. Es werden Fäden im »Jetzt« zum »Vorher« und zum »Später« oder »Nachher« geknüpft. So werden die Informationen im Pflegebericht eingebunden in einen Gesamtzusammenhang.

Im Pflegebericht soll der jeweilige Tag als ein Mosaiksteinchen in einem langen Pflege- und Betreuungszeitraum, d.h. im Puzzle des Gesamtverlaufs erkennbar sein. Die verschiedenen Beschreibungen oder die einzelnen Berichtsanteile sollen in logischer Konsequenz zu den vorherigen stehen und können manchmal auf spätere Zeiten verweisen (z.B. wenn Aufträge an weiterführende Schichten gegeben werden).

2 WAS HEISST ES EIGENTLICH »PROFESSIONELL ZU DOKUMENTIEREN«?

Es gibt verschiedene Arten etwas zu dokumentieren. Auch die Marktfrau, die beim Verkauf von Gemüse und Obst einer anderen in schillernden (manchmal übertreibenden) Worten und mit weitreichender Ausschmückung etwas erzählt, dokumentiert ihre Erkenntnis, ihr Wissen von einer Situation und zeigt ihre gefühlsmäßige Einstellung zum Inhalt. Sie berichtet aber nur scheinbar etwas, denn in Wirklichkeit zeigt sie sich als »Märchenerzählerin«, als »Unterhalterin«. Ziel ihres Berichts ist es nicht, das Gegenüber in einem möglichst sachlichen und genauen Umfang zu informieren. Ihr Ziel ist es, die Gesprächspartnerin zu interessieren, die eigene Wichtigkeit zu zeigen und zu demonstrieren, dass »sie Bescheid weiß«. Sie ist wer, sie ist wichtig.

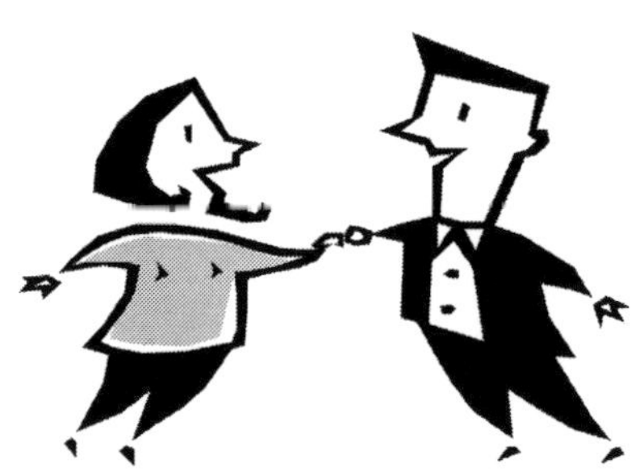

Erzählung/Klatsch
- Die eigene Darstellung steht im Vordergrund.
- Der Inhalt wird ausgeschmückt.
- Wertungen stehen im Mittelpunkt.
- Es geht um den Tratsch an sich.

Bericht
- Sachliche Informationsdarstellung und Weitergabe.
- Auswahl notwendiger Informationen.
- Einhaltung juristischer Anforderungen.
- Der Berichtsinhalt steht im Mittelpunkt.

Abb. 1: Unterschiede zwischen Berichterstattung und erzählender Informationsweitergabe.

Um einen derartigen Bericht geht es beim Pflege- und Betreuungsbericht nicht. Weder der Berichterstattende noch der Lesende ist die Hauptperson, um die es sich dreht. Der Bewohner ist der Mittelpunkt, der Bericht das Hilfsinstrument, um Informationen zu vermitteln. So unterscheidet sich der Pflegebericht in vielerlei Hinsicht von dem Bericht der Marktfrau. An einen professionellen Pflege- und Betreuungsbericht werden verschiedene Erwartungen gestellt.

2.1 Merkmale einer professionellen Berichterstattung

Der Begriff »professionell« ist an die jeweilige Berufsgruppe gebunden. Profession hängt mit der Erfüllung einer kompetenten, qualifizierten Rolle in einem bestimmten Beruf zusammen. »Professionell dokumentieren bedeutet: die richtigen Informationen mit den geeigneten Mitteln an den richtigen Kommunikationspartner verständlich und leserlich zu übermitteln« (Weiß 2000:7).

Ziel der professionellen Dokumentation ist es:

- Handlungsweisen, Verhaltensweisen und Entscheidungen transparent zu machen und zu begründen,
- Absprachen, Anweisungen, Vereinbarungen, Empfehlungen und Verpflichtungen in ihrer Ausführung und in ihrer nachfolgenden Wirkung zu überprüfen,
- Zustände, Abläufe und Vorgehensweisen nachvollziehbar darzustellen,
- den Informationsaustausch zwischen den einzelnen Mitarbeitern des Pflege- und Betreuungsteams und des interdisziplinären Teams zu fördern und zu ermöglichen,
- durch Erfüllung der Anforderungen an eine gute Dokumentation den gesetzlichen und pflegewissenschaftlichen Anforderungen an eine professionelle Pflege und soziale Betreuung nachzukommen und
- Zusammenhänge zwischen einer Ursache und einer Wirkung erkennen zu können.

Beispiel

»Anforderungen an eine gute Dokumentation: Lesbarkeit, Verständlichkeit, Orientierung am Pflege- und Betreuungsprozess, datiert, signiert, mit Tinte geschrieben, nicht verfälscht, kontinuierlich geführt, übersichtlich, wertneutral, aktuell.«*

* Flumeri et. al 2003:5

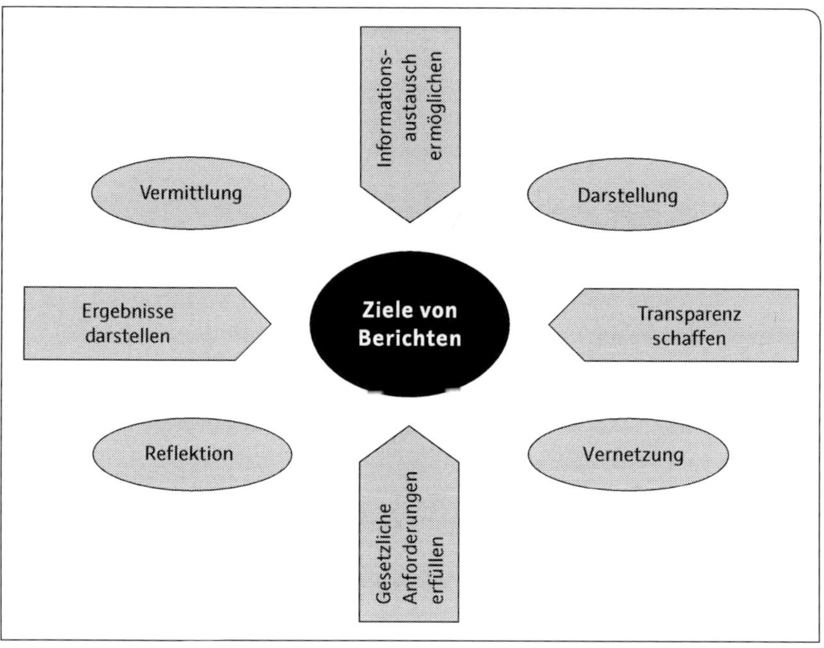

Abb. 2: Ziele von Berichten.

2.1.1 Schriftliche Darstellung

Neben der mündlichen Weitergabe von Kurzinformationen kann ein geeigneter Bericht nur schriftlich erfolgen. Der Zeitdruck in den Einrichtungen, die Tatsache, dass immer wieder Tätigkeiten unterbrochen werden müssen, weil andere Bewohner kurzfristig und dringlich der Hilfe bedürfen, die Unfähigkeit des menschlichen Gehirns, komplexe Zusammenhänge dauerhaft, sachlich und differenziert zu speichern, ohne diese der eigenen Bewertung und Interpretation (damit der Veränderung) zuzuführen, bedingen die Notwendigkeit der schriftlichen Berichterstattung. »Mit geschriebener Sprache lässt sich Wissen organisieren und zuverlässig transportieren. Gesprochenes ist »Schall und Rauch«. Geschriebenes aber bleibt und weist nach, welche Gedanken, Aussagen, Sachverhalte und Ereignisse in welchem Zusammenhang wichtig genug waren, um festgehalten zu werden.« (Weiß 2000:11) Der Pflege- und Betreuungsbericht ermöglicht den schriftlichen Nachweis, der auch einer kontinuierlichen oder retrospektiven Prüfung standhält. Mündliche Informationsweitergaben wären hier zu flüchtig; nach wenigen Tagen wären wesentliche Informationen nicht mehr auffindbar oder nachweisbar.

Damit haben schriftliche Berichte gegenüber den mündlichen folgende **Vorteile**:

1. Wissen kann **dauerhaft und nachvollziehbar** an Andere weitergegeben werden.
2. Informationen werden **gesammelt, aufeinander bezogen, gegenübergestellt und ausgewertet**.
3. Informationen dienen als **Gedankenstütze**.
4. Geschriebene Informationen lassen sich dauerhaft nachlesen, sind damit **beweisbar und nachvollziehbar**.
5. Schriftliche Informationen werden vor der Niederschrift eher **reflektiert** als mündliche. (So sollte es jedenfalls sein.)
6. Schriftliche Informationen dienen der **juristischen Absicherung** (Nachweis).
7. Daten sind auch nach einem längeren Zeitraum abrufbar.
8. Erst bei der retrospektiven (rückwärts blickenden) Auswertung können **Zusammenhänge** erkannt werden.
9. Eine Evaluation nach dem Tod eines Bewohners könnte bei der Suche nach der **Best Practice** helfen. Hierzu sind schriftliche Informationen zum Befinden des Sterbenden, zum Verlauf der Sterbesituation und zu den diesen bedingenden Faktoren erforderlich.
10. Berichtseinträge können Rückschlüssen auf den geäußerten oder mutmaßlichen Willen eines Betroffenen geben (Wichtig für die ACP, die Versorgungsplanung am Lebensende).

11. Berichtseinträge können nachweislich den Beleg erbringen, ab wann eine höherer Pflegebedarf entstand und wie umfangreich dieser ist (Wichtig für die Begutachtung des Pflegegrades, insbesondere wenn der Bewohner eine gute Fassade oder Tagesform zeigt).

Beim Lesen von Literatur zu diesem Thema entsteht leicht der Eindruck, dass schriftliche Informationen gegenüber der mündlichen Informationsweitergabe nur Vorteile aufweisen. Dies ist in der Realität nicht so. Folgende Nachteile bestehen bei der schriftlichen Pflegeberichterstattung:

1. Schreiber und Leser beschäftigen sich **nicht zur gleichen Zeit** mit der Materie. Fehlinterpretationen und Missverständnisse können beim Lesen auftreten.
2. Der Schreiber weiß nicht im Voraus, welche **Fragen der Leser** haben wird. Er kann die Reaktionen im Vorfeld nicht erkennen. Er muss sich gewissermaßen schon beim Schreiben seiner Informationen in den Leser hineinversetzen und überlegen, welche Inhalte für den anderen wichtig sein können: »Kann er meine Ausführungen verstehen? Kann er erkennen, welche Ziele ich mit meinem Eintrag verfolge? Versteht er meine Empfehlungen? Benötigt er weitere Informationen?«
3. Der Schreiber weiß nicht, **ob oder wann seine Informationen gelesen werden**. Er kann sich somit nicht sicher sein, ob das, was er weitergeben will, dort, wo es ankommen soll, zu einem angemessenen Zeitpunkt ankommt. Hier ist der am Dokumentationssystem befindliche Reiter sinnvoll. Er wird gezogen, damit bei der Übergabe z. B. erkennbar wird, dass in dieser Dokumentationsmappe und bei diesem Bewohner wichtige Informationen im Pflegebericht verzeichnet sind. (Viele EDV-Systeme haben eine elektronische Reiterfunktion.)
4. **Sprache ist häufig mehrdeutig.** Bei der schriftlichen Darlegung können Sachverhalte häufig nicht so eindeutig und damit nicht so differenziert beschrieben werden, wie bei einer mündlichen Erläuterung. Der Schreiber glaubt zuweilen, dass sein Satz alle erforderlichen Informationen bereithält, dabei hat sein Gehirn sozusagen beim Denken die Botschaft weitergehend gedacht (= Konstruktivismus: Das Gehirn konstruiert ein Gesamtbild, geschrieben wird ggf. nur ein Teil).
5. Oft beschränkt sich der Schreibende nicht auf wesentliche Informationen, sondern führt seinen Eintrag in Prosaform aus. Folglich muss der Leser zu viele Details aufnehmen und kann das Wesentliche ggf. nicht sofort

erkennen. Bei einem mündlichen Beitrag könnte er nachfragen und den Berichtenden gezielt auf den Kern der Botschaft führen.

2.1.2 Sachliche Beschreibung

Allein die Begriffswahl zeigt schon auf, dass es sich bei einem Bericht um die reine, möglichst ungefärbte Darstellung von Sachinformationen handelt. Nicht ohne Grund bezeichnet man diesen Teil des Pflegeprozesses als Pflegebericht und nicht als Pflegeerzählung.

Es ist die sachliche Wiedergabe eines Vorgangs. Demnach ist es die kommunikative Hauptaufgabe eines Berichts, wertfrei und sachlich zu informieren. »Häufig werden Berichte nicht nur dazu genutzt, um Informationen einzuholen. Vielmehr kann auch mithilfe der Informationen fehlendes Wissen eingeholt werden. Entscheidungen lassen sich so leichter treffen. Dient ein Bericht diesem Zweck, dann sollte der Autor nicht nur sachlich und ohne Wertung informieren. In diesem Fall sollten auch Empfehlungen, vielleicht sogar Appelle oder Angebote einfließen. So wird der Bericht um beeinflussende Textteile erweitert.« (Weiß 2000:158)

Vergleichbare Terminologie:
- Jemand **berichtet** etwas.
- Jemand **schildert** eine Situation, eine Handlung.
- Jemand **gibt** einen Inhalt **wieder**.
- Jemand **erklärt** einem anderen etwas.
- Jemand **vermittelt** Informationen usw.

Sachlich ist ein Bericht, wenn er »ZDF« enthält – also Zahlen, Daten, Fakten. Hierbei beschränkt sich der Schreibende auf wesentliche Kerninformationen.

2.1.3 Aussagefähigkeit und Wertfreiheit des Berichts

Der Pflege- und Betreuungsbericht sollte zuerst möglichst objektiv und wertfrei geschrieben werden. Es werden Selbstaussagen des Betroffenen dokumentiert, also das, was der Mensch selber sagt oder das, was anhand von Zahlen, Daten, Fakten beobachtet werden kann. Ansonsten wird angegeben, von wem die Aussage oder Beobachtung kommt. »Laut Tochter von Frau Meier …« Wie der Begriff »Bericht« schon angibt, soll die Ausführung möglichst präzise und konkret sein. Dabei ist auf Folgendes zu achten:

1. **Wertfrei ist der Bericht, wenn er eine Selbstaussage des Betroffenen enthält.** Hierbei wird diese im O-Ton (Originalton) in Anführungszeichen » …« gesetzt. Eine solche Aussage ist immer als objektiv anzusehen, da sie die eigene Einschätzung des Betroffenen darstellt. Kann er keine eigene Aussage treffen, werden Mimik, Gestik, Reaktionen und Körperspannung beobachtet und die entsprechenden Indizien beschrieben: Was habe ich gehört? Was habe ich gesehen, was gefühlt? Was habe ich gerochen? Auf diese Weise reduziert sich die Gefahr der Interpretation und Fehldeutung.
2. **Aussagen von Angehörigen oder anderen Personen werden nicht als »Ist-Situation« beschrieben.** Aussagen wie »der Bewohner wirkt …« oder »der Bewohner mach den Eindruck, dass …« zeigen, dass hier nicht von Wirklichkeiten gesprochen wird, sondern von Indizien oder Anzeichen. Die Kennzeichnung des Eintrags als »persönliche Wahrnehmung« fordert die anderen Pflegenden und Mitarbeiter gewissermaßen auf, sich auf die Bewertung einzulassen, den Bewohner ebenfalls in seinem Zustand oder seiner Reaktion zu beobachten, die Wirkung der Pflege zu überprüfen und ggf. eine Modifikation der Maßnahmen oder der Zielsetzung vorzunehmen. Die zusammengetragenen unterschiedlichen Sichtweisen erleichtern die Erhebung und ermöglichen die Annäherung an die Erkenntnis der »Wirklichkeit«. Jeder Pflegende sollte sich aber zu jedem Zeitpunkt bewusst sein, dass er hierbei als Konstrukteur einer Wirklichkeit handelt, er schafft sich seine eigene Wirklichkeit. Diese kann sich jedoch von den Wirklichkeitskonstruktionen anderer Mitarbeiter oder von denen der Angehörigen unterscheiden.
3. Der dritte und letzte Weg ist **die Beobachtung von Reaktionen des vegetativen Nervensystems, die Beschreibung von typischen Symptomen**, wie sie bei Stress auftreten. Fühlt sich ein Mensch unwohl oder gestresst wird er folgende Symptome entwickeln:
   - schneller Herzschlag (Puls beschleunigt)
   - schnellere, oberflächliche Atmung (ggf. Hecheln)

- Schweißausbruch (kalter, kleinperliger Schweiß, ggf. unangenehme Geruchsentwicklung)
- Große Pupillen
- Wird z.B. eine entspannungsfördernde Maßnahme angewendet, sind vorher und nachher diese Anzeichen zu prüfen.

Dabei sind folgende Begriffe als wertende Äußerungen zu unterlassen (Näheres siehe Kap. 3.15.1 und 12.3):

- wütend (Was heißt wütend? Was zeigte sich? Wie war die Reaktion?)
- aggressiv (Wie reagiert der Bewohner, wenn wir ihn als aggressiv einschätzen? Was hat er gemacht? Was hat er gesagt?)
- aufbrausend
- unruhig
- gut gelaunt, schlecht gelaunt
- sauer
- giftig
- rasend
- unmöglich
- kindisch
- unkooperativ/kooperativ
- ablehnend
- anzüglich
- frech

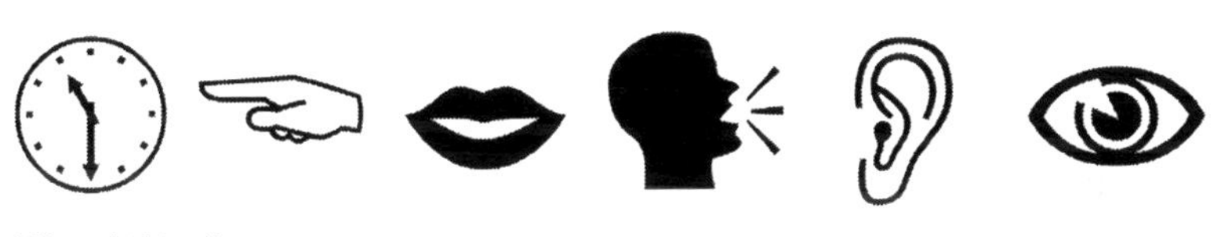

Wie spät ist es?
Was fühle ich?
Was schmecke ich? (nur manchmal möglich)
Was sagt der andere?
Was höre ich?
Was sehe ich?

Was fühlt der andere? (Angeben, wer es fühlt)
Was schmeckt der andere?
Was sagt ein anderer? (Wer sagt dies?)
Was hört ein anderer?
Was sieht ein anderer?

(Der andere kann der Bewohner, der Angehörige, der Arzt oder ein anderer Mensch sein.) Es wird angegeben, wer der andere ist.

Abb. 3: Die Sinnesorgane als Beobachtungsinstrumente.

Fazit

Wertende Aussagen sind ungeeignet!

Geeignete Differenzierungsbegriffe

Nachvollziehbare Berichtnotizen sind u. a.:

- »Tritt insbesondere zu diesen oder jenen Zeitpunkten oder dann und dann auf.« (Angabe, wann und wie oft etwas beobachtet wurde.) Oder aktuell: »Zeigte sich um die und die Uhrzeit so und so …«
- »Tritt ständig, vollständig, teilweise auf.« (Angeben, welche Teile oder Bereiche betroffen sind.)
- »Bewohner/in kann die Maßnahme vom Handling her nicht durchführen.« »Bewohner/in konnte heute im Frühdienst mehrschrittige Alltagshandlungen nicht umsetzen.« (z. B. Frühstück, Toilettengang)
- »Bewohner/in versteht den Sinn einer Maßnahme nicht, kann nicht nachvollziehen, was er/sie tun soll.«
- »Bewohner/in lehnt die Maßnahme ab, weil …« (Die Aussage benennen oder Indizien beschreiben.)

Ungeeignete Beschreibungen

Wenig geeignet sind globale, nicht eindeutige Formulierungen wie:

- »Bewohner/in hat öfter mal …« (Was ist »öfter«? Zeitangabe, Angabe der Häufigkeit)
- »Bewohner/in zeigt mehr oder weniger starke …« (Was ist »mehr«? Was ist »weniger«? Lassen sich Angaben zur Stärke oder zum Ausmaß machen?)
- »Bewohner/in war stark eingenässt.« (Was konkret war nass?)
- »Bewohner/in hat massiv abgeführt.« (Was bedeutet »massiv« konkret?)
- »Es zeigt sich zunehmend, dass …« (Wie viel zunehmend? Was ist »zunehmend«?)
- »Der Zustand X oder die Kompetenz Y ist abnehmend …« (Was hat konkret abgenommen? Was hat sich im Zustand verschlechtert?)
- »Es war heute sehr schwierig, die Maßnahme XY durchzuführen.« (Welche Schwierigkeiten zeigten sich konkret?)

- »Der Allgemeinzustand ist reduziert.« (Hier ist unklar, was konkret im Allgemeinzustand reduziert ist. Bekommt der Betroffene z. B. weniger Luft? Ist er weniger wach und ansprechbar?)
- »Bewohner/in hat gut gegessen (oder getrunken).« (Wie viel und was wurde gegessen oder getrunken?)
- »Bewohner/in ist mal so mal so …« (Wann ist es »so«, wann nicht? Oder wie häufig ist »es« im Durchschnitt?)
- »Bewohner/in kann nicht alles.« (Was genau kann gemacht, was kann nicht gemacht werden?)
- »Bewohner/in ist mal wieder total …« (Auf was bezieht sich »total«? Wie sieht der Gesamtzustand aus?)

Tabelle 1: Ungeeignete Ausdrücke und Beschreibungen im Pflegebericht

Ungeeignete Begriffe	Fragestellung
Öfter mal …	Wie oft? Was sind die Gelegenheiten? Wann, zu welchem Zeitpunkt?
Zeigt mehr oder weniger …	Was ist »mehr«? Was ist »weniger«? Auf welche Menge, Stärke, Ausprägungsmerkmale bezieht sich die Aussage? Ggf.: Wie oft zeigt es sich? (Häufigkeit)
Ist mal so und mal so …	Wann ist das »mal«? Wann tritt es auf? Wie oft tritt das »mal« auf? Was heißt »so«? Was zeigt sich genau? Zeitpunkt und Häufigkeit des Auftretens
… kann nicht alles	Was ist »alles«? Welche Anteile sind genau gemeint? Was kann der Betroffene? Was kann er nicht? Umfang einer Einschränkung oder einer Kompetenz
… ist mal wieder total …	Was heißt »mal wieder«? Was ist »total«? Wie sieht der Zustand genau aus?
… geht es schlechter	Auf was bezieht sich das »schlechter«? Was zeichnet das »schlechter Gewordene« aus?

Die Wirkung globaler Bewertungen lässt sich gut am Beispiel der Beschreibung der Nahrungsaufnahme belegen.

Wenn die Nahrungsmengen nicht von der Küche vorgegeben werden (also kein Tablett-System besteht), portioniert jede Pflegekraft möglicherweise anders (wahrscheinlich aufgrund ihrer eigenen, gewohnten Portionen). So portioniert Pflegeperson 1 eventuell eine Menge, die einem Viertel der Normalmenge entspricht. Isst die Bewohnerin Frau K. diese Mahlzeit vollständig auf, dokumentiert Pflegekraft 1 möglicherweise. »Frau K. hat gut gegessen«.

Am nächsten Tag portioniert nun ein Pflegekraft 2, die selbst mehr als eine normale Portion essen würde und füllt den Teller dementsprechend mehr als großzügig. Frau K. isst wieder die gleiche, kleine Portion wie am Vortag. Nun aber erscheint möglicherweise der Eintrag: »Frau K. hat schlecht gegessen, nur ein Viertel der Portion«. Hier wird deutlich, dass die Einträge im Pflegebericht stark variieren, obwohl Frau K. faktisch nahezu die gleiche Menge gegessen hat.

Sinnvoller ist es also, entweder eine Normportion vorzugeben, sodass eine Einschätzung zur tatsächlich aufgenommenen Menge möglich ist oder detailliert anzugeben, was Frau K. tatsächlich gegessen hat (z. B. ½ Brötchen, 1 Stückchen Butter, 1 Teelöffel Marmelade und 2 Tassen Kaffee mit Milch).

Bitte beachten Sie!

Globale Aussagen sind ungeeignet!

Beschreibende, sachliche und konkrete Informationen sind daher eher geeignet, um die beobachtete Situation darzustellen:

- Wie zeigte sich die Situation? Welche Bedingungen hatte die Situation?
- Welche Faktoren verschlimmern oder verbessern sich?
- Wann, zu welchen Zeitpunkten, zeigte sich ein Phänomen oder Problem?
- Wie oft trat ein Problem auf? Gab es ggf. spezifische Zeiten?
- Bestand ein Hilfebedarf oder konnte der Betroffene das Problem allein kompensieren? (Wichtig zur Pflegebegutachtung)
- Wie verhielt sich der Bewohner?
- Was konnte beobachtet werden?
- Welche Zusammenhänge können nachweislich beobachtet werden?

Es ist differenziert zu beschreiben, wie sich beispielsweise Herr M. verhält, der als aggressiv eingeschätzt wird. Beispiel: »Herr M. warf mit dem Porzellan um sich und schimpfte laut.« – »Herr M. kratzte mich am Arm und schimpfte laut: ›Lass mich, ich will nach Hause‹ als ich ihn zur Toilette begleiten wollte.«

ZDF = Zahlen, Daten, Fakten

Beschreibungen sollten immer in Form von Zahlen, Daten und Fakten erfolgen.

Die Dokumentation muss eindeutig und aussagefähig sein!

2.1.4 Lesbarkeit

Es ist erforderlich, auf eine gute Lesbarkeit der Einträge zu achten, damit der Leser später wesentliche Informationen verstehen kann.

Die Lesbarkeit wird durch verschiedene Faktoren beeinflusst.

Lesbarkeit der einzelnen Eintragung (visuelle Erkennbarkeit und Nachvollziehbarkeit der geschriebenen Worte)

Bei einem EDV-gestützten System ist die Problematik der schlecht leserlichen Handschriften aufgehoben. In Papierdokumentationssystemen weisen die Formulare häufig sehr schmale Berichtzeilen auf. Die Eintragungen in den Bericht müssen zudem teilweise im Stehen oder in gebückter Haltung auf einem niedrigen Bewohnertischchen vorgenommen werden. Diese Faktoren sorgen bei gleichzeitig bestehendem Zeitdruck dafür, dass die dokumentierten Inhalte teilweise nur schlecht oder gar nicht zu lesen sind.

Die Lesbarkeit der Voreintragungen (Technische Lesbarkeit vorangegangener Eintragungen)

Es ist unabdingbar, dass bei einer vorzunehmenden Eintragung immer die Voreintragungen von mindestens zwei bis drei Schichten sichtbar sind. Bei Papierberichtsblättern muss daher beim Ausheften eines gefüllten, d. h. vollständig beschriebenen Formulars, der sogenannte zusammenfassende

Bericht erstellt werden. Hierbei wird mit zwei bis drei Sätzen der ablaufende Pflege- und Betreuungszeitraum in der Berichterstattung überprüft und ein zusammenfassender Eindruck auf dem neuen Berichtsblatt dokumentiert. So kann der neue Eintrag an den bisherigen Dokumentationsprozess anknüpfen.

Lesbarkeit durch korrekt geschriebene Begriffe

Werden Begriffe falsch geschrieben, kann ein vollkommen anderer Eindruck entstehen und der Inhalt wird verfälscht. Beispiel: »An der Eiche hängt ein Päckchen.« Der Schreiber wollte hier mitteilen, dass »sich am vorderen Teil des Penis', der Eichel, ein Pickelchen (= Pöckchen) befindet«. Dieser Sachverhalt war ohne weitergehende Nachfrage nicht nachvollziehbar!

2.1.5 Verständliche, nachvollziehbare Formulierungen und die Bedeutung der Fachsprache im Pflege- und Betreuungsbericht

Verständlich bedeutet hier »verstehbar«. Es ist wichtig, sich die Zielgruppe vor Augen zu halten, die die Eintragungen verstehen und benutzen wird. Da der Anteil der **nicht examinierten Pflegekräfte** in Einrichtungen der stationären Altenhilfe nicht unerheblich ist (bis ca. 50 Prozent) und diese Menschen ihre Beobachtungen während der Pflege dokumentieren müssen, sind Eintragungen auch für sie verständlich vorzunehmen. Fachbegriffe müssen ggf. mit nachfolgender Erklärung in einer Klammer übersetzt werden. Pflege- und Betreuungsberichte, die nur von etwa der Hälfte der Pflegenden bzw. Betreuenden verstanden werden, erhöhen die Gefahr von Fehlinterpretationen, Desinteresse oder sogar Ablehnung. Diagnosen, die aus Arztbriefen entnommen werden, sollten eine Übersetzung in einer Klammer zeigen. Auch die eigenen Fachbegriffe im Handlungsfeld von Pflege und Sozialer Betreuung sind so zu nutzen, dass Kollegen und Kolleginnen mit anderer oder untergeordneter Qualifikation sie verstehen. Beispiele:

- die Gefahr der sensorischen Deprivation = Gefahr, dass die Sinnesreize verkümmern und ihre Funktion verlieren.
- die Gefahr der Ortsfixierung = Gefahr, dass der Betroffene sich nicht mehr selbst von einem Ort zu einem anderen fortbewegen kann.

- die Gefahr der Tag-Nacht-Umkehr = Gefahr, dass der Betroffene seinen normalen Rhythmus mit Schlafphasen vor allem in der Nacht und Wachphasen vor allem am Tag verliert.

»Verständlich« bedeutet aber auch, vor der Eintragung für sich selbst zu klären, was genau ausgedrückt und vermittelt werden soll. Einträge wie »Der Bewohner ist fix und foxi« oder »Frau M. war heute völlig durch den Wind« drücken den konkreten Sachverhalt nicht aus. Auch Beschreibungen mit Begriffen der Alltagssprache wie »Frau S. war völlig abgespaced« sind ggf. für den Schreibenden nachvollziehbar, nicht jedoch für die Mitarbeiter der folgenden Schichten. Derartige Eintragungen haben mit Professionalität nichts gemein. Sie kommen dann zustande, wenn der Schreiber Probleme mit der durch Fachkompetenz geprägten sprachlichen Ausdrucksweise hat.

Hier bieten sich unterstützend Bücher oder andere Formulierungshilfen an. Am Anfang bereitet das Nachschlagen häufig etwas Mühe und erfordert etwas mehr Zeit. Es zeigt sich in der Praxis jedoch eine rasch einsetzende und sich bald vertiefende Routine, sodass die Formulierungshilfen im Kopf abrufbereit sind. Dazu finden sich weitere Informationen im Kap. 5.4 »Diagnosen, pflegebegründete Diagnosen, Pflegediagnosen«.

Beschreibende Informationen der Wahrnehmung durch die Sinnesorgane

Die eigenen Sinnesorgane liefern Informationen, die beschrieben werden können. Ein allgemeiner Eindruck kann dann durch Detailinformationen belegt werden. Beispiele: »Frau M. machte auf mich folgenden Eindruck ...«, »Herr K. wirkte auf mich ...«, »Frau W. zeigte folgende Anzeichen ...«

Das können beispielsweise folgenden Beobachtungen und Eindrücke sein:

- »... ist kaltschweißig.« (taktile Wahrnehmung, Fühlen)
- »... optisch erkennbar war eine starke Rötung der wunden Stelle« (optische Wahrnehmung, Sehen)
- »... zu hören, dass ihre Atmung rasselte.« (akustische Wahrnehmung, Hören)
- »... zu riechen, dass der Urin nach Azeton roch.« (olfaktorische Wahrnehmung, Riechen)

Das Schmecken (gustatorische Wahrnehmung) – die empfundene, geschmackliche Wahrnehmung der Zunge – eignet sich hier selbstverständlich nicht oder höchstens beim Nachschmecken von Speisen und Getränken.

Vom Text zum Dokument

Ein Text wird erst dann ein Dokument, wenn er durch eine sachliche Darstellung das Kriterium der Nachweisbarkeit erfüllt.

2.1.6 Zielgruppenorientierung

Als Zielgruppe werden die potenziellen Leser, also all jene verstanden, die den Bericht lesen wollen oder können. Im weitesten Sinne also die Personen oder Personengruppen, denen Informationen vermittelt werden sollen (vgl. auch Kap. 2.1.5).

Zielgruppen, die den Pflegebericht lesen können oder sollen, sind:

- Kollegen des Pflege- und Betreuungsteams
- Pflegende im Krankenhaus (bei Einweisung und mitgegebener Kopie des Pflegeberichts)
- Kollegen aus anderen hierarchischen Ebenen (Einrichtungsleitung, Sozialdienst, Pflegedienstleitung, Heimleitung)
- Partner aus dem externen Netzwerk (z. B. Mitarbeiter aus dem SAPV-Team [Spezialisierte ambulante Palliativversorgung] oder PKD – Palliativkonsilliardienst, Mitarbeiter aus dem ambulanten Hospizdienst)
- Hausarzt und Fachärzte
- Angehörige und andere Bezugspersonen (mit Einverständnis des Betroffenen)
- Betreuer und Bevollmächtigte
- Gutachter von Heimaufsicht und MDK
- Gutachter und Juristen bei Klagen vor Gericht

Die Grundregel

Der Bericht wird klar, deutlich, eindeutig und genau geschrieben, damit die Zielgruppe ihn versteht.

2.1.7 Ergebnisorientierung

Der schriftliche Pflegebericht soll sein Ziel erfüllen. Es ist daher wichtig, sich zu fragen: »Was will ich mit meiner Eintragung erreichen?«

Folgende Ziele sind denkbar.
Ich will …

- den anderen informieren. (Ich beschreibe den Sachverhalt, den Kontext, ggf. mein Vorgehen.)
- die Weiterführung von mir eingeleiteter, nicht bereits in der Planung stehender Strategien erzielen. (Ich empfehle weiterführende Maßnahmen, ich gebe Anweisungen.)
- das Ergebnis und/oder die Wirkung meiner Pflege auf den Bewohner dokumentieren. (Ich beobachte den Bewohner bei der Durchführung meiner Handlung und dokumentiere meine Beobachtungen/Messungen.)
- zu einem größeren Pflege- oder Betreuungszeitraum einen Eindruck geben. (Ich lese den Pflegebericht der letzten Wochen und stelle einen Gesamteindruck in zwei bis drei Sätzen dar. Hierbei handelt es sich auch oft um eine zusammenfassende Evaluation.)
- die anderen Mitglieder des Pflegeteams über besondere, unvorhersehbare Situationen informieren. (Ich beschreibe die besondere Situation mit erkennbaren Bedingungsfaktoren, durchgeführten Analysen und eingeleiteten Maßnahmen. Zusätzlich ziehe ich den Reiter oder kategorisiere den Berichtseintrag, damit ein deutliches Signal für die Wichtigkeit oder thematische Zuordnung dieser Information gegeben wird.)
- die Wirkung einer eingeleiteten Prophylaxemaßnahme beschreiben, um deren Eignung zu belegen.
- die Kollegen informieren über eine Modifikation der Pflegeplanung. (Ich beschreibe, wie ich die Maßnahme geändert habe und warum.)

- begründen und angeben, warum z. B. auch nach dem Eintreten eines Schadens (z. B. nach einem Sturz) das Vorgehen geändert oder eben weiterhin beibehalten wird.
- mir selbst und auch im Team darüber im Klaren werden, ob aufgrund der eingeleiteten und durchgeführten Maßnahmen im Palliativfall ein »gutes Sterben« ermöglicht wird.

Der Bericht wird also nicht »irgendwie« und »irgendwann« geschrieben, sondern immer mit dem Ziel, einen Erkenntnisgewinn zu ermöglichen.

2.1.8 Interpunktuelle Verknüpfung: Bezugnahme auf den Vorbericht

Die einzelnen Bereiche oder Dokumentationspunkte, die im Pflegebericht beschrieben werden, sollten untereinander in einer logischen Verbindung stehen. Hier ist die Fachkompetenz des Pflegenden zur Gestaltung und Überprüfung des komplexen Pflegeberichts erforderlich. Die letzten beiden Einträge sollten zunächst gelesen werden, ehe der eigene Eintrag vorgenommen wird.

Bevor die Pflegeperson mit der Pflegedurchführung beginnt, sollte sie den letzten Eintrag im Pflegebericht lesen. Nur so kann sie erkennen, ob dort Eintragungen darauf hinweisen, dass sie bestimmte Beobachtungen machen, spezielle Maßnahmen durchführen oder Ergebnisse kontrollieren muss. Entsprechend der letzten Eintragungen werden jetzt bei der Durchführung der Maßnahme Kontrollen und Beobachtungen gemacht und entsprechend dokumentiert. Die Pflegeberichteintragung knüpft so an die Voreintragung an.

Beispiel

Gestern wurde vom Arzt ein Schmerzmedikament zur Behandlung verordnet. Heute müssen verschiedene Fragen überprüft und entsprechend dokumentiert werden:

- Wie ist der Zustand des Bewohners heute?
- Wie stark sind seine Schmerzen (Analogskala bei Menschen verwenden, die zur Aussage fähig sind!, Angaben in Zahlen, Daten, Fakten – ZDF)
- Wie schnell und wie lange hat das verordnete Medikament gewirkt?
- Treten Nebenwirkungen auf? Wenn ja, welche? Wie stark ausgeprägt?
- Ist die Behandlung ausreichend oder muss eine erneute Meldung beim Arzt erfolgen?
- Ist der Betroffene zufrieden mit der Wirkung der Behandlung?

Verknüpfung zur nächsten Schicht

Wenn ein Bewohner z.B. unter Fieber leidet, ist die Flüssigkeitszufuhr zu kontrollieren, zu überprüfen, ob der Betroffene stark schwitzt und ggf. Hilfe bei der Körperpflege benötigt. Lässt sich eine Blutbeimengung im Urin erkennen, muss ebenfalls die Flüssigkeitszufuhr am heutigen und am Vortag überprüft werden. Es müssen mögliche Verursacher analysiert werden (was lässt sich erkennen, was beschreibt oder erklärt der Bewohner vielleicht?). Weiterhin müssen nun eingeleitete Maßnahmen erläutert werden, die dafür sorgen sollen, dass das Problem eliminiert, verkleinert oder wenigstens die Lebensqualität durch Linderung von Beschwerden erhöht wird. Diese Vorgänge und deren vorangehende Überlegungen werden im Pflegebericht dokumentiert.

Beispiel

»Herr K. hatte heute morgen rötlich verfärbten Urin im Katheterbeutel (Menge: 300 ml). Rücksprache mit S. K. vom Vortag/Spätdienst: Trinkmenge gestern 800 ml im Spätdienst. Ggf. hatte Herr K. am Katheter gezogen. Dieser ›piekst‹ seiner Aussage nach. 10:00 Uhr: Dr. K (Urologe) angerufen. Er kommt heute Mittag zur Kontrolle und legt dann einen neuen Katheter. Prophylaktisch im Frühdienst auf ausreichende Trinkmenge achten (mindestens 750 ml).«

2.1.9 Orientierung am Pflege- und Betreuungsprozess

Erkennbarkeit des prozesshaften Geschehens: Der rote Faden

Der Pflege- und Betreuungsprozess wird als der Regelkreis verstanden, der die ständig wiederkehrende und sich logisch aneinander reihende Durchführung von Informationssammlung, Problem- und Ressourcenformulierung, Zielsetzung, Maßnahmenplanung, Durchführung der Pflege und Evaluation aufweist. Diese Evaluation klärt, ob sich die Probleme verkleinert haben, ob Ressourcen erhalten geblieben sind, ob Ziele erreicht wurden.

Immer wieder muss der geplante Pflegeprozess kritisch hinterfragt und ggf. angepasst werden (durch Sammlung bislang nicht vorliegender Informationen, durch Überprüfung der Probleme und Ressourcen, durch Hinterfragen der Zielsetzung und durch Analyse der Eignung der geplanten Maßnahmen). Vielleicht sind auch die pflegerischen Strategien nicht in der erforderlichen Häufigkeit, in der empfohlenen Art und Weise, in der Intensität oder in dem Umfang durchgeführt worden, wie dies erforderlich wäre. Wie häufig, bzw. wann der Bericht geschrieben werden sollte, wird in den Kap. 8 und 9 beschrieben.

Beispiele

- Im Vergleich zu gestern zeigt sich ...
- Die Wunde hat sich vergrößert (3 x 3 cm), ist gegenüber gestern heute stärker gerötet ...
- Nach Durchführung von ... ist Frau/Herr ... heute Nachmittag ruhiger. Sie/Er läuft nicht mehr ziellos über den Flur ...
- Das seit gestern eingenommene Medikament (...) zeigt folgende Wirkung: ...

So lässt sich erkennen, wie sich der Zustand des Bewohners verändert, welche Wirkung durchgeführte Maßnahmen haben und wie der Prozess der Pflege sich zeigt (Näheres siehe Kap. 12 »Was wird im Pflegebericht dokumentiert und was nicht?«).

Die Beschreibung der Prozesshaftigkeit bei der Verwendung der SIS® (Strukturierte Informationssammlung)

Bei dem speziellen, neuen Planungs- und Dokumentationssystem SIS® wird die Empfehlung gegeben, Einträge in folgenden Situationen vorzunehmen (vgl. www.ein-step.de, abgerufen am 03.10.2016, 12:30 Uhr):

- bei Abweichungen in der Durchführung der Leistungen hinsichtlich des aufgestellten Plans.
- bei aktuellen Veränderungen in den Kompetenzen, Bedürfnissen des Betroffenen.

Die Einrichtungen sollten hier intensiv prüfen, inwieweit sie diese rigiden Empfehlungen umsetzen oder ob sie in den einrichtungsinternen Verfahrensanweisungen/Standards erweiterte Empfehlungen geben.

Diese Empfehlung ist sicherlich zur Steuerung des Pflege- und Betreuungsprozesses nachvollziehbar. Dennoch bleiben viele der nachfolgend genannten Beschreibungsbereiche weiterhin zu empfehlen, wenn die Gesamtorganisation von Pflege und Betreuung und die Interaktion mit den verschiedenen Handlungspartnern beachtet werden.

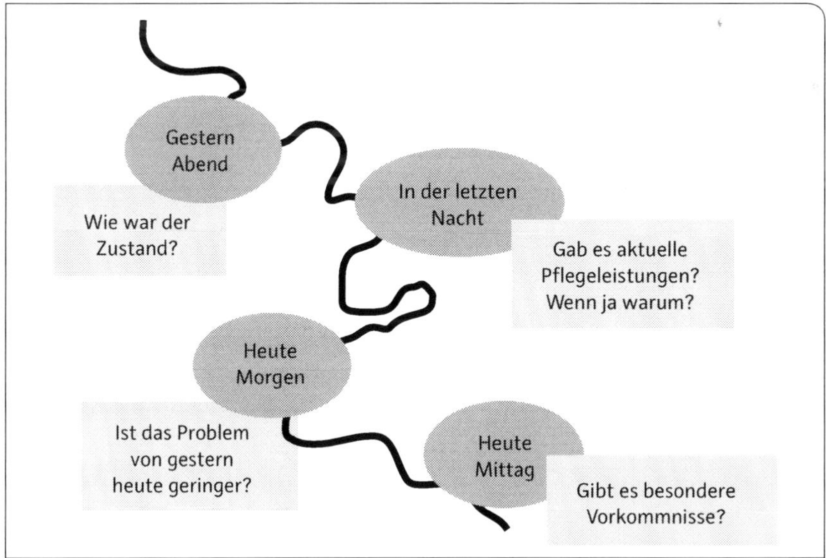

Abb. 4: Der rote Faden/Der erkennbare Pflegeprozess.

Darstellung der Ist-Situation

Der Pflegebericht ist damit das Instrument, das die tatsächliche Ist-Situation darstellt und hierbei den vergangenen, den aktuellen und den kommenden Pflegezeitraum gedanklich verknüpft. Hierdurch wird der Pflegeprozess transparent und nachvollziehbar dargestellt.

2.1.10 Kontinuität und Prozesshaftigkeit

Ein guter Pflegebericht zeichnet sich durch eine prozesshafte Beschreibung aus. Nur so kann der Verlauf erkennbar gemacht werden. Kontinuität bedeutet hier jedoch nicht, dass ständig oder täglich Dokumentationen im Bericht erfolgen müssen, sondern dass der Pflege- und Betreuungsprozess in seinen Veränderungen und Wirkungen wiederholt, in einem individuell angemessenen Intervall geprüft und dann ggf. dokumentiert wird. Dabei werden keine Empfehlungen für einzuhaltende Intervalle, Umfänge oder Häufigkeiten gegeben.

Pflegende sollten hierbei nicht nur die auffallenden negativen Beobachtungen dokumentieren, sondern vor allem auch die positiven Auswirkungen der Pflege: Wie fühlt sich der Bewohner heute? Wir wirkt das durchgeführte Duschbad? Der angestrebte Erkenntnisgewinn hat hierbei eine handlungsleitende Funktion. Hat sich der Betroffene nicht verändert, ist er zufrieden mit der Situation und den Handlungen, sind nicht ständig sich wiederholende Einträge notwendig. Hier könnte folgende Regel ausgesprochen werden:

- Je gravierender oder komplexer sich eine Problem- und Risikosituation zeigt,
- je schneller sich die Situation des Betroffenen verschlechtert oder er sich dem Tod nähert,
- oder je stärker sein Wohlbefinden eingeschränkt ist,

  → **desto genauer und ggf. auch umso häufiger muss hingeschaut und dokumentiert werden.**

In der Verwendung der SIS® werden weiterhin bestehende Probleme oder Phänomene nicht beschrieben, wenn diese bereits in der SIS® beschrieben sind.

- Es werden bevorzugt negative Veränderungen beschrieben, also zunehmende Einschränkungen, Verschlechterungen im Zustand des Betroffenen (= Defizitorientierung).
- Wesentliche Aussagen zum wiederholten oder weiterhin bestehenden Auftreten von Problemen oder Befindlichkeiten des Betroffenen (Aussage einer Bewohnerin: »Ich will weiter nicht an den Gruppenangeboten der sozialen Betreuung teilnehmen, Mir reicht das Fernsehen schauen hier auf meinem Zimmer«), die z. B. für Gespräche mit den Angehörigen hinzugezogen werden, damit diese etwa Zusammenhänge verstehen, gibt es hier nicht. Es wird hier beispielsweise nicht erkennbar sein, wie oft Frau K. als Mutter den befleckten Pullover nach dem Mittagessen nicht hergeben wollte, welche Versuche die Mitarbeiter unternommen haben, um sie umzustimmen und welche Wirkung erzielt werden konnte. Sollte dieses Phänomen vor drei Monaten in der Planung beschrieben worden sein, wären hier entsprechend der Logik im Umgang mit der SIS® keine erneuten Einträge erforderlich.

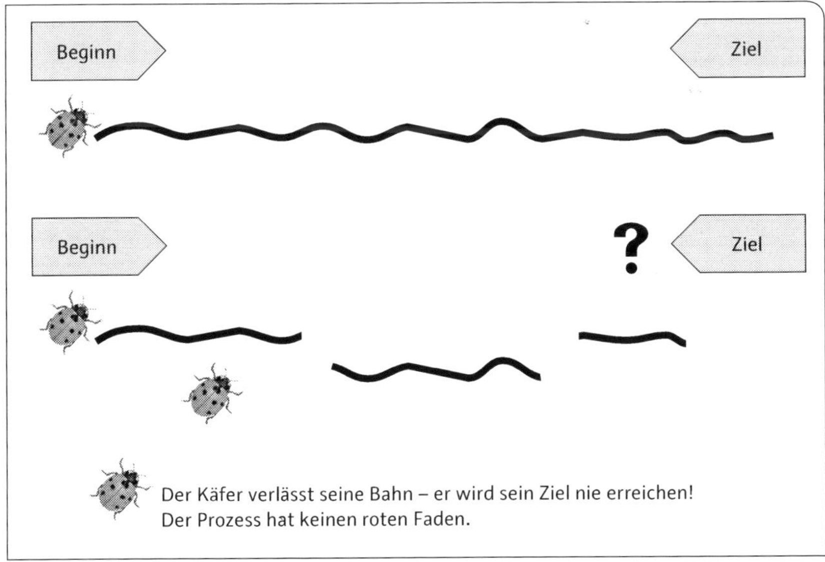

Abb. 5: Kontinuität im Prozessverlauf: Der rote Faden ist wichtig.

2.1.11 Berücksichtigung juristischer Rahmenbedingungen

Der Pflegebericht ist ein Dokument, das auch bei juristischen Streitfragen oder zum Nachweis der Durchführung einer professionellen Pflege im Falle eines pflegerischen Gutachtens hinzugezogen werden kann. Kommt es z. B. durch einen Sturz zu einer Oberschenkelhalsfraktur, können Hinweise den Vorwurf der Fahrlässigkeit entkräften helfen, wenn sie belegen, dass der Betroffene alle Hilfsangebote abgelehnt hat.

In einer solchen dokumentarischen Darstellung dürfen sich keine Eintragungen finden, die direkt oder indirekt erkennen lassen, dass gegen bestehendes Recht verstoßen wurde. Vielmehr sollte aus den Eintragungen hervorgehen, dass dieses Geltung fand. Zu berücksichtigen sind hier die Forderungen des Grundgesetzes (es schützt die menschlichen Grundrechte – insbesondere das auf Selbstbestimmung, das Recht auf Leben und die Berücksichtigung der menschlichen Würde), die des Haftungsrechtes (das die Fragen der Verantwortung für die Anordnung und Durchführung von Tätigkeiten regelt), die des Strafrechts und die der Sozialgesetzbücher (insbesondere SGB V und SGB XI). Weitere Vorgaben finden sich in der Charta der Rechte hilfe- und pflegebedürftiger Menschen vom BMG (vgl. BMG 2015).

Folgende Einträge sind hier von großer Bedeutung:

- Welche Kompetenz liegt beim Betroffenen vor (Geschäftsfähigkeit, Einwilligungsfähigkeit, Willensfähigkeit)?
- Welchen Willen oder welche Entscheidung zeigt der Betroffene?
- Handelt es sich bei einer Anlehnung um ein »Nicht-Wollen« oder eher um ein »Nicht-Können«?
- Wie wurde vorgegangen, wenn ein Bewohner eine angebotene Maßnahme selbstbestimmt abgelehnt hat (Kompromissangebot)?
- Was wurde angeboten oder getan, wenn eine sich entwickelnde oder bestehende Gefährdung beim Betroffenen erkennbar ist? Wie hat der Betroffene darauf reagiert und wie wirkte die Maßnahme oder deren Unterlassung?
- Welche Absprachen gab es im interdisziplinären Team?

- In welcher Weise muss ein Betreuer oder Bevollmächtigter einbezogen werden? In welche konkreten Entscheidungen wurde er dann schließlich einbezogen?
- Wurden weiterführende Klärungsprozesse angewendet (z. B. eine [ethische] Fallbesprechung durch das Team der Einrichtung)? Wurden andere Netzwerkpartner zusätzlich eingeschaltet wie z. B. das Ethikkomitee?

Folgende Rahmenbedingungen und Empfehlungen sind hier zu beachten:
- Das Selbstbestimmungsrecht des Betroffenen hat eine erhöhte Bedeutung bekommen. Alle Handlungen sind hier als ein Dienstleistungsangebot zu verstehen, was er annehmen oder ablehnen kann. Seine Präferenzen müssen eine handlungsleitende Wirkung haben (vgl. hierzu auch Aussagen in der Charta der Rechte hilfe- und pflegebedürftiger Menschen und in den Expertenstandards des DNQP).
- Es muss sorgsam zwischen Bedarfszielsetzungen (das, was der Betroffene entsprechend einer Berechnung oder einer pflegefachlichen Einschätzung nach haben müsste) und den Bedürfnissen (das, was ihm subjektiv wichtig ist) abgewogen werden. Im Zweifel haben die Bedürfnisse des Betroffenen Vorrang vor Bedarfszielsetzungen. (siehe hierzu ebenfalls z. B. den Expertenstandard Ernährungsmanagement des DNQP. 1. Novellierung 2017). Der entsprechende Aushandlungsprozess ist im Pflege- und Betreuungsbericht oder in einem Beratungsprotokoll darzustellen. Der Betroffene ist zu beraten, in letzter Konsequenz muss sein mutmaßlicher Wille beachtet werden.
- Zusammenhänge zwischen einem erkannten Risiko, den angebotenen Maßnahmen zur Prophylaxe oder Risikominimierung, der gemeinsam getroffenen Entscheidung und ggf. angebotenen Kompromissen oder Alternativen sind aufzuzeigen.
- Die Kooperation, gemeinsame Analyse-, Zielfindungs- und Entscheidungsprozesse zwischen den verschiedenen Netzwerkpartnern sind aufzuzeigen. Insbesondere im Schnittstellenbereich zeigen sich häufig Probleme, unterschiedliche Einstellungen und Entscheidungen und Handlungsabbrüche. Durch die Dokumentation des Vorgehens kann nachgewiesen werden, wer wann, wie handelt oder nicht handelt und ggf. die hier wirkenden Begründungen.

Unzulässige Eintragungen

- »Frau ... wollte sich heute Morgen nicht waschen lassen, habe sie trotzdem gewaschen.« (= Verstoß gegen das Grundrecht des Menschen zur Selbstentscheidung)
- »Frau ... wehrte sich gegen die Intimpflege. Haben sie zu zweit durchgeführt. Schwester ... hat Frau ... festgehalten, ich habe gewaschen.« (= Missachtung des Selbstbestimmungsrechts)
- »Herr ... kam mir stark schwankend vor dem Hauseingang entgegen. Er roch stark nach Alkohol und wankte Richtung Straße.« (= Verstoß gegen die Aufsichtspflicht und unterlassene Hilfeleistung)
- »Herr ... hatte sich gegen 11:00 Uhr stark eingekotet. Wahrscheinlich hat er es extra gemacht. Habe ihn deshalb zwei Stunden in seinen Ausscheidungen liegenlassen. Er soll mal merken, wie es stinkt.« (= Missachtung der Menschenwürde, unterlassende Hilfeleistung)

2.1.12 Rechtliche Vorschriften

»Manipulationen der Dokumentation gelten als Dokumentenfälschung: Tipp-Ex®, Überkleben, Schreiben mit Bleistift und Ausradieren, unleserlich machen (Korrekturen müssen so vorgenommen werden, dass das Original leserlich bleibt). Die Dokumentation in der Pflegeplanung und im Pflegebericht muss »dokumentenecht«, das heißt mit Tinte/Kugelschreiber erfolgen.« (Flumeri et al. 2003:3)

Merkmale einer professionellen Berichterstattung

- Treffende und eindeutige Formulierungen.
- Sachlich und fachlich korrekte Darstellung. Nicht eindeutige Begriffe aus der Umgangssprache sind unzulässig. (z. B. »Frau ... benimmt sich wie eine Diva oder Prinzessin.«)
- Angabe von ZDF (Zahlen, Daten, Fakten)
- Zielgruppenorientierte Formulierungen (einfache, deutliche und verständliche Sprache. Ggf. Fachbegriffe folgend in einer Klammer übersetzen).
- Anknüpfung an den vorangegangenen Bericht (»Im Gegensatz zu heute Morgen zeigte sich ...« – »Der Urin ist immer noch ...«).
- Aufzeigen von Zusammenhängen (Ursache-Wirkungs-Beziehungen)
- Dokumentengerechte Verfahrensweise.
- Nachweisliches Einhalten und Beachten geltender Gesetze
- Aufzeigen einer ethisch menschlichen Grundhaltung und ggf. Prüfung ethischer, medizinischer, pflegerischer Kriterien bei Entscheidungsprozessen.
- Wertfreie Beschreibung (ARD = Aber Richtig Dokumentieren)

3 DIE BEDEUTUNG DES PFLEGEBERICHTS – WELCHE GRÜNDE SPRECHEN FÜR EINE KORREKTE UND ANGEMESSENE BERICHT-ERSTELLUNG?

Es gibt unterschiedliche Gründe für die Durchführung einer angemessenen und fachlich professionellen Berichterstattung. Auch wenn für viele Pflegende der »Schreibkram« scheinbar nur zusätzliche Arbeit ist oder von der eigentlichen Pflege abhält, lassen sich die Begründungen für die Umsetzung der professionellen Pflegeberichterstattung schnell erkennen. Die Einsicht, dass es sich hierbei um ein wichtiges Instrument, um ein grundlegendes Werkzeug und um einen nicht auszuschließenden Bestandteil des Pflegeprozesskreislaufs handelt, ist die unabdingbare Voraussetzung dafür, dass die Mitarbeiter in der Praxis sich dieser Aufgabe widmen. Die Notwendigkeit der Pflegeberichterstellung zielt auf verschiedene Ebenen, die im Folgenden erläutert werden.

3.1 Das Ziel einer fachlich hochwertigen, professionellen Leistung

Der Problemlösungs-Regelkreis der WHO für die Umsetzung der Pflegeplanung stellt das Werkzeug für die individuelle und bewohnerorientierte, aktivierende Pflege dar. Dieses gilt als Rüstzeug zur Umsetzung der Pflege. Pflegerische Leistungen, die ständig ungeplant und unkoordiniert stattfinden, können nicht als professionell angesehen werden. Selbst bei erreichten guten Ergebnissen sind sie nicht zu akzeptieren, da das Ergebnis nur als zufällig, nicht als angestrebt bewertet wird, und die durchgeführten Maßnahmen nicht als bewusst eingesetzt angesehen werden können.

Die Planung ist dabei auf die Zukunft gerichtet. Sie enthält Vorüberlegungen und Planungsschritte, die eine bestimmte Entwicklung des Bewohners und die seiner Probleme und Ressourcen für die Zukunft gewissermaßen vorplant. Ob die Umsetzung dieser Planung geeignet ist und die Durchführung die gewünschte Wirkung hat, muss sich dann in der Umsetzung und in der täglichen Ist-Situation beweisen.

Der Pflegebericht ist das Instrument, das die Evaluation der Pflege in der täglichen Umsetzung widerspiegelt und daher für den professionellen Erkenntnisprozess wichtig ist. Er zeigt reflektiertes Handeln und gibt z.B. Aufschluss über notwendige Modifikationen. Er spiegelt die Realität wider und zeigt auf, ob die geplante Entwicklung eintritt oder nicht. Er bildet akut einsetzende, sich verändernde oder wiederholt auftretende Faktoren, Zustände und Befinden des Betroffenen ab. Werden Pflege- oder Betreuungshandlungen aktuell anders durchgeführt als in der Planung beschrieben, belegen Einträge in der Dokumentation den Anlass für die Veränderung, die Art und Weise der Veränderung und die Wirkung der Änderung, die auslösenden Begründungen sowie die Auswirkungen. Die schriftlich dargestellte Erfahrung und die durch die Pflegekraft stattgefundene Reflexion werden dann in Überlegungen eingebunden. Es wird geprüft, ob eine Modifikation der Pflegeplanung stattfinden muss. Der Pflegebericht ist auch das Instrument der Wahl zur Übergabe von Informationen zwischen einzelnen Mitarbeitern.

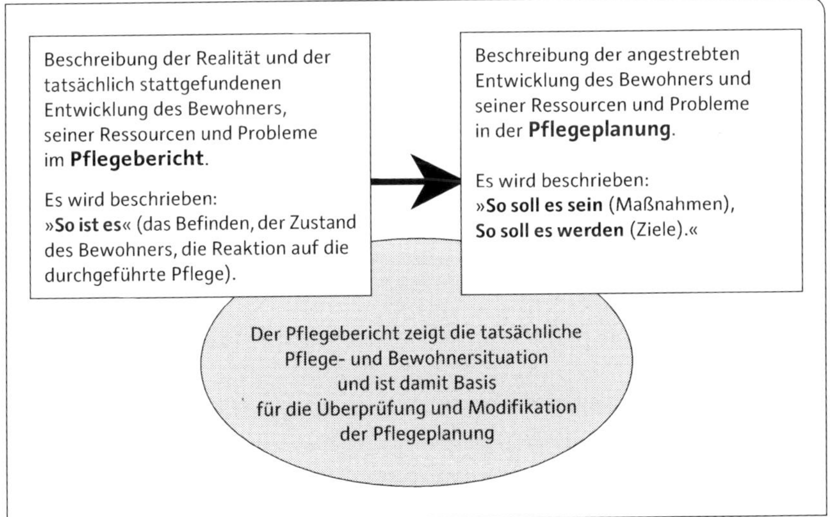

Abb. 6: Vom »So ist es« zum »So soll es sein«.

3.2 Eine Maßnahme der Qualitätssicherung

Technische Produktionsprozesse lassen sich nahezu vollständig vorplanen; das Ergebnis wird mit einer hohen Wahrscheinlichkeit den Erwartungen entsprechen. Dienstleistungsprozesse, zu denen auch pflegerische und betreuende Leistungen gehören, sind nicht im gleichen Umfang planbar. Auf beiden Seiten, d.h. auf der Seite der Dienstleistungserbringer und auf der Seite des Kunden, der die Dienstleistung in Anspruch nimmt, sind Schwankungen im Bereich der Bedürfnisse und Anforderungen sowie in der Bewertung der Leistungen möglich. Hierdurch werden eine ständige Überprüfung der Eignung einer geplanten Maßnahme sowie die abschließende Reflexion der Ergebnisse und der wahrgenommenen Qualität auf beiden Seiten erforderlich.

Ein professionell geführter Pflegebericht lässt notwendige Pflegemodifikationen leichter erkennen. Die Adaptation der Pflegemaßnahmen an sich verändernden Zielen oder Problemen führt zu einer hochwertigeren Pflege. Sie ermöglicht nicht nur einen höheren Grad an Problem- und Ressourcen- sowie Zielorientierung, sondern stellt auch den Bewohner mit seiner Individualität in den Vordergrund. Dokumentierte Fragen wären: Wie wirkt meine Pflege oder Betreuung auf den Bewohner? Welche Reaktionen zeigt er? Konnten die Pflegeprobleme durch meine Maßnahmen reduziert oder behoben werden? Gelang es, Ressourcen durch meine Strategie zu erhalten oder sogar zu steigern? Wurden seine Bedürfnisse erfüllt? Sie seien hier exemplarisch aufgezeigt, um erkennbar zu machen, wie sich der Pflegeprozess hier am Betroffenen und am angestrebten Ergebnis orientiert. Hierbei kann von einer gesteigerten Pflegequalität gesprochen werden. Ohne eine Überprüfung der Wirkung der Pflege und eine Darstellung der Reflexion werden die Ergebnisse der Pflege zufällig sein.

Gut geeignet als Instrument ist hier der PDCA-Zyklus. Er bedient sich der immer wiederkehrenden Abfolge der vier Teilschritte: Planen (plan), Durchführen (do), Überprüfen (check) und Agieren bzw. Verbessern (act).

»Plan«-Phase:
In diesem ersten Schritt wird das Verbesserungsthema festgelegt, indem die Ziele, die wichtigsten Ergebnisse und die größten Hindernisse geklärt werden. Anschließend wird die Ist-Situation analysiert. Hierzu wird das zu untersuchende Problem abgegrenzt und genau beschrieben. Um die Ursachen erkennen zu können, werden entsprechende Daten gesammelt. Erst auf dieser zugleich qualitativen wie quantitativen Basis ist es möglich, die Verbesserungspotenziale eindeutig zu identifizieren, entsprechende Teilziele abzuleiten und Maßnahmen festzulegen.

»Do«-Phase:
In dieser Phase werden die ausgewählten Maßnahmen umgesetzt. Es kann jedoch immer in die Plan-Phase zurückgegangen werden, um weiter Informationen zu beschaffen oder die Maßnahme zu überarbeiten. Für eine gute Visualisierung kann ein standardisierter Aktivitätenkatalog sorgen, z.B. eine Tagesstruktur, der schnell Auskunft über den Ist-Stand der Handlungen gibt.

»Check«-Phase:
Hier werden die Auswirkungen der geplanten Maßnahmen überprüft, indem man der Frage nachgeht, ob und wie weitgehend die in der Plan-Phase festgelegten Ziele erreicht wurden. Dafür werden die Ergebnisse kontrolliert. Mit Blick auf das zuvor gesetzte Ziel wird nun überprüft, ob dieses erreicht wurde. Ist dies der Fall, kann ggf. ein höheres Ziel gesetzt werden. Erscheint ein höheres Ziel unrealistisch, kann auch der Erhalt des jetzt erreichten Ziels als weiterhin anzustrebender Zustand sinnvoll sein. Immer wieder sollte eine vergleichender Blick zwischen den gesetzten Zielen (Soll) und dem tatsächlich vorhandenen Zustand (= Ist) vorgenommen werden, um zu erkennen, ob der Plan funktioniert und ob er weiterhin geeignet ist. Auch Misserfolge können für den kontinuierlichen Verbesserungsprozess aufschlussreich sein (»aus Fehlern lernen!«).

Agier- oder »Act«-Phase:
In diesem abschließenden Schritt wird der Plan ggf. fortgesetzt oder angepasst. Zum Teil muss die Problemeinschätzung überdacht, in anderen Fällen die Zielsetzung geändert und in weiteren Fällen der Handlungsplan überarbeitet werden. Auf diese Weise könnte z.B. die Evaluation nach dem

Tod eines Betroffenen dazu führen, dass im Team folgende Fragen geklärt werden:

- War es ein gutes Sterben und ein guter Tod? Wenn »Ja«, was hat dieses ermöglicht?
- War es kein gutes Sterben und kein guter Tod? Wenn dies so ist: Was hat gefehlt? Was ist nicht gelungen?

In beiden Fragen steht die Suche nach der sog. best practice im Vordergrund und damit das Bestreben, in einem kontinuierlichen Optimierungsprozess dauerhaft in den eigenen Handlungen immer besser zu werden.

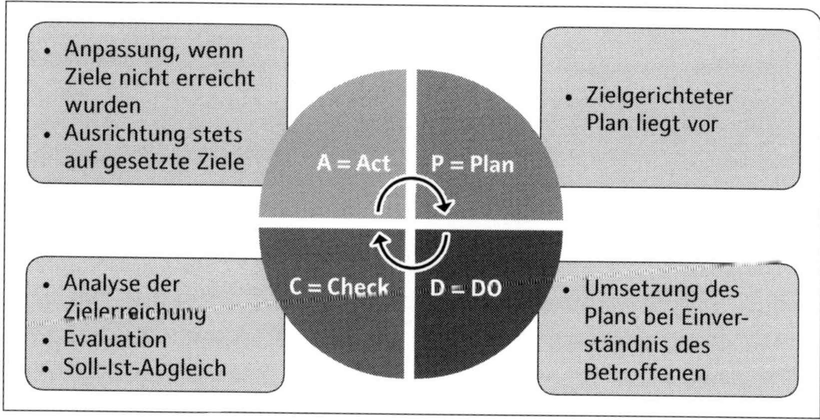

Abb. 7: PDCA-Kreislauf (vgl. Löser 2016: 61).

3.3 Darstellung der Entwicklung des Bewohners in der realen, täglichen Pflegesituation

Die Befindlichkeit und Zufriedenheit des Betroffenen wie auch seine Veränderungen können sich im Verlauf von Stunden, Tagen und Wochen verändern. Professionell tägige Mitarbeiter evaluieren handlungsbegleitend die Zustände und Befindlichkeiten des Betroffenen und die Auswirkungen ihres Handelns. Zeigen sich Veränderungen sind diese erneut einzuschätzen, ggf. auftretende Risiken abzuleiten und der bisherige Handlungsplan zu überprüfen.

Die Wünsche, Bedürfnisse und Verhaltensweisen des Bewohners verändern sich, sind an verschiedenen Tagen oder sogar im Tagesverlauf unterschiedlich. So wie jeder von uns gute und schlechte Tage, Tage voller Lebenslust und Tatendrang, Tage voller Optimismus oder Traurigkeit hat, so unterliegt auch der Bewohner Schwankungen. Pflegemaßnahmen müssen sich daran orientieren, müssen angepasst, d.h. auf die aktuellen Probleme oder Bedürfnisse zugeschnitten werden.

Insbesondere bei demenziellen Veränderungen lassen sich Bedürfnisse oder Aktivitäten des Betroffenen häufig nicht im Vorfeld erkennen, sind vielmehr durch zahlreiche aktuell einwirkende Reize und Tagesverfassungen bedingt und beeinflusst. So können die Erfordernisse im Bereich von Pflege und Betreuung von Tag zu Tag variieren. Vorgeplant werden können für diese Menschen die regelmäßig wiederkehrenden Leistungen bzw. die Maßnahmen, die im Bedarfsfall notwendig werden, d.h. beim Auftreten einer beschriebenen, aktuell vorhandenen Situation. Im Pflege- und Betreuungsbericht sind dann die aktuellen Tagesverfassungen und die Abweichungen in der Leistungsdurchführung zu beschreiben.

In der Pflegeplanung werden solche »Bedarfsmaßnahmen« folgendermaßen beschrieben sein: »Pflegeproblem: Frau K. kann sich je nach Tagesform nicht selbstständig ankleiden, weiß oft nicht, in welcher Reihenfolge die Kleidungsstücke angekleidet werden. Ressource: Zeitweise kann Frau K. sich selbst ankleiden, wenn die Kleidungsstücke in umgekehrter Reihenfolge auf dem Stuhl bereitliegen.« Im Pflegebericht muss nun beschrieben werden, wie sich der Zustand von Frau K. und damit der Bedarf an Pflege an den verschiedenen Tagen, also heute, morgen, übermorgen zeigt. So kann der wechselnde Pflegebedarf von Frau K. nachvollziehbar aufgezeigt werden. Der Pflegebericht ist hier notwendig, um sinnvolle Zusammenhänge, analysierte wirksame Maßnahmen bei aufgetretenen Problemen nachzuvollziehen.

3.4 Darstellung des tatsächlichen Pflegebedarfs – Unterstützung bei der Eingruppierung in einen Pflegegrad

Seit dem 1.1.2017 wird das neue Begutachtungsinstrument (BI) zur Einschätzung des Pflegegrades (vorher: Pflegestufe) eingesetzt. Dafür werden ein veränderter Blickwinkel und eine neue Sichtweise zur Pflegebedürftigkeit angewendet:

»Als pflegebedürftig im Sinne des SGB XI gelten Personen, die gesundheitliche Beeinträchtigungen der Selbstständigkeit oder der Fähigkeiten aufweisen und deshalb der Hilfe durch andere bedürfen. Es muss sich um Personen handeln, die körperliche, kognitive oder psychische Beeinträchtigungen oder gesundheitlich bedingte Belastungen oder Anforderungen nicht selbstständig kompensieren oder bewältigen können. Die Pflegebedürftigkeit muss auf Dauer, voraussichtlich für mindestens 6 Monate und mit mindestens der in § 15 SGB XI festgestellten Schwere bestehen.« (BRi 2017: 33)

Nach diesem Verständnis ist Pflegebedürftigkeit gegeben, wenn

- infolge fehlender personaler Ressourcen körperliche oder psychische Schädigungen vorhanden sind oder die Beeinträchtigung körperlicher, kognitiver oder psychischer Funktionen oder gesundheitlich bedingte Belastungen und Anforderungen nicht kompensiert oder bewältigt werden können.
- der erforderliche Zeitraum der Beeinträchtigung dauerhaft oder vorübergehend (mindestens sechs Monate) ist.

Die Anforderungen an den Bericht sind dann folgende:

- Art und Umfang der Beeinträchtigungen (der Grad der Selbstständigkeit ist eingeschränkt) und die Dauer müssen erkennbar sein.
- Es treten aufgrund von Krankheiten (vor allem psychiatrischen/gerontopsychiatrischen Erkrankungen) Probleme und Verhaltensauffälligkeiten auf, bei denen der Betroffene einen Hilfebedarf zeigt (er kann sich nicht ausreichend allein helfen).
- Der Betroffene ist eingeschränkt in der selbstständigen Bewältigung von Krankheiten und krankheitsbedingten Anforderungen (z. B. Umsetzung behandlungspflegerischer Leistungen) und daher auf Hilfe angewiesen.

- Der Betroffene darf zu entsprechenden selbstständigen Aktivitäten im Lebensalltag, selbstständiger Krankheitsbewältigung oder selbstständiger Gestaltung von Lebensbereichen und sozialer Teilhabe nicht vollständig in der Lage sein.
- Er ist daher auf personelle Hilfe angewiesen. Es muss erkennbar sein, dass der Betroffene, die entsprechende Handlung nicht selbst ausführen kann (wenn die entsprechende Unfähigkeit nicht schon als dauerhaftes oder länger bestehendes Problem in der SIS® oder in der Informationssammlung, bzw. Pflege- und Betreuungsplanung beschrieben ist). Veränderungen in den Einschränkungen müssen erkennbar gemacht werden.

Für den Pflege- und Betreuungsbericht ergeben sich folgende veränderte Anforderungen:

- Aussagen zum Grad der Selbstständigkeit im körperlichen Bereich sowie zu kognitiven Fähigkeiten wie dem Denken, Entscheiden, Organisieren von Handlungen und psychomotivationalen Kompetenzen wie z. B. dem Umgang mit der eigenen Motivation, Stress, Belastung, Trauer oder Angst: Was kann der Betroffene hier? Was setzt er wirklich um? In welcher Weise gibt es bei ihm Fehleinschätzungen oder Überschätzungen?
- Welche Ursache hat eine eingeschränkte Kompetenz? Abhängig davon, ob die entstehenden Unterstützungsbedarfe des Betroffenen eher durch körperliche oder kognitiv-kommunikative Kompetenzeinschränkungen bedingt sind, findet eine Anrechnung in verschiedenen Modulen statt.

Die tatsächlich vorhandene Pflege- und Betreuungsbedürftigkeit, hier verstanden als Einschränkung von Kompetenzen, ist in der Pflegeplanung nicht immer vollständig erkennbar. Insbesondere **im ersten Zeitraum** nach der Aufnahme eines Bewohners, in den ersten Wochen nach der Zurückübernahme aus einem Krankenhaus oder nach Auftreten einer unvorhersehbaren Situation (z. B. Sturz mit Prellungen, grippaler Infekt) wird durch situationsbedingt akut auftretende Probleme bei Pflegeleistungen oder Handlungen der Sozialen Betreuung oftmals anders vorgegangen, als in der Pflege- und Betreuungsplanung beschrieben. Oft werden zusätzliche oder andere Handlungen erforderlich. Aktuell vorhandene Kompetenzen sind ggf. noch nicht realistisch einzuschätzen oder haben sich durch eine akute Situation verändert. Zunächst werden hier zusätzliche oder in der Durchführung anders verlaufende Maßnahmen notwendig, die von den Mitarbeitern häufig »mal eben« angepasst oder geleistet werden. Wenn die aktuell vorhandenen Kompetenzen, bzw. die hierdurch bedingten zusätzlichen oder anderen Handlungen, hier nicht im Pflegebericht erkennbar gemacht werden, ist die individuell vorhandene reale Pflegebedürftigkeit und ihr Entstehungszeitpunkt nicht erkennbar. Der Pflegegrad lässt sich entsprechend nicht konkret anhand der Dokumentation berechnen. Ggf. werden die aufgrund der Zunahme der Pflegebedürftigkeit erhöhten finanziellen Leistungen der Pflegekasse erst ab einem späteren Zeitpunkt gezahlt, z. B., wenn die Pflegeplanung angepasst wurde. Die vorher möglicherweise bereits über mehrere Wochen schon erbrachten Mehr-Leistungen oder Anpassungen gehen dann in die Berechnung nicht ein, weil sie nicht im Hinblick auf den Entstehungspunkt erkennbar und nachweisbar sind.

Auch bei **Bewohnern, die unter Demenz oder anderen gerontopsychiatrischen Erkrankungen leiden,** kann unmittelbar nach der Übernahme des Pflegeauftrages die Pflege- und Betreuungsplanung oft nicht als das allein geeignete Instrument zur Darstellung des Pflegegrades genutzt werden. Bei dieser Bewohnergruppe zeigen sich oftmals starke Schwankungen im zeitlichen Verlauf, oft sogar im Tagesverlauf. Kognitive Fähigkeiten wie Konzentrationsfähigkeit, die Ressource, Entscheidungen zu treffen oder eine Handlung nach logischen Kriterien zu organisieren, können z. B. in der ersten Tageshälfte noch vorhanden sein. Nach 15:00 Uhr zeigt sich hingegen oft ein Nachlassen dieser Kräfte. So wird ggf. für einen Zeitraum von bis zu vier Wochen die verstärkte Dokumentation von Kompetenzen, Reaktionen, Bedürfnissen und Wirkungen angebotener Handlungen im Bericht erforderlich sein, um ein angemessenes Bild der realen Situation bei diesem Menschen zu gewinnen.

Folgende Eintragungen sind für die Darstellung der vorhandenen Kompetenzen sinnvoll, aus denen der Pflegegrad berechnet wird.

Tabelle 2: Modulbereiche und ihre Inhalte zur Überprüfung des Pflegegrades[1]

Modul	Modul-Inhalte
Modul 1: Mobilität	Hierbei handelt es sich um den Bereich, in dem Einschränkungen der Mobilität, der Selbstständigkeit beim Fortbewegen und Lageveränderungen des Körpers beschrieben werden. Körperliche Bedingungen wie Kraft, Balance und Ausdauer sind hier als ursächliche Faktoren zu beobachten und zu beschreiben, nicht die Zielgerichtetheit der Mobilität. Besonderer Blickwinkel: Führt eine Lauftendenz bei einem Menschen mit gerontopsychiatrischer Erkrankung im Nachmittagsbereich wegen Erschöpfung zu einem »Nicht-mehr-Können?«
Modul 2: Kognitive und kommunikative Fähigkeiten	Hierunter fallen alle kognitiven und sprachlichen Fähigkeiten, die für eine selbstständige Lebensführung vonnöten sind. Fähigkeiten, sich räumlich und zeitlich zu orientieren. Es geht u. a. um die Fähigkeit, Bedürfnisse mitzuteilen, Entscheidungen zu treffen, Handlungen zielgerichtet und systematisch durchzuführen, sich an der Kommunikation zu beteiligen und eigene Alltagsentscheidungen zu treffen.
Modul 3: Verhaltensweisen und psychische Problemlagen	Es wird erfasst, ob und mit welcher Häufigkeit die pflegebedürftige Person Verhaltensweisen und psychische Problemlagen zeigt, die als Folge von Gesundheitsproblemen immer wieder auftreten. Die Module 2 und 3 entsprachen früher der Einschätzung der Alltagskompetenz und ergeben jetzt zunächst eine getrennte Erhebung, später in der Bewertung jedoch einen gemeinsamen Block. Besonderer Blickwinkel: »Liegt eine entsprechende Diagnose vor? Bedarf der Betroffene der Hilfestellung oder kann er das Problem selbst kompensieren?«
Modul 4: Selbstversorgung	Es werden die die Fähigkeiten zur selbstständigen Körperpflege bewertet – selbst zu essen und zu trinken, sich allein an- und auszukleiden und auf die Toilette zu gehen. In spezifischen Fällen wird die Fähigkeit bestimmt, eine Sonde oder einen Port-Katheter selbst zu versorgen. Besonderer Blickwinkel: Sowohl körperliche, als auch kognitive und motivationale Ursachen können berechnet werden.

1 https://www.pflegestaerkungsgesetz.de/pflege-wissen-von-a-bis-z {Zugriff am 25. März 2018]

Modul	Modul-Inhalte
Modul 5: Bewältigung von und selbstständiger Umgang mit krankheits- oder therapiebedingten Anforderungen und Belastungen	Bewertet werden Fähigkeiten im Alltag die eigene krankheits- und therapiebedingte medizinische Versorgung zu bewältigen, etwa eigenständiges Stellen und Einnehmen von Medikamenten, Wundversorgung, Alltagserleben bei Krankheit, Umgang mit körperlichen Hilfsmitteln, Durchführung zeitaufwendiger Therapien innerhalb und außerhalb der häuslichen Umgebung, Maßnahmen bei Hautproblemen oder Störungen der Vitalfunktionen (z. B. Kontrolle und Bewertung von RR, BZ). Auch wird bewertet, ob der Betroffene eigenverantwortlich eine Diät (z. B. auch die ärztliche Anordnung, eine bestimmte Flüssigkeits- oder Nahrungsmenge aufzunehmen) einhalten kann oder nicht. Besonderer Blickwinkel: Liegt eine entsprechende ärztliche Anordnung vor und lässt sich die Unfähigkeit des Betroffenen, die Maßnahme selbst durchzuführen, erkennen und begründen?
Modul 6: Gestaltung des Alltagslebens und sozialer Kontakte	Begutachtet werden Fähigkeit zur selbstständigen Gestaltung des Alltagslebens und die Interaktion mit Personen im direkten Umfeld sowie die Aufrechterhaltung sozialer Kontakte außerhalb des direkten Umfeldes. Dazu gehören u. a. die zeitliche Strukturierung des Tages, das Zeitempfinden, die Einhaltung eines Rhythmus' von Wach-Sein und Schlafen, das sinnvolle Ausfüllen von Zeit und die Gestaltung sozialer Beziehungen. Besonderer Blickwinkel: Körperliche oder kognitive, wie auch aufgrund von Depression bedingte motivationale Einschränkungen werden beachtet.
Modul 7: Außerhäusliche Aktivitäten • Die Module 7 und 8 dienen eher der Einschätzung einer künftigen Entwicklung zur Pflegebedürftigkeit und werden nicht bei der Einstufung der Pflegebedürftigkeit/Berechnung herangezogen.	In diesem Modul wird bewertet, ob sich der Betroffene selbstständig im öffentlichen Raum bewegen, an Veranstaltungen teilnehmen und welche Transportmittel er selbstständig nutzen kann. Es betrifft also die Teilnahme an sozialen und – im weitesten Sinne – kulturellen Aktivitäten, Bildung, Arbeit, Gemeinschafts-, sozialem und staatsbürgerlichen Leben.

Modul	Modul-Inhalte
Modul 8: Haushaltsführung • Die Module 7 und 8 dienen eher der Einschätzung einer künftigen Entwicklung zur Pflegebedürftigkeit und werden nicht bei der Einstufung der Pflegebedürftigkeit/Berechnung herangezogen.	Hier wird die Selbstständigkeit bei Tätigkeiten wie Einkaufen, Behördengängen oder der Regelung finanzieller Angelegenheiten betrachtet. Das sind etwa Hauswirtschaftliche Tätigkeiten, das Führen eines Haushalts, die Fähigkeit, im Bedarfsfall Dienstleistungsangebote zu nutzen (hauswirtschaftliche und soziale Hilfebedarfe). Dieser Bereich ist eher in der ambulanten Pflege wichtig, da hier die Frage geklärt wird, ob eine Person weiterhin alleine in der eigenen Wohnung verbleiben kann.

Wichtig

Die Begutachtung betrifft die tatsächlichen Einschränkungen der Kompetenz beim Pflegebedürftigen: Immer sollte konkret beschrieben werden, was wirklich vom Betroffenen nicht selbst ausgeführt werden kann – aufgrund körperlicher, psycho-motivationaler oder kognitiver Einschränkungen. Es reicht somit nicht aus, sich bei der Beschreibung an die aufgeführten Kategorien der Begutachtungsrichtlinie zu halten: selbstständig, überwiegend selbstständig, überwiegend unselbstständig oder unselbstständig.

3.4.1 Fragen der Begutachtungsrichtlinien und der Pflege- und Betreuungsbericht

Es ist sinnvoll, nach dem Einzug in die Einrichtung, bei Zurückübernahme aus dem Krankenhaus und bei erkennbaren Veränderungen des Pflegezustandes die Fragen aus den Begutachtungsrichtlinien in die Beobachtung des Bewohnerzustandes hinzuzunehmen. Auch in der Evaluation wäre ein paralleles »Abrastern« der Kompetenzen und Probleme beim Betroffenen sinnvoll. Auf diese Weise lässt sich eine Veränderung der Pflegebedürftigkeit oder die Notwendigkeit eines Antrags auf eine Begutachtung zur Eingruppierung in einen höheren Pflegegrad schnell erkennen.

Erscheint der vorhandene Pflegegrad angemessen, ist ein kurzer Hinweis, dass alle Probleme, Kompetenzen und Hilfebedarfe, wie in der Pflegeplanung beschrieben, weiterhin vorhanden sind, sinnvoll (1 x Monat). Im Falle einer Begutachtung kann so nachgewiesen werden, dass die Planung immer noch den aktuellen Problem- und Kompetenzstand angibt. Insbesondere in der Verwendung der SIS® wäre dies eigentlich nicht erforderlich, da hier das »Immer-So-Prinzip« gilt. D.h., dass kein Eintrag erfolgen muss, wenn sich nichts verändert hat. Erfahrungen aus der Praxis belegen jedoch, dass es bei der Begutachtung hier zu Diskussionen kommen kann, wenn über Wochen oder Monate hinweg derartige Probleme oder Hilfebedarfe des Bewohners nicht im Pflegebericht (hier verstanden als die Abbildung der Wirklichkeit) dokumentiert wurden. Die Aussage einiger Gutachter lauten hier: »Pläne sind Pläne. Menschen reagieren aber nicht nach Plänen. Was uns interessiert, ist die Realität, wie es wirklich ist. Und hierzu finden wir her keine Informationen«.

Tabelle 3: Beispiele lt. Begutachtungsrichtlinie (BRi) in Bezug auf das Modul 1, Mobilität

Auszug aus den Begutachtungsrichtlinien von 2017, S. 39	Beispiel im Pflege- und Betreuungsbericht
»Selbstständig« (hinsichtlich des Positionswechsels im Bett) »Selbstständig ist auch eine Person, die ihre Position unter Nutzung von Hilfsmitteln (Aufrichthilfe, Bettseitenteil, Strickleiter, elektrisch verstellbares Bett) allein verändern kann.«	Frau L. hat heute Vormittag wiederholt selbst ihre Lage im Bett verändert. Sie nutzte u. a. die elektronische Bettverstellung dafür.
»Überwiegend selbstständig« »Die Person kann beispielsweise nach Anreichen eines Hilfsmittels oder Reichen der Hand die Lage im Bett verändern.«	Herr L. konnte sich heute Morgen nach Reichen meiner Hand selbst aufrichten und in die sitzende Position bringen.

Ggf. lässt es sich so erkennen, dass die vorhandenen Ursachen zum einen im körperlichen Bereich, also Modul 1 (Mobilität) ggf. aber zusätzlich in Modul 2 (Kognitive und kommunikative Fähigkeiten) und/oder in Modul 3 (Verhaltensweisen und psychische Problemlagen) liegen. Daraus würden sich bei einer Pflegegradbemessung deutlich mehr Punkte und ggf. sogar ein höherer Pflegegrad ergeben (vgl. BRi 2017: 39).

3.5 Höhere Zufriedenheit der Betroffenen

Bewohner, die sich in ihrem aktuellen Befinden und Bedürfnis- oder Problemsituation wahrgenommen fühlen, die erkennen, dass sich der Handlungsplan danach stets neu ausrichtet und dass auch die Auswirkungen geprüft und mit ihnen gemeinsam evaluiert werden, empfinden ihr Recht auf Selbstbestimmung beachtet. Eine solche Vorgehensweise entspricht den Vorgaben der Charta der Rechte hilfe- und pflegebedürftiger Menschen. Erfährt der Mensch keine Beachtung seiner Individualität und Selbstbestimmung, entwickelt der Betroffene ggf. ein forderndes Verhalten. Dieses entsteht laut BMG bei Menschen mit gerontopsychiatrischen Erkrankungen oftmals dann, wenn die Bedürfnisse des Betroffenen nicht erkannt und beachtet wurden (vgl. BMG: Rahmenempfehlung zum Umgang mit herausforderndem Verhalten bei Menschen mit Demenz in der stationären Altenhilfe. Forschungsbericht 007/Gesundheitsforschung. Berlin 2006).

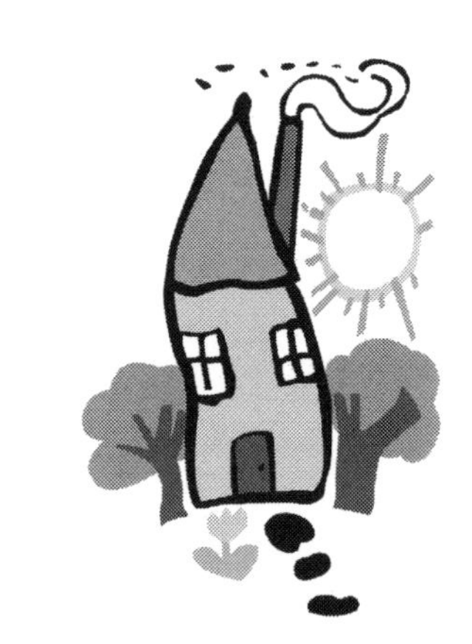

Das Ergebnis ohne Reflektion beim Bau und ohne Modifikation auftretender Probleme:

Das Ergebnis ist nicht angemessen, juristisch nicht haltbar, möglicherweise gefährdend, nicht dauerhaft und stellt den Käufer oder Kunden nicht zufrieden.

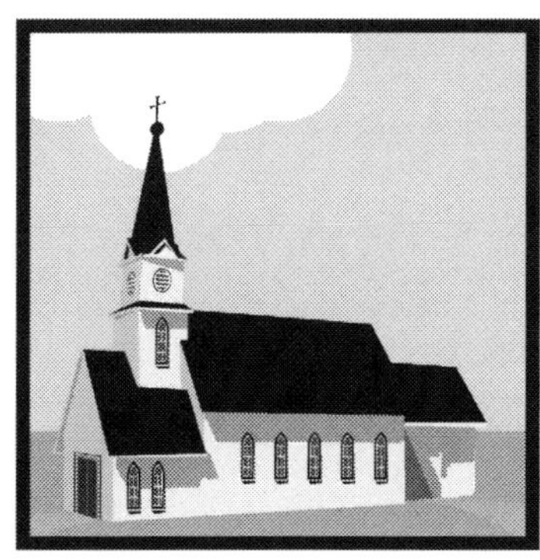

Das Ergebnis ist formal einwandfrei, haltbar, zeugt von Professionalität. Es stellt alle Beteiligten zufrieden und wird dauerhaft bestehen bleiben.

Abb. 8: Unterschiede der Pflegeprozessqualität mit und ohne tägliche Reflexion und Darstellung im Pflegebericht.

Über den Pflegebericht können Informationen zu den sich entwickelnden und verändernden Bedürfnissen sowie zu den Auslösern von Zufriedenheit oder forderndem Verhalten beschrieben und nachfolgend Zusammenhänge erkannt werden.

3.6 Juristische Absicherung der Pflegenden

Kommt es zu einer juristischen Streitsituation, müssen die Pflegenden die Durchführung ihrer professionellen Tätigkeit beweisen. Innerhalb der Garantenpflicht hat die Einrichtung als Vertragspartner des Betroffenen die Verantwortung übernommen, Gefahren zu erkennen und möglichst abzuwenden. Auch wenn zurzeit – in der Umsetzung der sogenannten SIS® (Strukturierte Informationssammlung) im Rahmen der Kasseler-Erklärung – vom sogenannten »Immer-So-Prinzip« (siehe Kasten unten) ausgegangen wird, bleibt es im Einzelfall dem Richter überlassen, ob er dieses Prinzip anerkennt oder einen Einzelnachweis verlangt. Kommt es zu Komplikationen oder Veränderungen im Zustand des Bewohners, die per Gericht geklärt werden sollen, so muss die Einrichtung als Vertragspartner (nachfolgend die Pflegenden) nachweisen, dass sie alle Maßnahmen zur frühzeitigen Erkennung sowie zur Abwendung von Gefährdung und Schaden durchgeführt haben oder dass diese nicht möglich waren. Ohne eine schriftliche Dokumentation geht dies nicht!

Wichtig

Beim **»Immer-So-Prinzip«** wird davon ausgegangen, dass sobald ein Plan mit einer beschriebenen Maßnahme vorliegt, diese auch grundsätzlich immer so angewendet wird. Ist dies nicht der Fall, es also zu einer abweichenden Handlungsumsetzung kommt, muss das veränderte Vorgehen beschrieben und die Ursache, also Einwirkungsbegrenzung, hierfür im Pflegebericht benannt werden.

Beispiel

Eine Bewohnerin, Frau K., ist nachts gestürzt und hat sich eine Oberschenkelhalsfraktur zugezogen. Die Angehörigen werfen nun der Einrichtung vor, ihre Mutter habe nach eigenen Aussagen die ganze Nacht hilflos vor dem Bett gelegen. In Deutschland gibt es die Beweislastumkehr, d.h. die Pflegenden müssen nachweisen, dass sie alle erforderlichen Maßnahmen zur Vermeidung einer Gefährdung des Betroffenen durchgeführt haben; nicht der Betroffene oder seine Angehörigen sind in der Beweislast.

Ist nun in den Pflegedurchführungsnachweisen die Leistung »Pflegerunde« mit Handzeichen und Uhrzeit als durchgeführt erkennbar und findet sich ein Eintrag im Pflegebericht: »Pflegerunde: um 3:30 Uhr wirkte Frau K. schlafend, hatte die Augen geschlossen, atmete ruhig«, kann die betroffene Pflegekraft nachweisen, dass der Sturz nur nach 3:30 Uhr geschehen sein kann. Da jetzt die mündliche Aussage der Bewohnerin (bzw. der Angehörigen) der schriftlichen Aussage der Pflegenden in der Pflegedokumentation gegenübersteht, ist der Nachweis für die »Unschuld« der Pflegekraft erbracht, der Vorwurf der unprofessionellen Pflege entkräftet.

In der Anwendung der SIS® müssten die nächtlichen Pflegerunden in einem Standard oder einer einrichtungsinternen Verfahrensanweisung konkret mit Häufigkeit, angestrebtem Zeitraum hinterlegt und die bei diesem Menschen tatsächlich geplante Uhrzeit in der Pflegemaßnahme benannt sein. Fraglich ist hierbei, ob im Rahmen organisatorischer Abläufe und durch aktuelle Anforderungen innerhalb der einzelnen Nacht die Umsetzung der Leistung zur vorgeplanten Zeit immer eingehalten werden kann. Bei Abweichungen müsste die tatsächliche Zeit der Pflegerunde bei diesem Bewohner im Pflegebericht dokumentiert werden. Ebenso fraglich ist, ob der einzelne Mitarbeiter tatsächlich die Inhalte der Pflegeplanungen kennt und somit eine Abweichung wahrnimmt.

Inzwischen weist auch der MDK darauf hin, dass nicht jede Gefährdung auszuschließen ist: »Allerdings geht auch die Rechtsprechung inzwischen nicht mehr davon aus, dass jede gesundheitliche Einschränkung zu vermeiden ist. Es wird zur Kenntnis genommen, dass das fachlich begründete Unterlassen bestimmter Maßnahmen durchaus gerechtfertigt sein kann. So hat das Landgericht Heidelberg die Entscheidung einer Pflegefachkraft als fachlich richtig gewürdigt, bei einem Patienten mit einem hirnorganischen Psychosyndrom kein Bettgitter und keine Dauernachtwache zu installieren. Man muss sie (die Entscheidung) nur auch richtig begründen können, begründen, dass man im Einzelfall bestimmte Risiken ganz bewusst in Kauf genommen hat, um andere Pflegeziele zu erreichen, etwa die Mobilität des Bewohners, die Lebensqualität durch das Gefühl von Autonomie. (…) Die entsprechenden Überlegungen und Maßnahmen sind zu dokumentieren, damit es später, falls es zu einem befürchteten Zwischenfall kommt, auch möglich ist, das pflegerische Vorgehen zu rechtfertigen.« (Klie zit. n. MDS 2005:55)

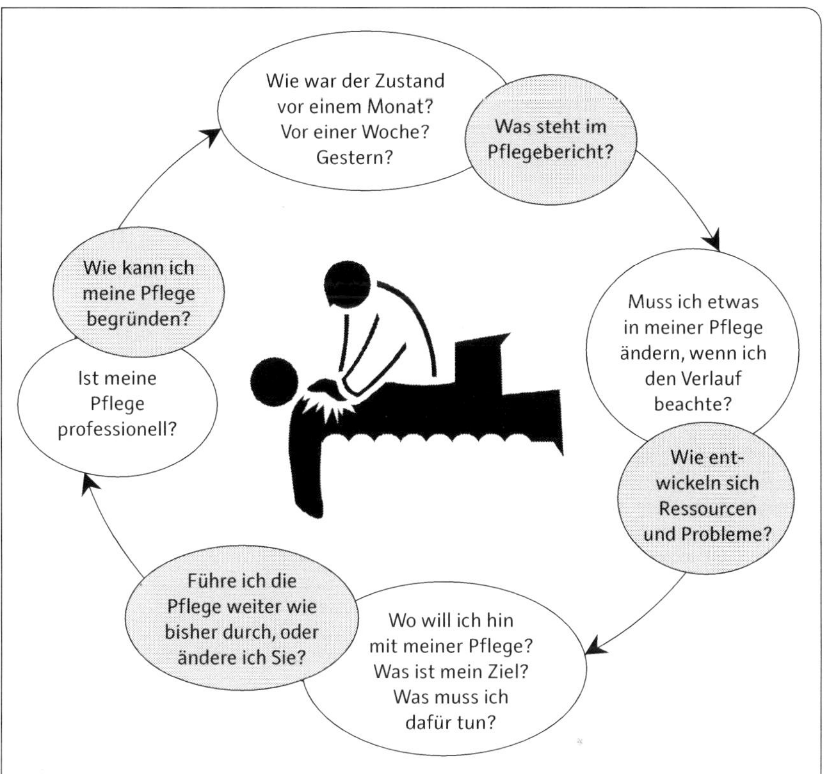

Abb. 9: Erkennbare Entwicklung des Bewohnerzustandes in der Pflege- und Betreuungsplanung.

3.7 Strukturhilfe bei der Evaluation der Pflegeplanung

Damit sich der Pflege- und Betreuungsprozess möglichst weitgehend an der aktuellen Problem- und Ressourcensituation des Bewohners orientiert, muss die Prozessplanung zyklisch evaluiert werden. Unter Evaluation wird hier die kritische Überprüfung der Wirksamkeit und Eignung der Pflege verstanden. Hierbei steht einerseits die erkennbare **Effektivität der angewendeten Maßnahmen** im Vordergrund: Konnten wir durch unsere Pflege oder Soziale Betreuung bestehende Probleme verkleinern? Konnten wir vorhandene Ressourcen erhalten oder sogar fördern? Konnten wir gesetzte Ziele erreichen? Wie hat sich der Bewohner durch unsere Handlungen gefühlt? War er zufrieden? Andererseits werden neu aufgetretene Probleme und Ressourcen, Art und Häufigkeit geplanter Maßnahmen sowie eine Veränderung bei der Durchführung von Leistungen überprüft. Diese Ergebnisse müssen entsprechend dem PDCA-Zyklus (siehe Kap. 3.2) in den weiteren Prozess eingehen.

Jeder professionelle Mitarbeiter überprüft, d.h. evaluiert, seine Handlung bereits während der Maßnahmendurchführung. Er kontrolliert die Auswirkung auf den Bewohner und seine Zufriedenheit, die Annahme der Handlung und die Wirkung auf vorhandene Probleme oder Ressourcen. Er wiegt hierbei den Wert seiner Maßnahme im Hinblick auf die Zielerreichung »in Gold« auf. Im Pflege- und Betreuungsbericht ist es entsprechend erforderlich, nicht nur das aktuell vorhandene oder neu aufgetretene Problem zu beschreiben, sondern auch folgend die Maßnahme zu benennen.

Beispiel:

- »Frau K. weinte heute Morgen um 10:00 Uhr, konnte nach eigener Aussage keinen Grund benennen. Validierendes Gespräch durchgeführt.«

Sinnvoll ist es zudem, immer die Auswirkung der eigenen Handlung oder der angebotenen Maßnahme zu beschreiben, um so erkennen zu können, ob diese geeignet ist.

- »Frau K. weinte heute Morgen um 10:00 Uhr, konnte nach eigener Aussage keinen Grund benennen. Validierendes Gespräch durchgeführt. Verständnis für ihre Traurigkeit wurde gezeigt, sie berichtete dann über den Tod ihres Dackels Waldi vor 15 Jahren. Beruhigung (ruhigere Atmung, entspannter Gesichtsausdruck) nach Gespräch erkennbar.«

Evaluierung der Pflege- und Betreuungsplanung

Die Pflege- und Betreuungsplanung kann teilweise, z.B. nur zur Überprüfung der Wirkung eines Risikomanagements (z.B. Sturzprophylaxe), oder komplett evaluiert werden. Bei der vollständigen Evaluierung werden auch die Auswirkungen eines Teilbereichs oder die interdependente Wirkung von Maßnahmen der sozialen Betreuung und der Pflege evaluiert.

Generell vorgegebene, feste Intervalle werden daher nicht mehr empfohlen. Folgende Regel kann hier gelten:

Je gravierender sich ein Problem oder Risiko zeigt, je schneller dieses oder der Zustand des Bewohners auf den Tod zuführt (z. B. Bewohner in der Palliativsituation) oder je stärker das Wohlbefinden des Betroffenen eingeschränkt ist, desto häufiger und ggf. intensiver sollte eine Evaluation stattfinden. Das Ziel wäre es hierbei, durch ein genaueres Hinschauen und ggf. durch mögliche Anpassungen der Planungen und Handlungen das Bestmögliche für den Betroffenen einzurichten.

Festgelegte Intervalle eignen sich daher nur noch für die Angabe des Zeitraums, nachdem spätestens die Planung evaluiert werden sollte. In der Zwischenzeit ist der Bericht das Dokument, in dem kleine Veränderungen, unvorhersehbare Ereignisse, Reflexionen einzelner Bereiche, zusätzlich durchgeführte Maßnahmen mit Begründungszusammenhang, die Bewertung der Eignung der Handlungen auf diesen Menschen und seine Entwicklung beschrieben werden. Nur so lässt sich bei der »großen Evaluation« eine wirkliche Einschätzung des Pflegeprozessverlaufs vornehmen.

Evaluierung des Pflege- und Betreuungsberichts in der Verwendung von SIS®

Hier wird der Pflege- und Betreuungsbericht bevorzugt zur Dokumentation von Besonderheiten und Abweichungen genutzt. Das Lesen dieses Dokuments ist erforderlich, um erkennen zu können, ob der Handlungsplan weiterhin geeignet ist.

3.8 Strukturhilfe bei der Durchführung der Pflegevisite

Bei der Pflegevisite handelt es sich um einen Besuch bei und ein Gespräch mit dem Bewohner. Neben dieser am häufigsten eingesetzten Form gibt es als Erweiterung die Pflegevisite mit Integration der Angehörigen.

Um für sich selbst, mit der beratenden Kollegin oder mit einem Angehörigen bestimmte Entscheidungen treffen zu können oder um eine Entwicklung des Bewohnerzustandes zu verstehen, wird der Pflege- und Betreuungsbericht benötigt.

Folgende **Fragen** könnten anhand des Pflegeberichts **im Verlauf der Pflegevisite erläutert und geklärt** werden:

- Wie ist der Zustand des betroffenen Bewohners heute und in den letzten Tagen bzw. Wochen?
- Zeigen sich Veränderungen, Probleme, spezielle Anforderungen an die handelnden Mitarbeiter, das Team oder sogar innerhalb des Netzwerks mit Partnern anderer externer Einrichtungen?
- Lassen sich im Pflege- und Betreuungsbericht Hinweise darauf finden, dass der Betroffene zufrieden, unzufrieden, eher traurig oder anders gestimmt ist?
- Können Hinweise auf verursachende Faktoren für diese Gestimmtheit erkannt werden, und lassen sich daraus notwendigerweise durchzuführende Maßnahmen ableiten?
- Wurden im Pflegebericht wiederkehrende Zwischenfälle oder ein langsam steigender Pflegezeitaufwand beschrieben, sodass die Notwendigkeit einer Überprüfung des Pflegegrades und damit ein Antrag auf eine Höhergruppierung erforderlich wären?
- Lässt sich eine Verschlimmerung oder Verbesserung im Zustand oder die Zunahme eines bestimmten Problems erkennen, die für eine Änderung der im Pflegeplan aufgestellten Maßnahmen verantwortlich ist? (Ohne diese Information verstehen die Angehörigen Änderungen häufig nicht und fühlen sich ggf. betrogen oder hintergangen.)
- Lassen sich ggf. Indikatoren für das Eintreten oder Vorhandensein einer Palliativsituation erkennen? Für diese besondere Situation könnten spezifische Fragen in das Pflegevisitenprotokoll integriert werden. Möglich ist es auch, ein separates Pflegevisitenprotokoll zu nutzen, welches auf die spezifischen Fragen von Palliative Care ausgerichtet ist. Da der Betroffene oft in einem reduzierten Allgemeinzustand ist oder auf Fragen nicht mehr antworten kann, ist es wichtig, den Pflege-. und Betreuungsbericht auf entsprechende Anzeichen hin zu überprüfen (siehe auch Kap. 12.3.2).

3.9 Hilfe zur Förderung der Kommunikation im Pflegeteam und im interdisziplinären Team

Bei zunehmendem Zeitdruck, bei enger werdenden personellen Ressourcen sowie bei ständig zunehmender multifaktorieller Problematik der Bewohner (bedingt durch Multimorbidität, steigendes Lebensalter, höherer Grad der Individualisierung in der Sozialisation) ändert sich die Problemsituation der Bewohner. Es zeigt sich eine zunehmende Anzahl von Pflegeproblemen mit steigenden und unterschiedlichen Ursachen. So zeigt sich bei Fortschreiten einer Demenz immer häufiger eine Problemlage, die nicht täglich in gleichem Maße und in gleichem Umfang auftritt (eher wechselnde Probleme und Zustände) und es zeigt sich die Notwendigkeit der flexiblen Reaktion der Pflegenden auf unterschiedliche Anforderungssituationen.

Gleichzeitig ist beim Pflegepersonal eine Kombination von professionell ausgebildeten Pflegenden und nicht examinierten Pflegehilfskräften erkennbar. Durch Veränderungen der Übergabezeiten und durch Auflösung des traditionellen Drei-Schichten-Systems ist die Informationsweitergabe an die übernehmenden Mitarbeiter (im Gespräch, z.B. in der Übergabe) immer weniger gewährleistet. Bei zunehmenden Informationen und der steigenden Notwendigkeit, kontinuierlich und ausreichend zu informieren, sinken die Möglichkeiten einer mündlichen Übergabe. Der Pflege- und Betreuungsbericht ist hier die einzige Alternative.

Zu jeder Zeit können Informationen eingetragen, wieder gelesen, also entnommen werden. Kommunikation und Informationsweitergabe können dauerhaft nur über den Bericht garantiert werden. Jeder Mitarbeiter kann sich zu jedem Zeitpunkt jede beliebige Information aus dem Bericht herausholen. Durch die Kombination mit dem Reitersystem oder mit einem elektronischen Signalsystem in der EDV-gestützten Pflegedokumentation werden alle am Pflegeprozess beteiligten Personen so in ausreichendem Maße informiert. EDV-Systeme zeigen hier einen deutlichen Vorteil: Durch Kategorisierung, d.h. Zuordnung des Berichtseintrags als übergaberelevant zu einem bestimmten Thema, kann z.B. ein sogenanntes Übergabeprotokoll erstellt und gedruckt werden. Hierzu wird der einzelne Berichtseintrag mit dem Häkchen »übergaberelevant« versehen. Beim Ausdruck erscheinen dann nur die Einträge, die den entsprechenden Vermerk enthalten.

Auch die Information an andere Mitarbeiter des interdisziplinären Teams (z. B. Krankengymnastik, Sozialdienst, Ergotherapie) werden sinnvollerweise über den Pflege- und Betreuungsbericht organisiert. Perfekt gelingt dies, wenn mit Tabletts gearbeitet wird, mit denen jeder Mitarbeiter unabhängig von seinem Aufenthaltsort direkt einen Einblick nehmen kann. Das Warten oder Suchen von Papierdokumentationsmappen oder auf einen freien Arbeitsplatz mit PC entfällt. Externe Mitarbeiter können nach Autorisierung ebenfalls Einsicht nehmen und zugleich ihre eigenen Einträge mit denen der Einrichtung vernetzen. Dieses wäre z. B. in der Zusammenarbeit mit externen Physiotherapeuten, mit einem SAPV-Team oder mit einem ambulanten Hospizdienst eine perfekte Lösung. Alle Informationen zum Betroffenen sind nun in einer Dokumentation vernetzt.

Neben diesem täglichen Informationsaustausch kann einmal wöchentlich eine gemeinsame Teamsitzung zur Diskussion klärungsbedürftiger Punkte sowie zur Ausschaltung übergeordneter Fragen durchgeführt werden.

Folgende **Fragen** könnten **beim Schreiben des Pflegeberichts** sinnvoll sein (weitere Punkte finden sich im Kap. 12 »Was wird im Pflegebericht dokumentiert und warum?«):

- Was will ich anderen Mitarbeitern oder dem Gesamtteam mitteilen?
- Welche Informationen benötigen sie, um den Bewohner in angemessener Qualität zu versorgen, zu therapieren, zu betreuen und zu pflegen?
- Welche Beobachtungsparameter sollen weiter kontrolliert werden, um ein kontinuierliches Bild zu erhalten?
- Gibt es Tätigkeiten, die in der nächsten Schicht, in den kommenden Tagen weiter durchgeführt werden sollen, die jedoch nicht dauerhaft nötig sein werden (nicht länger als eine Woche), sodass sie im Pflegebericht dokumentiert werden können und nicht in der Pflegeplanung eingetragen werden müssen?

3.10 Begründungsdokument für Durchführung oder Unterlassung von Pflege- oder Betreuungsmaßnahmen

Prinzipiell soll die Durchführung von Pflegemaßnahmen nicht im Pflegebericht dokumentiert werden. Vorgeplante Leistungen werden in den Leistungsnachweisen quittiert, sodass ein Eintrag im Pflegebericht eine doppelte Dokumentation wäre. In der Verwendung von SIS® werden die Leistungen der Grundpflege generell nicht mehr abgezeichnet.

Diese Regel beinhaltet in den beiden Systemen folgende Ausnahmen:
1. Durchgeführte Pflegemaßnahmen, die in der Pflegeplanung aufgeführt sind und dort hinsichtlich der **Art und Weise** (was und wie?), der **Dauer** (wie lange?), der **Hilfsmittel** (womit?), der **Zielsetzung** (warum?), der **Lokalisation** (wo hinsichtlich der Räumlichkeit? Wo am Bewohner) erläutert werden, sind dort ausreichend beschrieben und müssen lediglich im Leistungsnachweis abgezeichnet werden.
2. Wenn jedoch die in der Pflegeplanung beschriebene Maßnahmendurchführung geändert wird und
   - der Betroffene heute reduziertere, andere oder erweiterte Kompetenzen zeigt, oder
   - wenn aktuell körperliche, kognitive oder motivationale Einschränkungen oder Probleme auftreten, oder
   - die Leistung reduziert oder sogar unterlassen wird, oder
   - weil nur Anteile einer Gesamtleistung durchgeführt wurden, oder
   - weil sie kürzer, d.h. mit einer reduzierten Dauer, oder
   - weil sie mit einem geringeren Aktivierungsgrad (Körperpflege z.B. im Bett statt am Waschbecken im Badezimmer) durchgeführt wird, oder
   - weil sie häufiger durchgeführt wird (Grund angeben!), oder
   - wenn zusätzliche Leistungen notwendig werden!), oder
   - weil die Leistungsart geändert wurde (z.B. Übernahme statt Anleitung),

muss die angepasste Leistung im Pflege- oder Betreuungsbericht dokumentiert und die näheren Gründe für die Entscheidung dazu erläutert werden.

Wenn die Planung nicht eingehalten wird

Wenn mehr oder weniger oder anders gepflegt oder betreut wird als geplant, ist der Bericht das geeignete Instrument, um die zugrunde liegende Ursache, die Entscheidung hierfür, den Kontext, die genaue Maßnahme und die Wirkung zu beschreiben.

Die **Hintergrundfragen** lauten:

- Was habe ich geändert?
- Wie habe ich die Maßnahme geändert?
- Wie habe ich sie genau durchgeführt?
- Was war die Ursache? Was lag vor? Was war los?
- Warum habe ich die geplante Maßnahme geändert (Begründung)?
- Welche Wirkung zeigte sich (Selbsteinschätzung des Betroffenen, Fremdeinschätzung in der pflegerischen Expertise)?
- Handelt es sich eher nur um eine kurzfristige Anpassung oder ergibt sich ein beständiges Problem, welches eine dauerhafte Veränderung der Planung erfordert?
- Zusätzlich, wenn die Maßnahme unterlassen wurde: Welche Wirkung zeigte die Unterlassung (Befinden des Betroffenen, objektiv erkennbare Wirkung auf den Zustand oder auf ein Problem)?
- Wenn ein ablehnendes Verhalten des Betroffenen vorliegt: Welche Alternativen und Kompromisse wurden angeboten? Wurden diese akzeptiert?

Anhand des Pflegeberichts lässt sich später genau erkennen, warum und wie die Maßnahme geändert wurde und welche Wirkung dies hatte. Gerade bei Menschen mit gerontopsychiatrischen Erkrankungen sind solche Änderungen häufig. Der Betroffene zeigt oft eine veränderte Tagesform oder versteht den Sinn oder den Ablauf einer Maßnahme nicht mehr. Hier brauchen die Mitarbeiter viel Geduld, eine enorme Flexibilität und Fantasie bei der Gestaltung und Anpassung von Maßnahmen. Insbesondere Ursachen im Bereich von Kommunikation und Kognition und von Verhaltensweisen und psychischen Problemlagen werden aufgrund der neuen Pflegegradeinschätzung (seit 01.01.2017) auch beachtet und gehen in die Gesamteinschätzung ein. Wenn Kompetenzen des Betroffenen in diesen Bereichen beeinträchtigt sind und hierdurch bestimmte Probleme auftreten, müssen sie nachvollziehbar sein. Genau dafür eignet sich der Pflege- und Betreuungsbericht!

3.11 Dokumentation bei Erweiterung von Maßnahmen

Es ist wichtig, zusätzliche Maßnahmen nicht ohne Begründung durchzuführen, sondern die Ursache für die Notwendigkeit zu analysieren und schriftlich zu begründen. Pflegebedarfe aufgrund eingeschränkter Kompetenzen werden nicht allein deswegen schon berechnet, weil die entsprechend erforderlich werdenden Maßnahmen angeboten und durchgeführt wurden. Es muss vielmehr die Notwendigkeit, also Art und Umfang der Kompetenzeinschränkungen erkennbar sein.

Beispiel

»Herr K. wehrte heute Morgen die Pflegekraft mit der Hand immer wieder ab, schob sie mit den Worten weg: ›Lass mich, ich will nicht unter die Dusche. Heute Mittag kommt meine Mama.‹ Das Duschen wurde ihm daraufhin zwei weitere Male angeboten, da er stark nach Urin roch. Das Motivationsangebot, ihm ein spätes Kaffeetrinken im Garten zu ermöglichen, wirkte nicht. Am Abend wurde eine Ganzkörperwaschung durchgeführt, frische Wäsche für morgen bereitgelegt.«

Auch Maßnahmen, die ansonsten nicht routinemäßig durchgeführt werden, sollten, wenn sie nicht langfristig erforderlich werden, im Pflegebericht dokumentiert werden. So können kurzfristig auftretende Entwicklungen und Zustände im Bereich der Kompetenzen, das Ausmaß an Selbstständigkeit beim Betroffenen sowie angebotene, bzw. durchgeführte Handlungen einschließlich der Entwicklung und Wirkung über den Pflegebericht abgedeckt werden, ohne die Planung jedes Mal zu verändern.

3.12 Dokumentation bei Reduzierung/Wegfall von Maßnahmen

Maßnahmen dürfen auch nicht einfach wegfallen und unterlassen werden, wenn sie in der schriftlichen Handlungsplanung dokumentiert sind. Auch die Unterlassung muss schriftlich begründet sein, da die Planung im Rahmen eines Aushandlungsvertrages zwischen dem Bewohner und der Einrichtung zu einer Art Vertrag wird. Die Begründung der »Nicht-Durchführung« muss innerhalb eines Aushandlungsprozesses zwischen dem Betroffenen und dem Mitarbeiter oder – falls dies nicht möglich ist – auf der Basis einer professionellen Entscheidung und unter Berücksichtigung der individuellen Bewohnerbedürfnisse dokumentiert werden. Hier wird die Ursache für die Unterlassung oder das Abbrechen, der angebotene Kompromiss, die Reaktion des Betroffenen und die Wirkung dokumentiert.

Beispiel

»Bei Frau U. wurde heute die Körperpflege nicht im Bad, sondern im Bett durchgeführt. Frau U. fühlte sich nach eigener Aussage nicht wohl, gab leichten Schwindel an und wollte daher lieber im Bett bleiben, dort pflegerisch versorgt werden. RR war 120/80 mm/Hg.«

3.12.1 Wegfall von Maßnahmen bei bestehender Risikosituation

Bei einer bestehenden Risikosituation sollte ein entsprechendes Angebot zur Behebung des Risikofaktors oder wenigstens zu seiner Reduktion durch die Mitarbeiter gemacht und der entsprechende Handlungsplan in der Pflege- und Betreuungsplanung beschrieben werden. Durch das gezielte und systematische Risikomanagement erfüllen die Einrichtung, bzw. die Mitarbeiter ihre Garantenpflicht. Unterbleiben nun entsprechende Handlungen, kann es zunächst verschiedene Gründe hierfür geben:

- Selbstbestimmung des Bewohners: dieser lehnt die Maßnahme bewusst und unter Abwägung seiner Interessen und Prioritäten ab.
- In einer Patientenverfügung oder in einer Versorgungsplanung für die letzte Lebensphase wurde die Maßnahme vom Betroffenen zu einem früheren Zeitpunkt abgelehnt.
- Der Betreuer oder Angehörige lehnt eine angebotene oder empfohlene Maßnahme ab
- Durch die ursprünglich zur Reduktion eines Risikos geplante Maßnahme wird ein anderes, ggf. noch höheres Risiko erzeugt (z. B. steigendes Sturzrisiko, wenn eine Bewohnerin aufgrund drohender Inkontinenz bei Harndrang übereilt zur Toilette rennt und nun noch stärker sturzgefährdet ist. (= interdependente Wirkung)
- Wenn eine Situation eingetreten ist, in der andere Ziele wie z. B. Erhalt eines höchstmöglichen Wohlbefindens nun oberste Priorität haben. (= Sterbesituation)

Dieselbe Regel gilt für ein dauerhaftes Unterlassen oder Reduzieren bzw. Ändern von Maßnahmen.

Somit ist der Bericht das Instrument zur Erkennung solcher Gegebenheiten, zur Begründung der Notwendigkeit der Durchführung veränderter Maßnahmen. Der Pflegebericht ist auch das Instrument zur Darstellung des realistischen Pflegezeitaufwandes und notwendig für die Evaluation der Pflegeplanung. Bei länger als eine Woche andauernden Unterlassungen wird die Prozessplanung angepasst.

3.13 Der Pflegebericht als Pflegeplanungsersatz bei kurzfristigen Problemen und Erkrankungen

Pflegeprobleme oder Krankheiten, die nur kurzfristig auftreten, werden über den Pflegebericht »bearbeitet«. Derartige Zustände, die wahrscheinlich nur wenige Tage bis maximal eine Woche andauern, können hier durch folgende Angaben als »Mini-Ersatz-Pflegeplanung« platziert werden:

- Wie sieht das Problem aus? Welche Symptome zeigen sich?
- Welche Pflegeprobleme entstehen aus dieser Situation?

- Welche Analyseverfahren werden jetzt durchgeführt oder sollen im weiteren Verlauf noch durchgeführt werden?
- Welche Maßnahmen wurden eingeleitet?
- Welche Beobachtungswerte sind kontinuierlich zu erheben? Wo sollen sie dokumentiert werden?
- Sind andere am interdisziplinären Team beteiligten Berufsgruppen zu informieren (z. B. Arzt, Hauswirtschaft, Sozialdienst o. Ä.)?

Fazit

Wenn ein Problem wahrscheinlich nur kurzfristig auftritt und in weniger als einer Woche behoben werden kann, so können die Problembeschreibung, ggf. die Zielsetzung sowie die Maßnahmenplanung im Pflegebericht erfolgen!

3.14 Der Pflegebericht als integraler Bestandteil der Pflegeplanung

Im Regelkreis der Pflegeprozessplanung wird die Evaluation als ein Teilschritt genannt, der sich unmittelbar an die Durchführung der Pflege anschließt. Dies bedeutet, dass eine Maßnahme niemals durchgeführt wird, ohne die Wirkung auf den Bewohner zu reflektieren ohne auf möglicherweise neu auftretende, bislang nicht vorhandene Probleme oder auf die Entwicklung von Ressourcen zu achten. Derartige Reflexionsprozesse laufen zunächst in der durchführenden Pflegekraft ab; auch ohne bewusste Wahrnehmung wird jeder Pflegende bestimmte Kontrollprozesse und beobachtende Maßnahmen durchführen.

Im Rahmen mündlicher Übergaben werden die erhobenen Ergebnisse auch oft an andere Pflegende weitergegeben. Trotzdem – sowohl die Quantität als auch die Qualität der Weitergabe sind hierbei dem Zufall überlassen, d.h. das Ergebnis der verknüpfenden Informationsvermittlung hängt ab von der Professionalität und dem Interesse des übergebenden Pflegenden sowie vom Interesse der Übernehmenden.

Ein schriftlich geführter Pflegebericht ist hier die geeignete Lösung. Die Informationsweitergabe ist nicht länger personenabhängig, sondern prozessabhängig. Wenn die durchführende Pflegeperson ihre Beobachtungen zu erkannten Problemen, eingeleiteten Analysen und weiterführenden Maßnahmen beschreibt, wird der Pflegeprozess für den übernehmenden Pflegemitarbeiter in einem Teilschritt erkennbar. Die Pflege hat sich an diesem Tag verändert und möglicherweise werden auch für die kommenden Tage Modifikationen erforderlich sein. Die übernehmende Pflegekraft kann nun an die Handlung der Kollegin/des Kollegen anknüpfen und bei der Durchführung der Pflege weiterführende Beobachtungen machen.

Beispiel

»Frau A. hat eine leicht gerötete Haut im Bereich des Steißbeins. Sie hatte stark geschwitzt und den ganzen Mittag auf dem Rücken gelegen. Haut getrocknet, Kompresse eingelegt. Bitte darauf achten, dass Frau A. nicht länger als 2 Stunden auf dem Rücken liegt. Ggf. Bewegungsprotokoll anlegen (wenn erkennbar wird, dass sie sich am Nachmittag nicht ausreichend oft dreht und Frau A. zum Drehen auffordern).«

Kurzform:
»Leichte Rötung im Steißbeinbereich, ca. 2 cm Durchmesser. Starkes Schwitzen, ausschließliches Liegen auf dem Rücken. Haut getrocknet, Kompresse eingelegt. 2-stündige Positionswechsel anbahnen/durchführen. Ggf., heute Nachmittag Bewegungsprotokoll bei unzureichenden Positionswechseln.

Die Pflegekraft, die am Nachmittag die Pflege übernimmt, wird durch diese Eintragung aufgefordert, den Hautzustand sowie die eigenständige Fähigkeit zum und die Umsetzung des Lagerungswechsels durch Frau A. zu überprüfen. Sie erfährt darüber hinaus, dass sie bei nicht ausreichender Kompensation durch Frau A. als weiterführende Maßnahme den Lagerungsplan anlegen soll, um dann intensiviert die Umsetzung einer Druck entlastenden Umlagerung durch Frau A. zu kontrollieren oder ggf. sogar die Anleitung für diese Maßnahme selbst zu übernehmen. Ein Schritt reiht sich in diesem Prozess an den vorangegangenen. Ein aufgetretenes Problem zieht immer direkt Maßnahmen zur Ursachenanalyse und zur Behebung nach sich.

Das nachvollziehbare Aufzeichnen des Handlungs- und Lösungsprozesses in seinem Verlauf steht bei dieser Beschreibung im Vordergrund. Auch wird hier deutlich, dass künftig Maßnahmen zur Prophylaxe durchgeführt werden müssen, wenn das beschriebene Problem häufiger und langfristig auftritt.

Der Pflegebericht ist hier gewissermaßen auch eine Klärungshilfe bei folgenden Fragen:

- Sind die in der Pflegeplanung erstellten Maßnahmen geeignet zur Versorgung des Bewohners, zur Prophylaxe potenzieller Störungen und Probleme, zur Reduktion bestehender Probleme und damit zur Wiederherstellung eines möglichst physiologischen Zustandes oder zur Linderung von Beschwerden?
- Sind zusätzliche Probleme erkennbar, die in der Pflegeplanung bislang keine Berücksichtigung finden, auf die jedoch akut reagiert werden muss?
- Haben sich Ressourcen entwickelt, die eine Veränderung der Planung erfordern?
- Wie fühlt sich der Bewohner unter meiner Pflege? Fühlt er sich wohl und in angemessener und professioneller Weise gepflegt?
- Sieht der Bewohner die in der Pflegeplanung aufgeführten Probleme als seine Probleme an oder empfinden eher die Pflegenden eine bestimmte Verhaltensweise oder eine Störung als Problem? (In diesem Falle wird der Betroffene sich eher gegen die eingeleiteten Maßnahmen wehren.)
- Kann der Betroffene die aufgestellten Ziele als seine Ziele ansehen, ist es sein Wunsch, sie zu erreichen oder stört ihn der vorhandene Zustand nicht? (Auch in diesem Falle wird er die eingeleiteten Maßnahmen ggf. ablehnen.)
- Empfindet der Betroffene die eingeleiteten Maßnahmen als akzeptabel? Kann er die Durchführung selbst vornehmen, die Durchführung durch Pflegende akzeptieren oder wehrt er sich dagegen? (Vielleicht sieht er den Sinn nicht ein).

Die Eintragungen im Pflegebericht sind die Basis für den Erkenntnisprozess, der bei der Evaluation stattfinden soll. Ohne Eintragungen in kleineren Abständen wird eine prozessgeleitete, bewohnerorientierte und problem- bzw. ressourcenorientierte Überprüfung und ggf. Modifikation der Pflegeplanung nicht möglich sein.

Fazit

Ohne eine nachvollziehbare Darstellung im Bericht kann die verantwortliche Fachkraft keine Gesamtevaluation vornehmen. Oder anders gesagt: Wenn Einschätzungen und Empfehlungen, Fragen und Kritiken mit in die Planung eingehen sollen, so müssen Hinweise hierzu erkennbar sein. Dieser Informationsaustausch erfolgt im Pflege- und Betreuungsbericht.

3.15 Der Pflegebericht als Möglichkeit zur Selbstvergewisserung und -reflexion

- Die schriftliche Darstellung von Sachverhalten erfordert vor der Niederschrift immer eine gedankliche Überprüfung der zu dokumentierenden Handlung. Der Pflegebericht kann ähnlich wie ein Tagebuch zur Selbstüberprüfung anregen. Indem die Gedanken schriftlich niedergelegt werden müssen, wird die Pflegekraft angehalten, diese zu sammeln, zu strukturieren und hinsichtlich Wahrheit und Berechtigung zu überprüfen (weiteres siehe Kap. 3.15.2):
- Waren meine Beobachtungen ausreichend?
- Welche Ergebnisse gibt es?
- Waren meine Maßnahmen angemessen und wirkungsvoll?
- Wie geht es dem Bewohner?

3.15.1 Detaillierte Dokumentation stigmatisierender Begriffe

Bei mündlichen Informationsweitergaben neigen Menschen zum Teil dazu, komplexe Sachverhalte in Sammelbegriffen darzustellen. Detailliertes Wissen, über das sie verfügen, geht verloren. Der Zuhörer erfährt nur den Sammelbegriff und baut sich damit seine eigene Wahrheit und Wirklichkeit (Wirklichkeitskonstruktion). Derartige Sammelbegriffe sind in der Pflege- und Betreuungssituation gefährlich. Sie sorgen dafür, dass der Bewohner in eine »Schublade« gepackt wird; er erfährt eine bestimmte, darauf zugeschnittene Betreuung und Behandlung. Missverständnisse können hierbei auftreten. Wir gehen z. B. mit einem (scheinbar oder tatsächlich) angetrunkenen Menschen anders um als mit einem nüchtern wirkenden.

Die eigene Befindlichkeit der Pflegeperson an diesem Tag wirkt wie ein Filter. Geht es ihr gut, empfindet sie ablehnende oder fordernde Verhaltensweisen des Bewohners z. B. als weniger belastend als an den Tagen, an denen es ihr selbst schlecht geht. Ein solcher Filter führt dann, wenn keine weitere Reflexion einsetzt, zu einer Globalaussage, die die empfundene, d. h. individuelle Wirklichkeit zur tatsächlichen Wirklichkeit macht. Wenn eine Pflegeperson etwa das laute Rufen einer Bewohnerin an diesem Morgen als belastend empfindet, stuft sie möglicherweise diese Frau als egozentrisch ein. Egozentrismus ist jedoch mehr als nur lautes Rufen. Aus einem Symptom, aus einem Anzeichen, wurde hier ein Sammelbegriff, der wie ein Stigma wirkt.

Pflege- und Betreuungskräfte werden im Bericht aufgefordert, Sammelbegriffe oder Begriffe zur Stigmatisierung genauer zu prüfen und durch detaillierte Beschreibungen der wahrgenommenen Situation nachvollziehbar zu machen. (Weiteres siehe Kap. 13.3.)

Beispiel

»Frau U. war heute Morgen aggressiv« (»aggressiv« ist ein Sammelbegriff, der den Bewohner stigmatisiert – ohne Beschreibung der Reaktionen und Verhaltensmuster und des Kontexts ist eine Einschätzung der aufgetretenen Situation durch den übernehmenden Mitarbeiter kaum möglich.)

Im Pflegebericht sollte hier folgende Ergänzung vorgenommen werden: »Frau U. schimpfte heute Morgen lautstark über das Essen: ›Dieser Fraß ist unzumutbar.‹«

Diese, auf die tatsächliche Situation sich begrenzende Darstellung, zeigt den Ausschnitt von aggressivem Verhalten, den Frau U. an diesem Morgen zeigte. Damit wird eine Übertragung auf andere aggressive Verhaltensweisen oder die Vermutung, dass Frau U. auch nonverbal, also körperlich aggressiv war, ausgeschlossen. Die Mitarbeiter aus der Pflege prüfen nun, warum Frau U. mit dem Essen unzufrieden war und handeln entsprechend. Damit wird Frau U. jedoch nicht generell und nicht umfassend als aggressiv klassifiziert.

3.15.2 Überprüfung der eigenen Verhaltensweisen

Auch die eigenen Verhaltensweisen werden überprüft. Eine selbstkritische und die eigene Arbeit reflektierende Pflege- oder Betreuungskraft wird sich fragen:

- Wie hat sich der Bewohner während meiner Handlung gefühlt (hat er sich wohl gefühlt oder gab es Aussagen oder Anzeichen von Ablehnung, Angst, Unsicherheit, Widerwillen oder anderen Reaktionen? Woran habe ich dies erkannt)?
- Habe ich geeignete Maßnahmen zur Lösung von Problemen, zur Linderung von Beschwerden durchgeführt und dies in einer geeigneten Art, in ausreichendem Umfang, in der erforderlichen Zeit, mit der geeigneten Zielsetzung und mit dem Ziel des Erhalts von Ressourcen (oder sogar deren Aufbau)?

- Habe ich humane, ethische, wirtschaftliche, ökologische, medizinische und pflegerische Kriterien berücksichtigt?
- Habe ich im Bedarfsfall andere Mitarbeiter des interdisziplinären Teams eingeschaltet?

Schreiben, was man weiß

Vor dem Eintrag in den Pflegebericht sollten Arbeit und Einstellung sowie die Einschätzung der Situation überprüft werden: »Schreibe nicht alles, was Du denkst. Schreibe nur das, was Du weißt oder was Du vor anderen vertreten kannst und was wichtig ist!«

3.16 Grundlagen der MDK-Qualitätsprüfungen in der stationären Pflege gemäß §§ 112, 114 SGB XI

Während einer Kontrolle der Pflegedokumentation evaluiert der MDK auch den Pflegebericht. Untersucht wird er hinsichtlich folgender Frage: »Kann dem Pflegebericht situationsgerechtes Handeln der Mitarbeiter der Pflegeeinrichtung bei akuten Ereignissen entnommen werden? (MDS 2009b: 46)

Fazit

Der Bericht ist kein Instrument, das leichtfertig und mit einem Schulterzucken abgetan werden kann. Aussagen wie »den brauchen wir nicht …« – »das ist doch alles überflüssiger Schreibkram …« oder: »da steht ohnehin nur Nichtssagendes drin, das kann man sich schenken« zeigen auf bedenkliche Weise, dass unprofessionell und unreflektiert gearbeitet wird. Eine solche Grundhaltung sollte überprüft und geändert werden.

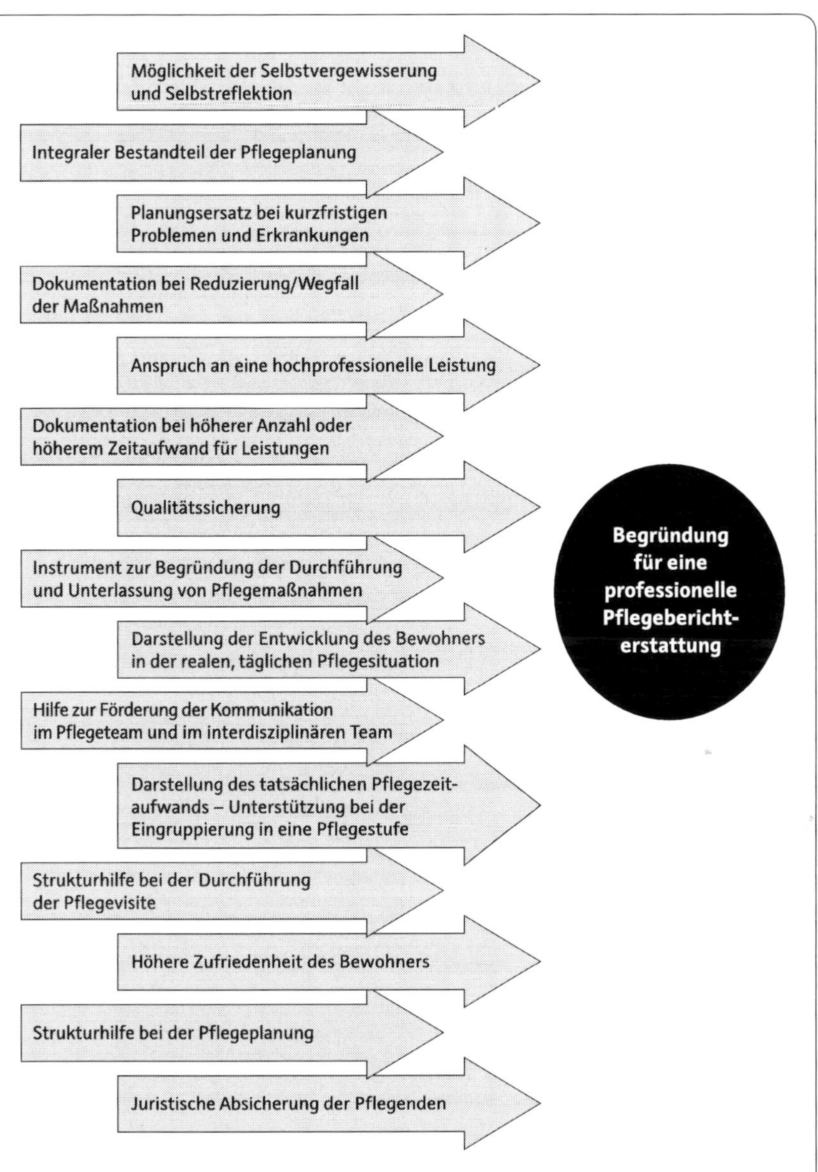

Abb. 10: Begründungen für eine professionelle Berichterstattung.

4 DER UNTERSCHIED ZWISCHEN MÜNDLICHER UND SCHRIFTLICHER BERICHTERSTATTUNG

Generell können Informationen natürlich auf mündlichem und auf schriftlichem Wege vermittelt werden. Diese beiden Formen werden immer auch parallel den Pflegealltag bestimmen. Dennoch gibt es Unterschiede zwischen der schriftlichen und mündlichen Berichterstattung:

Tabelle 4: Mündliche und schriftliche Berichterstattung

Mündliche Berichterstattung	Schriftliche Berichterstattung
Vorteile: • Pflegende haben wenig Probleme mit der Informationsformulierung und -weitergabe. • Die Informationen können schnell und ohne Vorbereitungen (wie etwa Einloggen in den Computer oder Aufschlagen des Pflegeberichts) weitergegeben werden. • Informationen können nur bestimmten, einzelnen Personen gezielt mitgeteilt werden (wenn diese nur für sie bestimmt sind). • Informationen besitzen einen Bedeutungsgewinn, weil der Informierende auswählen kann, an wen er sie weitergibt.	**Vorteile:** • Aufgeschriebene Informationen sind allen zugängig. • Informationen werden vor der Niederschrift ausgewählt, sortiert und bewusst formuliert. • Informationen können jederzeit nachgelesen und Sachverhalte damit bewiesen werden. • Informationen gehen nicht verloren. • Es kommt zu keiner Bevorzugung/zu keinem Ausschluss einzelner Mitarbeiter aus der Informationsverteilung. • Durch Anknüpfen an die vorangehenden Eintragungen wird ein Prozessgeschehen erkennbar. • Informationen können auch einige Zeit später im Rahmen der Pflegebegutachtung genutzt werden.

Da der Pflegebericht ein geforderter und nicht trennbarer Bestandteil des Pflegeprozesses ist, kann über die Notwendigkeit einer schriftlichen Form heute ohnehin nicht mehr diskutiert werden.

5 WIE WIRD DER PFLEGE- UND BETREUUNGS-BERICHT GESCHRIEBEN?

Eintragungen im Bericht zeigen immer den persönlichen Stil des Schreibenden. Die Technik des Schreibstils, Wortwahl und Schwerpunkte des Berichts sind immer abhängig von der individuellen Sozialisation, d. h. vom Einfluss der Familie, von Freunden und Bekannten, von der Einwirkung durch Schule und Berufsausbildung, von der kulturellen und religiösen Prägung sowie von der Prägung durch den beruflichen Werdegang der betreffenden Pflegekraft. Dennoch gibt es bestimmte Kriterien, die der Schreibstil aufzeigen sollte.

5.1 Stil

Allgemein lassen sich zwei Arten von Textverfassung und -darstellung unterscheiden:

Fließtext

Hierbei handelt es sich um eine textliche Darstellung in kompletten Sätzen, ähnlich wie in einem Aufsatz. Dem Schreibenden kommt es darauf an, Sachverhalte vollständig und richtig darzustellen und dem Leser keine Chance der freien Interpretation zu lassen.

Beispiel

»Frau U. hatte heute gegen 13:00 Uhr starke Schmerzen im linken Knie. Dr. N.N. hat 30 Tropfen Novalgin® angeordnet, die Frau U. bei Schmerzen als Bedarfsmedikation erhalten soll. Wenn die Schmerzen wieder schlimmer werden, bitte erneut Dr. N.N. anrufen!«

Derartige »Ausformulierungen« erfordern jedoch von vielen Pflegenden eine echte Anstrengung. Insbesondere nicht examinierte Pflegende und Mitarbeiter, die nicht im deutschsprachigen Raum aufwuchsen, klagen darüber, dass sie vor dem Bericht sitzen und darüber nachgrübeln, wie sie etwas formulieren sollen. Nicht selten verwerfen sie den begonnenen Satz, noch ehe er fertig ist und beginnen erneut mit der Formulierung. So sitzen sie relativ lange vor dem Pflegebericht – und dies zum Teil ohne den angestrebten Erfolg.

Berichte im Telegrammstil

Hierbei werden nur Satzbruchstücke notiert. Diese sollen die Kerninformation ohne schmückendes Beiwerk wiedergeben. Die formulierende Pflegekraft kann hier in einfacher Form und ohne Formulierungsschwierigkeiten dokumentieren.

Beispiel

»Schmerzen im linken Knie, Visite Dr. N.N., Anordnung: 30 Tr. Novalgin® bei Schmerzen im Knie, bei Verschlimmerung erneuter Anruf bei Dr. N.N.«

Der Vorteil einer solchen Telegramm-Dokumentation liegt in der schnellen Auffindbarkeit von Daten und Informationen. Zudem ist ein längerer Verlaufszeitraum pro Berichtsblatt oder pro EDV-Bildschirmseite erkennbar. Das erspart langes Blättern. Der Nachteil besteht darin, dass für den Leser manchmal komplexere Zusammenhänge nicht eindeutig nachvollziehbar sind und er sich die fehlenden Bruchstücke »zusammenreimen« muss. Der Schreiber sollte sich daher vor dem Eintrag immer fragen: »Welche Informationen soll der Leser erhalten?« und »Kann er meinen Eintrag verstehen und nachvollziehen?«

Beispiel 1

»Als ich heute Morgen das Zimmer von Frau P. betrat, begann sie gleich zu schreien. Dabei hatte ich angeklopft und sie auch freundlich mit ihrem Namen begrüßt. Ich wartete, bis sie sich ein wenig beruhigte. Dabei legte ich ihr den Arm auf die Schuler, damit sie sich an mich gewöhnen konnte und weiß, dass ich ihr nichts Böses will. Nach einiger Zeit beruhigte sie sich und fragte mich, was ich von ihr will. Sie sagte, sie würde mich nicht kennen und ich solle das Zimmer verlassen. Immer wieder sagte sie dies. Obwohl ich ihr immer wieder freundlich sagte, dass ich sie waschen möchte, beschimpfte sie mich fortwährend. Sie sagte, sie würde sich ihr Nachthemd nicht von mir ausziehen lassen. Was ich überhaupt wolle. Sie sagte, schon ihre Mutter hatte zu ihr immer gesagt: ›Man zieht sich nicht vor anderen Menschen aus‹, und das würde sie auch nicht machen. Ich habe sie dann nicht gewaschen und bin gegangen.«

Kurzform:
»8:00 Uhr: Schreiverhalten beim Versuch, die Körperpflege durchzuführen. Mehrere erfolglose Versuche, zu beruhigen (Körperkontakt, beruhigendes Einreden). Kurzzeitiges Beruhigen bei Frau P. (Schreien lässt nach, atmet gleichmäßig), nach kurzem Abwarten, danach erneutes Auftreten von Abwehr (verbal: ›Lass mich‹). Biografische Prägung durch ihre Mutter (Originalton): ›Man zieht sich nicht vor anderen Menschen aus.‹ Alle drei Versuche im Frühdienst erfolglos. Körperpflege nicht durchgeführt.«

Beispiel 2

»Herr M. lief heute den ganzen Vormittag den Flur entlang – von der Tür am hinteren Ende des Wohnbereichs nach vorne zum Speiseraum und zurück. Dabei zeigte er einen hinkenden Gang und eine leichte Neigung nach rechts. Da ich hinter ihm stand und ihn nicht erschrecken wollte, stellt ich mich zuerst vor ihn und sprach ihn dann laut an: ›Herr M. laufen Sie mal gerade und heben Sie die Beine mal so richtig gut hoch, sonst fallen Sie mir noch.‹ Er schien mich zu verstehen und lief dann wirklich mit gerader Körperhaltung weiter. Er hob auch die Beine mehr an und hinkte nicht mehr so stark wie vorher, als er hin und her lief. Ich habe ihm dann noch gesagt, dass er auch an den Haltestangen entlang gehen kann. Da kann er sich dann besser festhalten. Herr M. sagte, dass er das nicht möchte. Er konnte aber keinen Grund nennen.«

Kurzform
»8:00–12:00 Uhr: Hin- und Herlaufen zwischen Wohnbereichstür und Speiseraum, hinkender Gang, leichte Rechtsneigung des Oberkörpers. Beratung und Anleitung: ›Oberkörper gerade und Beine durchdrücken und anheben.‹ Umsetzung erfolgte umgehend. Empfehlung: Laufen entlang der Haltestange wurde abgelehnt, Ursache konnte nicht benannt werden.

5.2 Abkürzungen

Abkürzungen dienen der Verkürzung komplexer Begriffe und damit einer schnelleren Lesbarkeit. Die Abkürzung steht hierbei gewissermaßen für die vollständige Information, kann aber sehr viel schneller geschrieben werden. Der Leser muss aus dieser Information den komplexen Sachverhalt dann wieder gedanklich zusammenstellen.

Beispiel

Der Schreiber möchte den Begriff »Herzinfarkt im Hinterwandbereich des Herzens« verwenden. Abgekürzt würde er »HWI« (Hinterwandinfarkt) notieren. In der Medizin und Pflege werden immer häufiger und immer mehr Abkürzungen als Verschlüsselungen für Begriffe oder Sachverhalte benutzt. Nachteilig wird der Einsatz dieser Abkürzungen, wenn der Leser diese nicht kennt und damit keine Dekodierung vornehmen kann oder wenn eine Abkürzung in verschiedenen Kontexten und damit in verschiedenen Bedeutungszusammenhängen benutzt werden kann.

Auch besteht die Gefahr der Mehrdeutigkeit. Die Abkürzung HWI könnten weiterhin bedeuten: Harnwegsinfekt oder häufig wechselnde Intimpartner.

Hierzu eine kleine Geschichte: Ein Arzt nimmt einen Patienten in der Notaufnahme auf, den er selbst vor einer Woche entlassen hatte (wie er selbst an seiner eigenen Unterschrift im vorliegenden Arztbericht erkennen konnte). Er liest seinen Brief, stellt dort als Diagnoseverschlüsselung HWI fest und fragt dann den Patienten: »Ich sehe, Sie sind von mir in der vergangenen Woche entlassen worden. Waren Sie hier wegen eines Hinterwandinfarkts oder wegen eines Harnwegsinfekts?« Hier lässt sich erkennen, dass Abkürzungen auch ihre Tücken haben.

5.3 Fachbegriffe

Jeder Beruf hat seine eigene Fachsprache. Sie ermöglicht es den Experten, sich in einem hochprofessionellen Raum zu verständigen und komplexe Sachverhalte kurz und präzise darzustellen. So hat sich die Fachsprache als Kommunikationsmittel innerhalb einer Gruppe von fachspezifisch arbeitenden Menschen entwickelt. Der Vorteil der schnellen und professionellen Kommunikation über diese Begriffe und Fachtermini ist mit dem Nachteil verbunden, dass diejenigen, die nicht dieser Fachgruppe angehören, diese Fachsprache häufig nicht verstehen können.

Ein Beispiel ist die Verwendung von Diagnosen wie Pruritus oder von Diagnoseschlüsseln (Z 51.5). Im ersten Fall handelt es sich um die Bezeichnung eines Juckreizes, im zweiten um den Schlüssel für die Diagnose »Palliative Behandlung/Palliative Betreuung«. Ohne Kenntnisse zur Bedeutung der Begriffe können auch keine weiteren Rückschlüsse oder sogar notwendig werdende Handlungen abgeleitet werden.

In stationären Einrichtungen der Altenpflege arbeiten derzeit im Durchschnitt bis zu 50 Prozent Menschen, die über keine Ausbildung in der Alten- oder Krankenpflege verfügen. Diesen Menschen sind Fachbegriffe oft nicht zugänglich. Im Bereich Sozialer Betreuung sind die sogenannten Alltagsbegleiter, Mitarbeiter nach dem Paragrafen 43b (SGB XI) oder zusätzlichen Betreuungskräfte mit nur geringfügiger Qualifikation tätig. Beide Gruppen werden somit aus dem Verstehen, Kommunizieren und Berücksichtigen von Problemen, Ressourcen oder sonstigen krankheitsbedingten Faktoren ausgeschlossen, wenn sie die hinter den Begriffen stehenden Krankheiten nicht verstehen. So kann sich ein Team in zwei Gruppen aufspalten.

Fazit

Im Bericht können Fachtermini verwendet werden. Handelt es sich bei der schriftlichen Information um wichtige Bereiche, die für alle Mitglieder des Teams wichtig sind, sollte stets überprüft werden, ob die Bedeutungsklärung in einer Klammer sinnvoll wäre. Im anderen Fall kann es auch sinnvoll sein, die häufigsten Fachbegriffe in einer Liste, einem Glossar, aufzunehmen und dieses allen Mitarbeitern zugänglich zu machen.

5.4 Diagnosen, pflegebegründende Diagnosen, Pflegediagnosen

Unter einer Diagnose wird die Feststellung einer Situation, eines Zustandes oder einer Tatsache verstanden. Bei der **ärztlichen Diagnose** handelt es sich um die Feststellung und Benennung einer Erkrankung. Die Diagnose stellt hierbei den Überbegriff für eine Vielzahl vorhandener Symptome dar. Ähnlich wie ein Fachbegriff dient die Diagnose der schnellen Verständigung über komplexe, fachliche Zusammenhänge. Pflegende und Mitarbeiter der Sozialen Betreuung dürfen selbst keine medizinischen Diagnosen stellen. Im Bericht ist es daher sinnvoll, nur die beobachteten Symptome zu beschreiben.

Beispiel »Ärztliche Diagnose«

Statt »Soorinfektion der Mundschleimhaut« (was eine ärztliche Diagnose wäre) soll im Pflegebericht eine Problem- und Zustandsbeschreibung vorgenommen werden: »Geschwollene Mundschleimhaut, fest haftende Beläge auf der Zunge und in den Wangentaschen. Aussage Frau Z.: »pelziger Geschmack.«

Eine solche Zustandsbeschreibung hat zudem den Vorteil, dass nun individuelle Pflegemaßnahmen für diesen Betroffenen geplant und durchgeführt werden können. Nicht bei jedem Menschen verursacht eine bestimmte Erkrankung die gleichen Symptome. Daher ist auch die problembezogene Pflege individuell zu planen. Gleiches gilt für die soziale Betreuung. Die Symptome einer Depression können vielschichtig sein. Im Bericht ist es wichtig, die erkannten Probleme und die krankhaften oder veränderten Zustände zu beschreiben, damit der Arzt die (medizinisch-ärztliche) Diagnose stellen kann.

Aus der Formulierung der Kennzeichen einer Veränderung heraus ist der Arzt zu informieren. Dieser soll die von ihm gestellte Diagnose angeben und zum nächstmöglichen Zeitpunkt in der Dokumentation eintragen. So ist das weitere Eingehen, z. B. das Einplanen und Durchführen pflegerischer oder sozial-betreuender Angebote, eine spezifische Kranken- und Verhaltensbeobachtung oder die Einleitung weiterer diagnostischer Maßnahmen möglich.

Die Mitarbeiter dokumentieren die von ihnen beobachteten und erkannten Anzeichen und Auswirkungen von Veränderungen, der Arzt stellt die medizinische Diagnose!

Eine **pflegebegründende Diagnose** wird aus einer medizinischen Diagnose abgeleitet. Hierbei kann die Frage hilfreich sein: »Führt diese Diagnose bei diesem Menschen zu einem Pflegebedarf?« Oder anders gefragt: »Entstehen durch diese Erkrankung (Diagnose) bei diesem jeweiligen Menschen Pflegeprobleme, die ein Eingreifen durch Pflegende erfordern?«

Pflegebegründende Diagnose heißt demnach nichts anderes als »Diagnose, die eine Pflege begründet«. Bei der bisherigen Pflegeplanung werden die bestehenden, also bekannten Diagnosen im Bereich der einzelnen AEDL/ATL überprüft: »Führt diese Erkrankung in dieser AEDL zu Einschränkungen oder Problemen, die das Eingreifen durch Pflegende erfordert?«

Nach der Veränderung der Begutachtung des Pflegebedarfs (vgl. BRi 2017 werden auch Symptome und Bedarfe im Bereich der Fähigkeit, den Alltag selbst zu strukturieren und zu gestalten sowie Kompetenzen im Bereich von Kommunikation und Beschäftigung dem nun erweiterten Begriff der Pflegebedürftigkeit zugeordnet. Die bislang häufig strikte Trennung zwischen den Handlungsfeldern von Pflege und Sozialer Betreuung löst sich somit auf (vgl. Kap. 12.7.2).

Als dritte Form gibt es die **Pflegediagnose**. Bei der Pflegediagnose handelt es sich um eine standardisierte Beschreibung von Pflegeproblemen. Hier wird die Reaktion eines Individuums, einer Familie oder einer Gemeinschaft klinisch beurteilt und entsprechende aktuelle oder potenzielle Gesundheitsprobleme geprüft. Pflegediagnosen bilden folgend die Grundlage zur Entscheidung und Auswahl von Handlungen, mit denen bestimmte Ergebnisse angestrebt werden. Bei einer Pflegediagnose handelt es sich entsprechend um die Beschreibung der Folge oder der Auswirkung einer Erkrankung bei einem Menschen. Im Hinblick auf die Pflegediagnose werden der Pflege- und Betreuungsplan erstellt. Die Beschreibung des Erlebens oder Verhaltens des Betroffenen auf solche Veränderungen leitet die Perspektive bei der Handlungsplanung. Die Frage lautet daher: »Welche Auswirkungen auf die einzelnen Bedürfnisse bzw. den Menschen hat die Erkrankung? Wie erlebt der Betroffene seine Situation?«

Der Unterschied der pflegebegründenden Diagnose zur Pflegediagnose besteht darin, dass im ersten Fall die Bezeichnung immer noch auf der medizinisch definierten Erkrankung liegt.

Beispiel »Pflegebegründende Diagnose«

»Durch den Diabetes mellitus kommt es bei Frau K. zu ...«

Bei der **Pflegediagnose** wird die medizinische Diagnose nicht genannt. Beispiel: »Aktivitätstoleranz«, »Chronisch geringes Selbstwertgefühl«, »Wahrnehmungsstörung, auditive«*.

* Vgl. Doenges, M. E.; Moorhouse, F. M.; Geissler-Murr, A. C. (2002): Pflegediagnosen, Bern, Göttingen, Toronto, Sealtlle, Huber: 141

Pflegebegründende Diagnosen nehmen nach der Einführung des Begutachtungsinstruments zur Bemessung des Pflegegrades, eine erweiterte Bedeutung ein. Aus der Gesamtheit der medizinischen Diagnosen bei einem Pflegebedürftigen muss die Pflegefachkraft zwei auswählen und die entsprechende Begründung für Pflegeleistungen bzw. den Pflegebedarf ableiten. Hierzu muss die folgende Fragen klären: Führt diese Diagnose bei dem Menschen zu Veränderungen, die eine Pflege begründen? Welche Veränderungen sind das und welcher Bedarf entsteht bzw. in welcher Weise sind die Kompetenzen des Betroffenen eingeschränkt?

Pflegediagnosen stellen eine vereinheitliche Form der Beschreibung vorliegender (daher auch vom Bewohner ausgehender) Auswirkungen einer Krankheit dar. Sie benennen die Probleme, die beim Bewohner durch eine Krankheit oder durch ein medizinisches Phänomen zustande kommen.

Beispiele »Pflegediagnosen«

- Ein liegender Blasenkatheter ist kein Problem; wohl aber die dadurch bedingte Infektionsgefahr oder die Befindlichkeitsstörung des Betroffenen.
- Eine Immobilität ist kein Problem, wohl aber die daraus resultierende Dekubitusgefährdung; die Pneumoniegefährdung; die Gefahr, sozial zu vereinsamen durch Einschränkungen der Kontaktmöglichkeiten; eine vom Betroffenen wahrgenommene Einschränkung der Lebensqualität.

5.5 Erkennbare Signatur

Eintragungen im Pflegebericht sollten immer genaue Angaben enthalten, um im Bedarfsfall zu einem späteren Zeitpunkt Möglichkeiten der Rückverfolgbarkeit zu haben und um den juristischen Anforderungen zu genügen.

Der Bericht wird immer mit folgenden Angaben versehen: Datum und Uhrzeit sowie dem Handzeichen.

Datum und Uhrzeit

Um den prozesshaften Verlauf und das Auftreten bestimmter Probleme, Veränderungen, den Zeitpunkt eingeleiteter Maßnahmen, Empfehlungen an die nächste Schicht, Informationen an andere Berufsgruppen etc. erkennen zu können, wird jeder Eintrag mit Angabe des Datums und der Uhrzeit vorgenommen. Während das Datum lediglich den betreffenden Tag angibt, kann anhand der Uhrzeit erkannt werden, ob der Eintrag im Frühdienst, im Spätdienst oder in der Nacht vorgenommen wurde. Auch lassen sich zeitliche Abstände zwischen vorkommenden Ereignissen oder eingeleiteten Maßnahmen erkennen. Im Bericht sind daher folgende Forderungen zu berücksichtigen: Nach einer problemaufzeigenden Eintragung sollten weitere beschreibende oder maßnahmeneinleitende Eintragungen in kürzeren Abständen erfolgen, um aufzuzeigen, dass schnell etwas unternommen wurde. Bei besonderen Vorkommnissen ist das Ereignis über mindestens zwei Tage weiter zu beobachten und zu dokumentieren.

Bei der Verwendung von EDV-Systemen setzt der PC automatisch die Uhrzeit. Allerdings wird später die Uhrzeit des Eintrags zu lesen sein. Nimmt der Mitarbeiter also nicht zeitnah, sondern erst später einen Eintrag vor, muss er die automatisch gesetzte Uhrzeit manuell ändern oder im Eintrag die Uhrzeit, zu dem das Phänomen auftrat angeben: »Um 11:00 Uhr zeigte Frau K …«

Das Handzeichen

Es zeigt, wer eine Leistung oder Beobachtung durchgeführt hat. Es ist somit für die Zuordnung zwischen Leistung und durchführender Pflegekraft wichtig. Der abzeichnende Pflegende übernimmt mit seinem Handzeichen gleichermaßen die Verantwortung für eine fachgerechte, professionelle Durchführung der Maßnahme. Ihm wird die Durchführungsverantwortung angelastet, sollte es zu einer juristischen Unklarheit kommen. Die Dokumentation einer durch andere Pflegende durchgeführten Leistungen ist daher in jedem Fall als problematisch anzusehen, da im Klagefall nicht derjenige zur Verantwortung gezogen wird, der die Leistung durchgeführt hat, sondern der dokumentierende Pflegende!

5.6 Strukturierung und Kategorisierung von Berichtseinträgen

Während in früheren Jahren der Bericht einfach fortlaufend, ähnlich eines Tagebucheintrags, geschrieben wurde, wird seit einiger Zeit eine Spezifizierung bzw. Kategorisierung der Einträge angestrebt. Hierbei wird der jeweilige Berichtseintrag einer Klasse, einem Thema, einem Bereich oder einer Kategorie zugeordnet. Auf diese Weise lassen sich dann zu einem späteren Zeitpunkt Einträge zu spezifischen Themenbereichen leichter wiederfinden, wie z. B. zu Orientierungsstörungen oder zu einer vorhandenen Abwehr gegenüber Essen und Trinken. Auch können dann mehrere aufeinander folgende Einträge zur gleichen Kategorie genutzt werden, wenn etwa ein Sachverhalt, eine Entwicklung oder die Eignung einer Maßnahme evaluiert werden soll.

5.6.1 Möglichkeiten, in der Papierdokumentation Einträge zu kategorisieren (Kategorien zu bilden)

Die Berichtsblätter der verschiedenen Firmen haben unterschiedliche Möglichkeiten zur Spezifikation der Einträge.

Einerseits kann durch die Angabe des AEDL-, Themen- oder Bedürfnisbereichs eine Kategorisierung zum Thema vorgenommen werden. Kann man so später erkennen, dass sich etwa vermehrt Einträge zum Bereich 2 der AEDL – also zum Thema »Sich bewegen können« – finden, lässt sich auf einen Blick (ohne genaues Lesen der Einträge) vermuten, dass hier wiederholt ein Problem auftritt. Möglicherweise hat sich eine Veränderung entwickelt oder es besteht ein anderer wichtiger Grund, vermehrt Einträge vorzunehmen. Schwerpunkte können schnell identifiziert werden. Durch genaues Lesen der einzelnen Einträge lassen sich dann Details analysieren.

In diesem Beispiel würde man sofort sehen, dass der Bereich 2 – das Bedürfnis »sich bewegen zu können« – deutlich im Vordergrund steht. Die Evaluation des prozesshaften Vorgehens und das schließlich erreichte Ergebnis lassen sich so schneller nachvollziehen, weil isoliert die Einträge mit der Bereichsnummer 2 verglichen werden. In der Verwendung der SIS® werden die Themenbereiche als Kategorie gewählt. Diese ähneln den Kategorien im Begutachtungsinstrument zur Begutachtung der Pflegebedürftigkeit. Auf diese Weise wird es leichter, in der Vorbereitung oder bei der Durchführung der Begutachtung entsprechende Informationen zu den Prüfkategorien aufzufinden.

Bei einem System zur handschriftlichen Dokumentation besteht bei einigen Berichtsblättern die Möglichkeit, eine Kategorisierung der Art des jeweiligen Berichtseintrages vorzunehmen, indem in einer Spalte die Art des Eintrags durch den Vermerk eines Buchstabens für einen Verweis oder einer Zahl für den Bedürfnisbereich, zu dem der Eintrag gehört, eingetragen wird.

Als Möglichkeit einer Zuordnung können etwa gewählt werden: A = Kommunikation mit dem Arzt, PL = Planungsänderung/Änderung der Prozessplanung, E = Evaluation, M = Medikamentenänderung, F = Fallbesprechung.

Es können weitere Buchstaben in einer Legende vermerkt und dann in der entsprechenden Spalte dokumentiert werden.

Tabelle 5: Dokumentationsbeispiel mit Verweisen

Datum	Uhrzeit	Bereich	Eintrag	HZ	Verweis
01.03.16	8:00	2	Herr K. ging mit schleppenden Schritten über den Flur, hielt sich trotz Hinweis nicht am Geländer fest – Sturzgefahr. Einen Rollator wolle er nicht benutzen, er sei ihm lästig.	AL	
01.03.16	14:00	4	Herr K. gab an zu frösteln. Ihm »sei nicht gut«. Vitalwerte waren im Normbereich – siehe Bogen XY. Nach dem Anziehen einer Strickjacke war es seiner Ansicht nach gut.	PK	
01.03.16	19:00	2	Herr K. lief mit gebeugtem Oberkörper und mit unsicheren Schritten über den Wohnbereich. Den Rollator oder eine Begleitung lehnte er ab – »man solle ihn in Ruhe lassen«.	GB	
01.03.16	22:00	12	Herr K. gab an, sich einsam zu fühlen. Telefonverbindung zur Tochter wurde hergestellt. Herr K. telefonierte 20 Min. mit ihr, danach sei es seiner Aussage nach gut gewesen.	GB	
02.03.16	8:00	2	Die Gangunsicherheit bei Herrn K. ist weiter vorhanden. Ihm sei auch zeitweise schwindelig. Jegliche Hilfe lehnt er ab. Anruf bei Dr. Ö. mit der Frage: Kann das Melperon® reduziert werden?« Anordnung Dr. Ö.: Ab sofort nur noch 3 x 2 ml Melperon®. Siehe auch Medikamentenblatt!	AL	A M
02.03.16	10:00	2	Morgenmedikation: Melperon® nur 2 ml verabreicht. Um 8:00 Uhr ist das Gangbild von Herrn K. deutlich besser. Oberkörper wird mehr durchgestreckt, Füße besser angehoben: Sturzgefahr ist reduziert.	AL	E

5.6.2 Möglichkeiten, in der EDV-gestützten Dokumentation Einträge zu kategorisieren (Kategorien zu bilden)

Bei einer EDV-gestützten Dokumentation besteht ggf. die Möglichkeit, den jeweiligen Eintrag im Pflege- und Betreuungsbericht zu kategorisieren. Hierzu werden zunächst Kategorien benannt und als Wahloption hinterlegt. Wird nun ein Eintrag im Pflegebericht vorgenommen, kann aus den zur Verfügung stehenden Kategorien die geeignete ausgewählt und durch Anklicken zugeordnet werden.

In der Evaluation oder bei der retrospektiven Analyse eines bestimmten Prozesses kann nun …

1. die Art der Berichtseinträge, die aufgezeigt werden soll, anhand der Kategorie ausgewählt werden. Anschließend zeigt der PC nur die Einträge auf, die dieser Kategorie zugeordnet sind.
2. Zudem besteht die Möglichkeit, mehrere Kategorien aufzeigen zu lassen. Hierzu werden dann als Filter mehrere Kategorien markiert und geöffnet.
3. Als dritte Möglichkeit kann eine ungefilterte Darstellung aller Berichtseinträge aufgezeigt werden.

Mögliche Kategorien sind:

- Sturzprophylaxe
- Schmerzmanagement
- Ernährungsmanagement
- Exsikkoseprophylaxe
- Dekubitusprophylaxe (oder allgemein: Prophylaxen)
- Kooperation mit dem Arzt
- Beratung von Angehörigen
- Palliative Care
- Vitalwerte
- Besonderheiten
- Wohlbefinden
- Wirkung von Maßnahmen
- Soziale Betreuung
- Beratungsgespräch

5.7 Farbsignale in der Papierdokumentation

Es kann sinnvoll sein, die Einträge der verschiedenen Schichten in verschiedenen Farben vorzunehmen. So lässt sich allein optisch erkennen (ohne die Uhrzeiten zu lesen), in welcher Schicht was, wie oft, in welcher Art oder wodurch aufgetreten ist. Die Mitarbeiter des Frühdienstes könnten z. B. in blauer, die des Spätdienstes in grüner, die des Nachtdienstes in roter Farbe dokumentieren. Einträge der sozialen Betreuung können ergänzend, z. B. in Lila vorgenommen werden.

5.8 Klärende Fragen vor der Niederschrift

Nichts ist sinnloser, als Berichte zu schreiben, die derart vielen, unsinnigen und unbrauchbaren Ballast enthalten, dass sie bald keiner mehr lesen mag. Damit dies nicht passiert, sollte sich der Eintragende kurz vor der Eintragung gedanklich sammeln und sich die folgenden Fragen selbst beantworten (vgl. Kap. 5.8.1–5.8.5).

5.8.1 Was will ich schreiben? Was ist mir wichtig? Was ist für die übrigen Mitarbeiter wichtig?

Nicht alles ist wichtig. Im Alltag besteht die Gefahr, durch unkoordinierte und nicht geplante Maßnahmen, durch eine nicht zeitnahe Dokumentation, durch eine nur geringe Umsetzung der Bezugspersonenpflege und -betreuung eine Vielzahl von Informationen in »verquirlter« Form, von mehreren Bewohnern zugleich zu erhalten. Wenn die Dokumentation dann erst kurz vor der Übergabe erfolgt, ist so mancher Mitarbeiter kurz vor der Übergabe nicht mehr in der Lage, Wichtiges von Unwichtigem zu unterscheiden oder sich an die wichtigen Informationen zu erinnern. Er ist erschöpft von der aufreibenden Arbeit und hat vielleicht Probleme, sich zu konzentrieren, seine Gedanken zu sortieren. Um nicht ausführliche und nichtsagende Berichte zu erstellen, sind Gedanken zur Vorstrukturierung wichtig (siehe Abb. 11).

Klärende Fragen vor der Niederschrift einer Berichteintragung

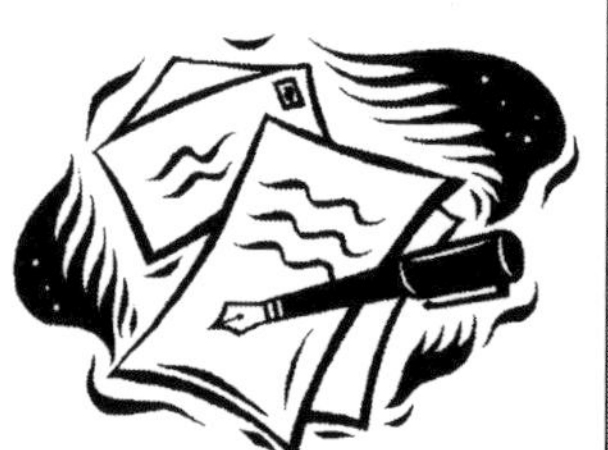

- Was will ich schreiben?
- Was ist mir wichtig?
- Was ist für die übrigen Pflegenden wichtig?
- An wen richtet sich die Eintragung?
- Wie soll ich schreiben, damit der Leser mich versteht?
- Wie ausführlich muss ich schreiben, damit mein Bericht verständlich ist?
- Welche Absichten verfolge ich mit der Eintragung? Was ist mein Ziel?

Abb. 11: Klärende Fragen vor der Niederschrift einer Berichteintragung.

5.8.2 An wen richtet sich meine Eintragung?

In erster Linie richtet sich der Bericht an alle Mitarbeiter, die mit der Pflege und sozialen Betreuung des betroffenen Bewohners beauftragt sind, d.h. an professionelle und nicht examinierte Pflegemitarbeiter, an die Mitarbeiter der Sozialen Betreuung und an die Alltagsbegleiter bzw. zusätzlichen Betreuungskräfte. Zunehmend erhalten aber auch andere Mitarbeiter des internen und externen Netzwerks wie die Pflegedienstleitung, Mitarbeiter des Qualitätsmanagements, Mitarbeiter des SAPV-Teams oder des ambulanten Hospizdienstes, behandelnde Ärzte, Wundmanager und Ernährungsexperten einen Einblick oder auch die Möglichkeit, selbst Einträge vorzunehmen. Insbesondere examinierte Pflegende sollten ständig die Notwendigkeit berücksichtigen, dass auch die nicht examinierten Pflegekräfte die geschriebenen Eintragungen lesen und verstehen können. Werden Fachausdrücke verwendet oder komplexe Prozesse beschrieben, die ein professionelles Fachwissen erfordern, ist der Inhalt für einen Pflegenden ohne entsprechendes Hintergrundwissen nicht verständlich. Auch Auszubildende wären von diesem Informationsausschluss betroffen. Eintragungen, die das ganze Team betreffen, müssen daher in verständlicher Sprache und – bei Verwendung von Fachausdrücken – ggf. mit erklärenden Hintergrundinformationen in Klammern geschrieben werden (siehe hierzu auch Kap. 5.2 und 5.3).

5.8.3 Wie soll ich schreiben, damit der »Leser« meinen Bericht versteht?

Der Bericht soll für alle verständlich sein. Dieses Ziel kann erreicht werden, wenn folgende Empfehlungen berücksichtigt werden:

- Verwendung von Fachsprache, wenn es erforderlich ist (aber mit Erklärung, Übersetzung).
- Kurze Sätze verwenden, vielleicht sogar Telegrammstil.
- Präzise Formulierung benutzen, Vermeidung ausschmückender, blumiger Schilderungen (ZDF = Zahlen, Daten, Fakten).
- Bezugnahme auf vorangehende Eintragungen vornehmen (»roter Faden«).
- Darstellung der W-Fragen, Problemformulierung vornehmen (was ist wann, wie, wo, in welcher Weise, wodurch, wie lange, durch wen passiert? Was bessert? Was verschlimmert?).
- Logische Konsequenzen der Problemschilderungen sichtbar machen.
- Selbstaussagen des Betroffenen im Originalton und mit wörtlicher Rede darstellen (»…«) und von Beobachtungen trennen (hier Indizien beschreiben).

5.8.4 Wie werden entsprechende Daten erhoben?

Grundsätzlich gibt es drei verschiedene Möglichkeiten, um Informationen über bzw. vom Bewohner zu erhalten.

Selbstaussagen des Bewohners

Sie haben die höchste Bedeutung, denn seine Aussagen gelten aus seinem Erleben heraus als objektiv, d. h. wahr. Sie werden im Originalton mit wörtlicher Rede beschrieben.

Beispiele

- Laut Aussage von Frau K. »war das Essen grauenhaft und viel zu fett«.
- Frau K. sagte, dass das Essen »zu fettig« gewesen ist.
- Frau K: »Das Essen ist viel zu fett.«

Beobachtungen über Mimik, Gestik, Verhalten, Reaktionen

Hierbei wird der beobachtende Mitarbeiter zum Sherlock Holmes und beschreibt eine Wirkung sowie die Indizien, die bei ihm zu dieser Wirkung geführt haben. Generell können die verschiedenen Indizien unterschiedliche Ursachen haben. Insofern wird allenfalls dokumentiert »wirkte…«. Dann werden folgend die Indizien (Wirkzeichen) beschrieben, die diese Wirkung so erschienen lässt.

Die Kernfragen in der Beobachtung der Indizien von Mimik, Gestik, Verhalten und Reaktionen sind:

- Was sehe ich?
- Was höre ich?
- Was rieche ich?
- Was fühle ich? (mit meinen Händen, nicht mit meiner Seele)
- Was schmecke ich (Wenn es um die Kontrolle von Aussagen des Bewohners hinsichtlich Speisen und Getränken geht)

Beispiele

- Frau K. wirkte unruhig, nestelte mit den Händen den ganzen Vormittag über an der Bettdecke.
- Herr K wirkte vergnügt, summte vor sich hin während er im Lehnsessel in der Sonnenecke saß. Dabei hatte er einen zufriedenen Gesichtsausdruck.

Stressreaktionen des vegetativen Nervensystems

Bei einigen Menschen wie z. B. bei Bewohnern, die unter der Parkinsonerkrankung leiden, sich im Wachkoma befinden oder die aus anderen Gründen deutliche Einschränkungen im Bereich von Mimik und Gestik haben, werden die Anzeichen des sogenannten vegetativen Nervensystems beobachtet. Dies ist der Anteil des Nervensystems, der nicht willentlich zu steuern ist, durch den aber z. B. bei akutem Stress deutliche Indizien entstehen wie:

- Puls- und Blutdruckanstieg
- Schweißausbruch (kaltschweißig, kleinperlig und ggf. übelriechend)
- Atmung (schneller werdend, oberflächlicher, ggf. stoßweise)
- weite Pupillen

5.8.5 Wie ausführlich muss ich schreiben, damit mein Bericht verständlich ist?

Hierzu gibt es keine Regel. Der Bericht sollte so lang und umfangreich wie nötig, aber so kurz wie möglich sein. Es soll also alles Wichtige und Notwendige dokumentiert werden; lange Romane sind jedoch nicht erwünscht.

5.8.6 Welche Absichten verfolge ich mit der Eintragung? Was ist mein Ziel?

Damit nicht endlos lange Berichte entstehen, sollte der Schreiber sich selbst fragen: »Was will ich mit dieser Eintragung erreichen? Ist die Information wichtig für die anderen Mitarbeiter, nur für eine bestimmte Zielgruppe wie etwa der Sozialen Betreuung oder ist sie eher belanglos?« Geprägt wird diese Frage auch durch das vorhandene Leitbild einer Berufsgruppe wie z. B. dem Pflegeleitbild oder die zugrunde liegende Vorstellung zum Pflegemodell. Mitarbeiter, die durch ein humanistisches, bedürfnisorientiertes und aktivitätsförderndes Pflegemodell in ihrem Denken und Tun geleitet werden, werden eher Einträge zu Veränderungen im Bereich der Probleme, Ressourcen und Verhaltensweisen des Betroffenen und vor allem zu seinem Erleben hierzu vornehmen. Es geht ihnen vorrangig darum, einen an seinen Bedürfnissen und Entscheidungen ausgerichteten Handlungsprozess und eine bewohnerorientierte Angebotsgestaltung zu ermöglichen.
Folgende Fragen können hilfreich sein:

- Was muss ich als Konsequenz auf die letzte Eintragung im Bericht vermerken? Gab es aktuell ein neu entstehendes Problem, die Veränderung einer Kompetenz, ein Risiko oder etwas anderes Wichtiges, auf das jetzt reagiert und die Entwicklung beschrieben werden muss? Gab es Abweichungen in der Pflegedurchführung, beim Verhalten oder bei den Kompetenzen des Bewohners?
- Was hat sich in meinem heutigen Versorgungzeitraum ergeben, was für die übernehmenden Mitarbeiter wichtig ist?
- Müssen die geplanten Maßnahmen verändert oder angepasst werden?

Der Mitarbeiter muss für diese Eintragung sein Ziel voraussehen, das er durch das eigene pflegerische Handeln und durch das Handeln des gesamten Teams erreichen will. Professionelles Handeln darf hierbei nicht nur reaktiv, sozusagen nicht ausschließlich bei bereits aufgetretenen Problemen erfolgen, sondern sollte aktiv steuernd, auf die Zukunft und auf die dort zu erwartenden Ergebnisse ausgerichtet sein. Prävention hat hierbei einen hohen Stellenwert. Es ist sinnvoll, Maßnahmen zur Vermeidung und Verhinderung von Problemen sowie solche zur Erhaltung, Förderung und Wiederherstellung von Ressourcen durchzuführen. Es sollte nicht gewartet werden, bis ein unerwünschter Zustand eingetreten ist.

6 DER PFLEGE- UND BETREUUNGSBERICHT IN DER VERWENDUNG DER SIS® (STRUKTURIERTE INFORMATIONSSAMMLUNG)

Unter SIS® wird die Strukturierte Informationssammlung oder – eher gesagt – die Verwendung einer stark entbürokratisierten Form von Pflegeplanung verstanden. Die Kernmerkmale der SIS® sind:

- Die Beschreibung der Selbsteinschätzung des Pflegebedürftigen zu seinen Vorstellungen und Einschätzungen, seiner Situation, seinen Bedürfnisse sowie Beschreibungen den Handlungsplan bestreffend werden mit der pflegefachlichen Einschätzung vernetzt. (Dieser Teil könnte auch in einem separaten Evaluationsbogen beschrieben werden. Die sich verändernden Einschätzungen des Betroffenen müssen ggf. zu einer Veränderung der Handlungsplanung führen.)
- Die Zusammenfassung nur der wichtigsten Informationen in Themenfeldern, die mit dem Assessment der Begutachtungsrichtlinie, d.h. dem Begutachtungsinstrument – deckungsgleich sind. Es erfolgt kein kleinschrittiges Abfragen einzelner Fähigkeiten.
- Die Risikoeinschätzung wird aufgrund der pflegerischen Expertise zunächst allgemein vorgenommen. Nur bei einem nicht auszuschließenden Risiko in einem oder mehreren Bereichen entscheidet die Pflegefachkraft, ob sie zur intensiveren Einschätzung ein Assessment, ein Protokoll, andere Verfahren der Kranken- und Verhaltensbeobachtung einsetzt. Bei einem eingeschätzten, nicht vorhandenen Risiko müssen entsprechende Kompetenzen im entsprechenden Themenfeld erkennbar sein. Die Anwendung systematischer und standardisierter Dokumente zur Risikoeinschätzung wird minimiert. Ändert sich später die Einschätzung zu den Risikobereichen, wird dieses im Evaluationsdokument oder im Bericht vermerkt und das aktuelle Risiko konkretisiert.
- Die Minimierung des Einsatzes von Protokollen. Leistungen wie das Anreichen von Getränken oder Unterstützung beim Positionswechsel können im Handlungsplan vorgeplant werden und müssen entsprechend nicht mehr protokolliert werden. Im Hinblick auf Bewegungsprotokolle, Fixierungsprotokolle bleibt die Forderung des Nachweises entsprechend des MDK weiterhin bestehen. Die Ursache für die Notwendigkeit ein Bewegungsprotokoll zu führen, ist darin zu sehen, dass der Bewohner

immer individuell mitentscheiden kann, wie er liegen bzw. welche Position er einnehmen will. Bei der Anwendung einer freiheitsentziehenden/freiheitseinschränkenden Maßnahme (Fixierung) liegt immerhin eine Einschränkung der im Grundgesetz beschriebenen Persönlichkeits- bzw. Grundrechte vor, die nicht ohne Weiteres, sondern nur mit einer richterlichen Genehmigung vorgenommen werden darf. Auch erzeugt diese zahlreiche neue Gefährdungen, sodass der Zeitpunkt/die Uhrzeit (Fixierung und Entfixierung), die Art, der Umfang und die Auswirkungen dieser Maßnahme beschrieben werden müssen. Die Auswirkung einer solchen Maßnahme ist immer wieder zu evaluieren. Die Notwendigkeit, diese Maßnahme fortzusetzen oder zu beenden, muss beschrieben werden. Hierzu eignet sich der Evaluationsbogen oder der Pflegebericht.

- Leistungszeichen nach der Durchführung grundpflegerischer Handlungen entfallen. Hier gilt das sogenannte »Immer-So-Prinzip«. Dabei wird davon ausgegangen, dass ein Plan mit dem Ziel erstellt wird, diesen auch anzuwenden. Wird nun von diesem abgewichen, so ist die Abweichung (Art, Umfang, Begründung, Auswirkung) zu dokumentieren. Um erkennen zu können, dass eine Abweichung vorgenommen wurde, muss der Handelnde allerdings den erstellten Plan kennen, eine Bedingung, die nicht immer gegeben ist. Für Maßnahmen der Behandlungspflege bleibt weiterhin die Pflicht zur Abzeichnung mit dem Handzeichen bestehen, da hier bei juristischen Klärungsprozessen der Durchführende erkennbar sein muss. Abweichungen im Bewohnerverhalten, in seinem Zustand oder in der Durchführung der Maßnahmen müssen dokumentiert werden.

6.1 Welche Bereiche sind bei der Verwendung der SIS® im Pflege- und Betreuungsbericht zu beschreiben?

Alle aktuell auftretenden Besonderheiten, Veränderungen und Entwicklungen werden beschrieben.

Veränderungen beim Betroffenen

- Sich verändernde Einschätzungen, Bedürfnisse des Betroffenen, sich veränderndes Verhalten
- Sich verändernde Kompetenzen: Zu- oder abnehmende Fähigkeiten, Kompetenzen (Handlungen, die der Betroffene tatsächlich umsetzt) Sich verändernde Hilfebedarfe
- Neu auftretende Probleme (Art und Häufigkeit)
- Sich verändernde Risiken
- Beschreibungen zum Wohlbefinden (auch im Hinblick auf die Auswirkungen der Versorgung)
- Veränderungen in der Wirkung von Maßnahmen

Beispiel

Abweichungen in der Umsetzung von Maßnahmen durch die Mitarbeiter

- Abweichungen vom Handlungsplan (wie sah die Handlungsabweichung konkret aus? Was wurde anders gemacht? Warum wurde es anders gemacht? Welche Wirkung zeigte sich?)
- Absprachen mit anderen Mitgliedern des Teams

Besonderheiten

Alle unter Kap. 12 genannten Bereiche können, falls sie wichtig für die Weitergabe an andere Mitarbeiter sind oder der juristischen Absicherung dienen, auch bei der Verwendung der SIS® beschrieben werden. Lediglich die Notwendigkeit der Beschreibung wird hier stärker geprüft und es gibt keine Verpflichtung zur generellen Dokumentation in festgelegten Intervallen.

7 WER SCHREIBT DEN BERICHT?

7.1 Zuständigkeiten oder Verantwortungsbereiche

Immer wieder gibt es in Einrichtungen Diskussionen über die Frage: »Wer soll was in den Pflege- und Betreuungsbericht eintragen?«

Prinzipiell trägt jeder Mitarbeiter seine eigenen Beobachtungen und Informationen in den Bericht ein. Begründung: Bei jeder Informationsweitergabe an einen anderen Mitarbeiter können Interpretationsfehler, Informationsverluste oder Übertreibungen auftreten. Diese sind in jedem Fall zu vermeiden!

Auch wird durch das Handzeichen des Dokumentierenden eine Zuschreibung der Eintragung zum Eintragenden vorgenommen. Bei Unterlassungen von wichtigen Maßnahmen, z. B. bei auftretenden Zwischenfällen oder bei gefährlichen besonderen Vorkommnissen, wird im Fall einer juristischen Frage der Eintragende (mit dem Handzeichen kenntlich gemacht) zur Klärung oder sogar zur Verantwortung herangezogen.

Aus diesem Grund sollte eine Eintragung für einen anderen Mitarbeiter allenfalls in der Form vorgenommen werden: »Nach Aussage von Schwester/Frau/Herrn XY zeigte sich am Nachmittag bei Bewohner Z. folgendes Bild: …« Hier wird deutlich, dass die Eintragung durch einen anderen Mitarbeiter als durch den Beobachter oder Ausführenden vorgenommen wurde. Solche Einträge sollten allerdings nur in Ausnahmefällen erfolgen. Jeder an der Pflege oder Sozialen Betreuung Beteiligte trägt demnach seine Informationen so weit wie möglich selbst ein.

Immer stärker rücken die verschiedenen Berufsgruppen des interprofessionellen Teams zusammen. Der Fachbereich der Pflege muss hierbei stärker mit den übrigen Berufsgruppen wie etwa dem Sozialdienst, den in einer Einrichtung angestellten Ergotherapeuten und Physiotherapeuten, der Küchen- oder Hauswirtschaftsleitung zusammenarbeiten (und umgekehrt). Gespräche, in denen eine Absprache getroffen wurde, sind zu dokumentieren. Ggf. muss geklärt werden, wer den Eintrag vornimmt.

Generell gilt: keine Handlung ohne Wirkungskontrolle! Im Verständnis einer ganzheitlichen Betrachtung und eines berufsübergreifenden Versorgungskonzeptes ist es erforderlich, dass alle an der Versorgung des betroffenen Menschen beteiligten Mitarbeiter die Wirkung ihrer Handlungen in einem individuell festzulegenden Intervall oder bei akut auftretenden Veränderungen überprüfen und diese gewonnenen Erkenntnisse beschreiben. Künftig sollte der Bericht also als berufsübergreifendes Reflexionsinstrument genutzt werden. Entsprechende Beschreibungen müssen aber nicht mehr täglich oder bei jeder Handlung erfolgen. Auch zusammenfassende Einträge über mehrere Tage, eine Woche oder über noch längere Zeiträume sind möglich.

Beispiele

»In den letzten vier Wochen zeigte sich bei Herrn K. täglich bis zu 4 x ein Schreiverhalten. Auf Nachfrage gab er an, schwarze Hunde auf dem Balkon zu sehen. Medikation weiter wie bisher.«

Die Zuständigkeiten werden folgend exemplarisch am Pflege-Berufsfeld aufgezeigt. Gleiches gilt immer für das Handlungsfeld der Sozialen Betreuung.

7.2 Examinierte Pflegefachkraft

Da examinierte Mitarbeiter für die Durchführung bestimmter behandlungspflegerischer Maßnahmen verantwortlich sind, dürfen in Pflegeberichten keine Einträge erfolgen, die aufzeigen, dass derartige Maßnahmen durch nicht qualifizierte Mitarbeiter vorgenommen wurden. Beschreibungen von PEG-Einstichstellen, Eintrittstellen des suprapubischen Blasenkatheters, Wundbeschreibungen, differenzierte Beschreibungen von Schmerzen etc. erfordern in individuell festzulegenden Abständen Kontrollen durch examinierte Pflegende. Der examinierte Mitarbeiter ist auch für die prozesshafte Darstellung und die Verlaufsdokumentation im Bericht verantwortlich. Ohne eine entsprechende Ausbildung verfügen die übrigen Mitarbeiter nicht über dieses Wissen.

Treten unvorhersehbare Zwischenfälle und Probleme auf, ist die examinierte Pflegekraft gefordert. Die Inhalte einer differenzierten Pflegeberichterstattung sind in Kap. 11.4 näher beschrieben. Die examinierte Pflegefachkraft muss den Gesamtverlauf im Pflegebericht überprüfen und ggf. ergänzende Eintragungen einfügen, die den weiteren prozesshaften Verlauf kenntlich und nachvollziehbar machen.

7.3 Durchführende Pflegekraft

Unter »durchführender Pflegekraft« ist die Pflegekraft zu verstehen, die eine bestimmte Maßnahme durchführt. Unabhängig von ihrer Profession wird sie bei der Durchführung von Maßnahmen den Bewohner beobachten. Der nicht examinierte Mitarbeiter beobachtet durch eine andere »Brille«, gewissermaßen mit einem anderen Blick. Hierbei ist jedoch zu berücksichtigen und teilweise auch zu hinterfragen, ob ein nicht qualifizierter Mitarbeiter die erforderlichen Kenntnisse besitzt, um Maßnahmen der professionellen Kranken- oder Problembeobachtung durchzuführen. Bei schwerwiegenden Zuständen muss daher ein examinierter Mitarbeiter ebenfalls den Zustand des Betroffenen evaluieren. Zu diskutieren ist, ob Maßnahmen zur Schulung der Beobachtungsfähigkeit nicht examinierter Mitarbeiter sinnvoll und angemessen sind, um die derzeit defizitäre Personalsituation zu kompensieren. Gleiches gilt für das Handlungsfeld der Sozialen Betreuung. Die formale Qualifikation, also die Art des beruflichen Abschlusses bedingt die Verantwortung und Zuständigkeit für bestimmte Aufgaben. Je umfassender und professioneller ein Mitarbeiter ausgebildet ist, umso eher liegt die Zuständigkeit für schwierige, komplexe oder übergeordnete Aufgaben bei ihm. Wird eine solche Aufgabe von einem Mitarbeiter mit nur geringer Qualifikation ausgeführt, so muss der höher qualifizierte Mitarbeiter die Steuerung und Evaluation übernehmen.

Der Pflegende, der eine Beobachtung gemacht hat oder eine Maßnahme durchführt, muss anschließend im Pflegebericht dokumentieren!

7.4 Beauftragte Pflegekraft

Die beauftragte Pflegekraft ist prinzipiell diejenige, die durch mündliche oder schriftliche Aufträge im Pflegebericht eine Maßnahme oder Beobachtung beschreibt. Hierbei kann es sich um eine examinierte oder um eine nicht examinierte Pflegekraft handeln. Generell gilt auch hier wieder der Grundsatz: Wer eine Maßnahme durchführt, dokumentiert die Beobachtungen im Pflegebericht (nicht die Durchführung der Maßnahme, da diese bereits in den Leistungsnachweisen dokumentiert wurde!)

7.5 Pflegehilfskräfte (nicht examinierte Mitarbeiter)

Jeder Pflegemitarbeiter, der über keine anerkannte Ausbildung mit entsprechendem Abschluss verfügt, der ein Praktikum oder eine ehrenamtliche Unterstützungsleistung einbringt, dokumentiert seine Beobachtungen selbst im Pflegebericht. Jede Beobachtung ist hier gleichermaßen wichtig. Mitarbeiter ohne Examen haben hier einen gleich hohen Stellenwert wie diejenigen mit qualifiziertem Abschlussexamen.

Von Vorteil kann es sein, dass diese Mitarbeiter häufig mit einem anderen Blick beobachten. Allein durch die grundlegenden menschlichen Beobachtungskriterien geleitet, sehen sie zuweilen andere Merkmale als der examinierte Mitarbeiter, der ständig unter einer professionellen »Beobachtungs-Brille« Krankheiten, dadurch bedingte Probleme, nicht erfüllte Bedürfnisse und anderes beobachtet. Erst das Team in seiner Gesamtheit erbringt ein vollständiges Bild des Bewohners. Die einzelnen Puzzle-Steine werden zusammengetragen. Jedes Teil ist gleichermaßen wichtig, wenn ein ganzheitliches Bild entstehen soll.

7.6 Zusätzliche Betreuungskräfte (Mitarbeiter nach Paragraf 43b SGB XI)

Betreuungskräfte sind entweder der Berufsgruppe der Pflegenden zugeordnet oder der der Sozialen Betreuung. Dennoch sind sie eine eigene Berufsgruppe.

Entsprechend ihres Aufgabengebiets beschreiben sie selbst, wie sie den Bewohner erleben, welche Ressourcen, Probleme oder Erfordernisse sie bei ihm wahrnehmen, welche Angebote sie gemacht haben und welche Wirkungen diese zeigten (Weiteres siehe Kap. 12.8.2).

7.7 Mitglieder des interdisziplinären Teams

Mitglieder des interdisziplinären Teams wie etwa eine behandelnde Physiotherapeutin oder eine Ergotherapeutin tragen ihre Beobachtungen und Bewertungen ebenfalls selbst ein. Die Mitarbeiter anderer, an die Pflege angrenzender Berufe, etwa Hauswirtschaftskräfte oder Servicepersonal, sollten ihre Beobachtungen an die Pflegekräfte weitergeben, damit diese sie in den Pflegebericht eingeben (Zuständigkeiten sind einrichtungsspezifisch festzulegen und die Schweigepflicht zu berücksichtigen). Vielfach haben diese Mitarbeiter keine eigene Autorisierung für den Bericht. Besondere geeignet erscheinen Systeme wie Tabletts, die einrichtungsübergreifend durch entsprechende Zugriffsrechte vom jeweiligen Mitarbeiter oder Netzwerkpartner gemeinsam genutzt werden können.

Jeder Mitarbeiter sieht und beobachtet den Bewohner aus seiner individuellen Perspektive. Es ist z. B. für Pflegende wichtig zu wissen, ob ein Bewohner durch die Physiotherapie Fortschritte in seinem Bewegungsvermögen macht. Im Bereich der Versorgung mit Speisen ist die Erkenntnis wichtig, ob er seinen Teller stets wieder abräumen lässt, ohne die Speisen zu essen oder zu probieren.

Die Informationen aller Berufsgruppen müssen als wichtig angesehen werden. Die Aufsplitterung der Gesamtversorgungsleistung in verschiedene Versorgungsgruppen hat leider dazu geführt, dass kein Mitarbeiter den Bewohner mit allen seinen Bedürfnissen über 24 Stunden mehr im Blick hat. Der Pflegebericht ist hier das Instrument, in dem alle Berufsgruppen und alle Leistungsbeobachtungen zusammengeführt werden. Pflegende sollten daher die angrenzenden Berufsgruppen auffordern, ihre Beobachtungen einzutragen oder entsprechende Informationen wenigstens an die Pflegenden weiterzugeben, wenn etwa keine Ermächtigung besteht, in den Pflegebericht einzutragen (z. B. bei EDV-Systemen).

8 WANN SOLLTE DER PFLEGEBERICHT GESCHRIEBEN WERDEN?

Diese Frage ist in vielen Einrichtungen nicht geklärt. Das Handeln der Pflegenden wird in diesem Bereich dem Zufall überlassen. Leicht lässt sich jedoch erkennen, dass es bestimmte, erkennbare Konsequenzen bei den einzelnen Modalitäten gibt. Daher sollten klare Anweisungen zur Verfahrensweise bestehen. Im Folgenden werden die einzelnen Möglichkeiten mit ihren Konsequenzen aufgezeigt.

8.1 Zeitnahe Dokumentation

Unter einer zeitnahen Dokumentation wird die Berichterstattung unmittelbar, d.h. sofort nach der Maßnahme oder nach der Beobachtung oder wenigstens mit einem nur »kurzen« Zeitabstand verstanden, wenn es einen Grund für einen Berichtseintrag gab. Was ein kurzer Zeitabstand ist oder wie lange dieser dauern darf – hierüber gibt es keine verbindlichen Aussagen. Es handelt sich um eine sehr subjektive Angabe. In der Praxis lässt sich erkennen, dass je länger der Zeitabstand zwischen dem dokumentationspflichtigen Ereignis und der Eintragung ist und je mehr Bewohner zu versorgen sind, desto größer und schwerwiegender sind die Lücken und Defizite im Pflege- und Betreuungsbericht. Eine zeitnahe Dokumentation hat spätestens bis zum Ende der Schicht zu erfolgen.

Sinnvoll ist eher die Dokumentation einer Besonderheit oder einer Abweichung im Bericht direkt nach der Versorgung eines Bewohners. Alles andere ist mit einem hohen Informationsverlust verbunden. Um diese Empfehlung erfüllen zu können, sollte die Dokumentation mit zum Bewohner genommen werden. So kann der versorgende Mitarbeiter vor dem Beginn der Handlung den Eintrag in der vergangenen oder der letzten beiden Schichten im Bericht einsehen und erkennen, ob ein verändertes Vorgehen in der aktuell anzuwendenden Handlung sinnvoll wäre. Beim Einsatz von EDV-Systemen sollten kleine tragbare Geräte die Überprüfung und Berichtdokumentation beim Bewohner, d.h. vor Ort ermöglichen.

8.2 Dokumentation vor der Übergabe

Dieses ist eine sehr häufige Handlungsform. Vor der Übergabe, wenn der größte Teil der zu erbringenden Leistungen erfüllt sind, sehen die Mitarbeiter die Möglichkeit, ihre Einträge zu machen. Zu diesem Zeitpunkt sind sie in der Regel jedoch bereits derart erschöpft, dass sie kaum die Konzentration aufbringen können, die die differenzierte Berichterstattung erfordert. Die Möglichkeit, endlich einmal sitzen zu können, lässt die Erschöpfung umso spürbarer werden: Die Pflegekraft kann nun nicht mehr strukturiert und konzentriert eintragen. Es ist daher kaum verwunderlich, dass wichtige Daten verloren gehen und belanglose, nichtssagende und den Handlungsprozess nicht darstellende Berichte entstehen. Auch zeigt sich hier ein weiteres Problem: Wenn nun Mitarbeiter der verschiedenen Berufsgruppen ihre Einträge vornehmen möchten, jedoch nur einer aktuell Zugriff auf die Daten hat, muss der oder müssen die anderen Mitarbeiter warten, bis sie »an der Reihe sind«. Hierdurch können Frust und Überstunden entstehen. Ggf. werden Einträge dann gar nicht mehr oder in arg verkürzter Form vorgenommen und die Kontinuität und Güte der Versorgungsleistung ist dann nicht mehr erkennbar. Häufig berichten Mitarbeiter in der Übergabe von Besonderheiten oder Auffälligkeiten. Hier sollte direkt nachgefragt werden: »Ist das eingetragen? Hast Du einen entsprechenden Berichtseintrag vorgenommen?« Falls dies nicht der Fall ist, sollte der Eintrag umgehend nachgeholt werden. Wären die berichteten Informationen nicht wichtig, hätte der Mitarbeiter sie gar nicht erst berichtet. Immer sollte darauf geachtet werden, dass nicht nur das Problem, sondern auch das darauf folgende Handeln und die Wirkung eingetragen werden. Auf diese Weise lernen die Mitarbeiter entsprechende Problemlösungsprozesse bereits vor der Übergabe zu reflektieren und sie erkennen, dass es nicht um ein ausschließliches Schildern ihres eigenen Belastungserlebens geht.

Beispiel »Eintrag in einer Einrichtung«

Situation: Eine Bewohnerin war vor 14 Tagen mit einer ausgedehnten Problematik bei Ulcus cruris ins Krankenhaus eingeliefert worden. Seit gestern ist sie wieder in der Einrichtung.

Eintrag im Pflegebericht: (mit Datum von gestern):
»12:00 Uhr – Frau K. ist aus dem Krankenhaus zurück. Hausarzt informiert, Küche informiert, Angehörige informiert.«

Was dann auffiel ...
Bei meinem Audit in dieser Einrichtung hatte ich diese Dokumentation per Zufall gezogen. Die PDL und die WBL begleiteten mich zur Bewohnerin. Beide geben dieselbe Auskunft: »Ihr ging es vor zwei Wochen nicht gut, aber nun ist sie wieder hier und es geht ihr wieder besser ...« Ich gehe mit beiden Führungskräften zu der Bewohnerin. »Guten Tag, mein Name ist Angela Löser. Ich sehe mir hier die Einrichtung an und besuche einige Bewohner. Sie waren ja im Krankenhaus, weil die Beine Probleme gemacht haben ...« – »Ja«, sagt die Bewohnerin, »aber jetzt bin ich seit gestern wieder hier.« Ich bitte sie, ihre Beine einmal ansehen zu dürfen und nehme nach ihrer Einwilligung die Bettdecke zurück. Da zeigt sich, dass der Dame ein Bein amputiert wurde. Davon stand nichts im Pflegebericht.

Ich schildere diese Erfahrung, weil sie zeigt, was passiert, wenn eine Zustandsbeurteilung nicht direkt vorgenommen und eingetragen wird.

Möglicherweise sind für die oben geschilderte Situation die folgenden Ursachen verantwortlich:

- Vor der Übergabe war der Mitarbeiter erschöpft.
- Die Konzentration des Pflegenden war entsprechend auch dem »Nullpunkt« und er hat vergessen die Amputation zu erwähnen.
- Ggf. hat er sich schon an die neue Situation gewöhnt und nimmt die Amputation als »normal« hin, sodass es ihm nicht mehr als auffällig und erwähnenswert erscheint.

8.3 »Umgedrehte« Übergabe – eine neue Möglichkeit

Wird die Übergabe in einer umgekehrten Form vorgenommen, entwickelt sich der sogenannte rote Faden leichter. Das heißt, der prozesshafte Verlauf wird eindeutiger und ein geringerer Zeitbedarf entsteht.

Bei der umgedrehten Übergabe nimmt sich der Mitarbeiter des Spätdienstes, der seinen Dienst aktuell antritt, die Dokumentenmappe oder loggt sich in das EDV-System ein und öffnet die Bewohnerakte. Folgend liest er die Einträge der letzten beiden Schichten vor und stellt anschließend Fragen, die sich aus diesen Einträgen ggf. ergeben. Der Mitarbeiter des Frühdienstes muss sich nur noch auf die Beantwortung der Fragen konzentrieren.

Beispiel

So z. B. die Vermerke aus dem Frühdienst:
»8:30 Uhr: Rötlich verfärbter Urin, leichtes Brennen beim Wasserlassen wird angegeben, kein Fieber.

10:00 Uhr: »Immer noch rötlich verfärbter Urin, Brennen laut Aussage von Frau P. zunehmend, leichte Rückenschmerzen.

Frage des Mitarbeiters aus dem Spätdienst: Wurde hier etwas unternommen? Wie entwickelte sich das Phänomen später?

Antwort des Mitarbeiters aus dem Frühdienst: Das Brennen wurde eher schlimmer, um 12:00 Uhr zeigte sich eine zunehmende Braunfärbung des Urins. Urinprobe wurde nach Absprache mit Praxis Dr. XY ins Labor gegeben. Schnelltest ergab einen Harnwegsinfekt. Das Rezept für das Antibiotikum wird gegen 15:00 Uhr gebracht.

Aussage des Mitarbeiters aus dem Frühdienst: »Das steht hier noch gar nicht. Trag mal eben ein.«

Es lässt sich leicht erkennen, dass hier wesentliche Informationen nicht vermerkt wurden und im Tagesverlauf womöglich vergessen werden. Durch die Anfrage werden sie nun erinnert, eingetragen und der Prozess ist nachvollzieh- und nachweisbar.

8.4 Dokumentation nach mehreren Tagen – der sogenannte Wochenbericht

Bei einem Bewohner, bei dem auch über längere Zeiten keine Veränderungen, Besonderheiten und keine tagesaktuellen Anforderungen entstehen, wäre auch ein Wochenbericht möglich. Hierbei würden Mitarbeiter der Pflege und der Sozialen Betreuung gemeinsam einen evaluierenden Rückblick und darauf folgend eine entsprechende Beschreibung vornehmen. Diese könnte insbesondere folgende Fragen beachten:

- Wie bewerten wir den Zustand und die Entwicklung des Bewohners? Lassen sich Veränderungen erkennen?
- Woran lässt es sich erkennen, dass es dem Betroffenen in der Einrichtung gut geht (Selbstaussagen des Bewohners beschreiben oder Indizien, die beobachtet wurden, dokumentieren). (Vgl. auch Kap. 12.2.1.)
- Lassen sich mögliche Handlungen erkennen, mit denen die Versorgungssituation weiterhin verbessert und/oder die Zufriedenheit und Lebensqualität des Betroffenen gesteigert werden könnte?
- Lassen sich Veränderungen erkennen, die auf einen höheren Pflegegrad (und somit auf die Notwendigkeit diesen zu prüfen und ggf. einen Antrag auf Höhergruppierung zu stellen) hinweisen?
- Erscheinen Maßnahmen ggf. in der Einschätzung einer Berufsgruppe gut und sinnvoll, im Austausch mit einer anderen Berufsgruppe jedoch zweifelhaft? (z. B. Wirkungen eines Angebots der Sozialen Betreuung mit negativen Auswirkungen nach Beendigung des Angebots)?

Es kann in bestimmten Situationen mehr Erkenntnis bringen, in einem größeren Zeitraum gründlich hinzuschauen und zu dokumentieren, als täglich nichtssagende Einträge zu tätigen. Zudem würde berufsgruppenübergreifend gearbeitet werden.

9 WIE OFT SOLLTE DER PFLEGEBERICHT GESCHRIEBEN WERDEN?

Immer wieder wird die Frage nach der erforderlichen Häufigkeit der Pflegeberichterstattung gestellt. Muss der Pflegebericht im Tagdienst häufiger als im Nachtdienst geführt werden? Muss am ehesten der Frühdienst eine Zustandskontrolle und Beschreibung der Beobachtungen vornehmen? Auf all diese Fragen lässt sich nicht mit einem klaren »Ja« oder »Nein« antworten. Allenfalls ist eine Annäherung an die Expertenmeinung möglich.

Wie häufig dokumentiert werden muss oder wie lang die Abstände sein dürfen – zu dieser Frage gibt es vonseiten des MDK und auch unter professionellen Aspekten bislang keine verpflichtende Angabe. Der Pflegeprozess muss erkennbar sein – das ist die Grundregel!

Folgende Regel könnte eine handlungsleitende Funktion haben:

Wichtig

Je größer ein Problem bei einem Betroffenen, je gravierender und gefährlicher ein Risiko bei ihm ist und je schneller er sich in Richtung seines Todes bewegt oder je stärker sein Wohlbefinden eingeschränkt ist,

desto

häufiger, intensiver und ganzheitlicher muss der evaluierende Blick der Mitarbeiter sein. Entsprechend müssen dann auch die Einträge im Bericht vorgenommen werden.

Sinnvoll ist es, dass die Einrichtung in ihrem Pflegekonzept selbst Überlegungen aufzeigt und darlegt, …

- in welchen Situationen ein Eintrag vorgenommen werden soll,
- was als Beobachtungsbereich gelten soll und wie beobachtet und dann beschrieben werden soll (z. B. Telegrammstil, Ja oder Nein?),
- nach welchem Intervall spätestens ein Eintrag erfolgen soll oder ob es überhaupt eine Festlegung gibt,

- wie, d.h. unter welchen Blickwinkeln, die eigenen Leistungen bewertet werden,
- wie das Bewertungsergebnis dargestellt werden soll (Form und Stil).

Eine Berichterstattung, die sich nur auf gravierende Besonderheiten, auf unvorhersehbare Vorfälle u.Ä. konzentriert, wird weder den theoretischen Grundlagen der Handlungsregulationstheorie (die auch als Grundlage für das PDCA-Konzept gilt) noch einer professionellen Vorstellung von reflektierter Pflege und Sozialer Betreuung gerecht. In beiden Vorstellungen kann das schriftlich beschriebene oder gedachte Ziel als handlungsleitend verstanden werden. Wenn auf dem Weg der Zielerreichung nicht die Eignung der gewählten und durchgeführten Maßnahmen geprüft wird, dürfte die Erkenntnis, dass das Ziel zu hoch, die Maßnahmen ungeeignet oder das Problem falsch eingeschätzt wurde, jedoch erst sehr spät möglich sein.

10 DER PFLEGEBERICHT – VORTEILE UND PROBLEME IN DEN VERSCHIEDENEN PFLEGEORGANISATIONSFORMEN

Die Qualität des Pflegeberichts hängt auch von der in der Einrichtung gewählten Pflegeorganisationsform ab. Neben der individuellen, d.h. von der einzelnen Pflegekraft eingebrachten professionellen Grundhaltung und Kompetenz, wirken weitere Faktoren der Organisation auf das Pflegeberichtgeschehen ein. Die Vor- und Nachteile lassen sich in den verschiedenen Pflegeorganisationsformen wie folgt erkennen.

10.1 Der Pflegebericht in der Funktionspflege

In der Funktionspflege wird die Gesamtheit der anfallenden Pflegetätigkeiten einer Schicht oder in einem bestimmten, abgegrenzten Zeitraum nach anfallenden Aufgaben zugeteilt. Eine Pflegekraft ist für die Körperpflege zuständig, die nächste für die Verabreichung der Insulininjektionen, eine andere serviert das Frühstück usw.

Jede Pflegekraft hat somit an diesem Tag eine bestimmte Funktion: Die eine ist die »Wasch-Schwester«, die nächste die »Frühstücks-Schwester«, eine dritte die »Spritzen-Schwester«. Eine solche Arbeitsweise dient der Rationalisierung der Arbeitsprozesse. Die einzelnen Arbeiten gehen schneller von der Hand, »man ist einmal dabei und im Ablauf drin ...«, so die Aussage einer Pflegefachkraft.

Von einer ganzheitlichen Pflege und Betreuung kann hier allerdings nicht die Rede sein. Die Bedürfnisse des Menschen werden in einzelnen Fraktionen, in einzelnen Mosaiksteinchen gesehen. Der ganze Mensch mit der Vielzahl seiner Bedürfnisse und die Problematik vieler älterer Menschen, sich nicht mehr so schnell auf Veränderungen, auf mehrere Menschen oder auf immer neue Prozesse einlassen zu können, gerät aus dem Blick.

Die Bedürfnisse des Menschen werden im Dokumentationssystem in einzelnen Kästchen, d.h. aufgespalten dargestellt. In Wirklichkeit jedoch kann der Mensch nicht in kleinen Schubladen gesehen werden; vielmehr interagieren die einzelnen Bedürfnisse untereinander. Die Nicht-Beachtung eines zunächst scheinbar abgegrenzten Bedürfnisses hat möglicherweise Auswirkungen auf ein anderes.

Beispiel

Der Bewohner, der die ganze Nacht nicht schlafen konnte, wird nicht nur Einschränkungen im Bereich von Ruhen und Schlafen und Wach-Sein haben. Er wird möglicherweise auch nicht essen wollen, weil er müde ist. Vielleicht hat er aber auch keine Lust auf die tägliche Mobilisierung.

Wenn nun eine Vielzahl verschiedener Pflegender pro Schicht jeweils kleine »Dienstleistungspakete« verrichtet, so entstehen daraus verschiedene Probleme, die die Qualität des Pflegeberichts beeinflussen:

- Der Bewohner kann nicht ganzheitlich gesehen werden. Es können sich hierbei zwar viele kleine, einzelne Einträge finden. Diese sind jedoch oftmals nicht aufeinander bezogen. Jeder Pflegende beobachtet nur in seinem »Funktionspaket«.
- Die Dokumentationsmappen sind nicht immer »greifbar« oder der Zugang zum EDV-System gerade jetzt nicht möglich, weil verschiedene Pflegende bei denselben Bewohnern Eintragungen möglicherweise zur gleichen Zeit vornehmen wollen. (Bei mangelnder Absprache kommt es dann zum »Engpass«.)
- Der Bewohner wird wichtige Informationen möglicherweise zurückhalten, weil die Möglichkeit und Chance, Vertrauen zu einer Person aufzubauen, geringer ist als bei einer bewohnerorientierteren Form der Pflegeorganisation.
- Mitarbeiter anderer Berufsgruppen wissen nicht, wer für sie der richtige Ansprechpartner ist, d.h., an wen sie eine Beobachtung oder Anfrage weitergeben müssen. Ggf. kommt es hier eher zum Abbruch oder zur Unterlassung wichtiger Tätigkeiten.

10.1.1 Wer schreibt den Pflegebericht in der Funktionspflege?

Jeder Pflegende schreibt die Beobachtungen zu seinen durchgeführten Pflegetätigkeiten. Da hierbei ein heilloses Durcheinander entstehen würde, wenn alle Pflegenden ständig wegen kleiner Beobachtungen oder kleiner Beschreibungen das jeweilige Dokumentationssystem benutzen möchten, werden zwangsläufig viele Eintragungen unterbleiben. Zudem ist es schwierig, bei Aufspaltung der Gesamtleistung in viele kleine Einzelaktivitäten, wichtige Informationen zu erkennen und ganzheitliche Beobachtungen zu vollziehen.

10.2 Der Pflegebericht in der Bereichspflege

Unter Bereichspflege versteht man die Versorgung, Pflege und Betreuung der Bewohner in Bereichen. Hierzu wird ein meist viel zu großer Gesamtpflegebereich/Wohnbereich von bis zu 60 Bewohnerplätzen in zwei bis vier Bereiche aufgeteilt. Die Pflegenden eines Wohnbereichs übernehmen damit je eine Anzahl festgelegter Bewohner und versorgen sie weitgehend während der ganzen Schicht. Damit kann eine Eingrenzung der Anzahl von Pflegekräften für den Bewohner vorgenommen werden.

Die Übernahme einer Teilgruppe entzerrt die Problematik der Funktionspflege wenigstens teilweise. Wenngleich die Bereichspflege immer noch keine optimale Bezugsorientierung ermöglicht, wird der zu pflegende Mensch hier mit einer geringeren Anzahl versorgender Pflegender konfrontiert. Dieses führt dazu, dass die einzelne Pflegeperson intensiver über die Bedürfnisse des jeweiligen Bewohners Bescheid weiß; die Pflege kann daher in stärkerem Maße bedürfnis- und ressourcenorientiert sein. Auch bedeutet der Erhalt weitgehend nicht-fraktionierter Aufgabenbereiche mehr Zufriedenheit für den Mitarbeiter.

Für die Pflegeberichterstattung stellt die Bereichspflege einen Vorteil dar, weil das prozesshafte Geschehen für den pflegedurchführenden Mitarbeiter wesentlich besser erkennbar ist als bei der Funktionspflege, bei der der Gesamtprozess in diverse Einzelprozesse aufgespalten wird, deren Gesamtheit nur noch schwer zu erkennen ist.

10.2.1 Wer schreibt den Pflegebericht in der Bereichspflege?

Innerhalb eines Pflegebereichs werden die anfallenden Tätigkeiten übernommen. So entsteht wieder die Notwendigkeit (wenn auch in geringerem Maße als bei der Funktionspflege), für den Anteil an Leistungen, den eine bestimmte Pflegekraft übernommen hat, erforderliche Dokumentationseinträge zu vollziehen.

10.3 Der Pflegebericht in der Bezugspflege

Die Bezugspflege stellt die optimale Pflegeorganisationsform dar. Die Pflegeberichterhebung wäre hier ideal vorbereitet, da die jeweilige Pflegekraft die Gesamtheit aller Pflegeleistungen für einen Bewohner koordinieren und zum großen Teil auch selbst ausführen würde. In der derzeitigen Situation in stationären Altenpflegeeinrichtungen, die geprägt ist durch Personalmangel und Zeitnot, ist die Umsetzung einer reinen Bezugspflege jedoch nicht realistisch. Möglich ist jedoch die Bezugszuordnung im Hinblick auf die Prozessplanung, sodass eine bestimmte Pflegefachkraft für die Prozesssteuerung zuständig ist. Hierbei handelt es sich dann um eine Annäherung an das Primary Nursing (vgl. Kap. 10).

10.3.1 Wer schreibt den Pflegebericht im Bezugspflegesystem?

In erster Linie schreibt die Bezugspflegekraft den Pflegebericht. Da sie intensiv und ständig die umfassende Pflege des jeweiligen Bewohners übernimmt, ist sie gleichzeitig die planende, durchführende, beobachtende und damit auch die dokumentierende Pflegeperson. Problematisch kann hier eine auftretende »Betriebsblindheit« sein, d.h. die Pflegeperson beobachtet nur noch unter ihrer eigenen festgelegten Perspektive und kann daher Veränderungen übersehen.

10.4 Der Pflegebericht beim Primary Nursing

Die Pflegeorganisation wird beim Primary Nursing-System als eine Kombination aus Bereichs- und Bezugspflege durchgeführt. Die erste verantwortliche Pflegekraft (Primary Nurse) plant, strukturiert und organisiert die Pflege für einen oder mehrere ihr zugeordnete Bewohner. Sie ist jedoch nicht für die gesamte Umsetzung der Pflege zuständig. Sie kann Maßnahmen delegieren und die Pflegemitarbeiter des restlichen Teams bei der Pflegedurchführung einbinden.

Positiv bei dieser Form der Pflegeorganisation ist die Tatsache, dass die Verantwortung für die Steuerung des Prozesses bei einer Person liegt. Diese weiß ganz genau, dass sie für bestimmte Bewohner zuständig und für die Qualität der geplanten Pflege verantwortlich ist, für die anderen aber nicht (oder nur sehr bedingt). Gerade bei größeren Wohnbereichen kann so ein übersichtliches Arbeitsfeld geschaffen werden.

10.4.1 Wer schreibt den Pflegebericht beim Primary Nursing-System?

Für die Pflegeberichterstattung bedeutet dies, dass alle Mitarbeiter im Pflegebericht ihre Beobachtungen dokumentieren, die Primary Nurse jedoch den zusammenfassenden Bericht erstellt oder den erkennbaren Verlauf überprüft und ggf. die Pflegeplanung modifiziert.

10.5 Der Pflege- und Betreuungsbericht in der Interaktion von Pflege und Alltagsbegleitern (Mitarbeiter nach § 45b SGB XI)

Während die Pflegemitarbeiter ihr Hauptaugenmerk auf pflegerische Situationen und Belange des Bewohners legen, richten die Alltagsbegleiter ihre Aufmerksamkeit auf niedrigschwellige Angebote im Rahmen von Beschäftigung, Begleitung und Betreuung. In diesem Rahmen schildern Bewohner ihnen gegenüber auch pflegerische Probleme wie z. B. Schmerzen, Schwindel o. Ä. Hier sollte geklärt werden, wer wann was in den Pflege- und Betreuungsbericht einträgt, denn der Eintrag entsprechender Symptome löst eine Handlungskaskade aus, die es zu erfüllen gilt. Bei einem dokumentierten Schmerzzustand z.B muss ggf. eine weitere, tiefer gehende Schmerzerfassung erfolgen, ein Bedarfsmedikament angeboten und ggf. dargereicht/verabreicht werden. Weitere Beobachtungen der Wirkung dieser Maßnahmen sind notwendig. Ggf. muss der Arzt kontaktiert und um die Anpassung der Schmerztherapie ersucht werden.

10.5.1 Wer dokumentiert in der Interaktion von Alltagsbegleiter und Pflege im Rahmen medizinischer Phänomene?

Zunächst einmal ist es gut, wenn Alltagsbegleiter entsprechende Phänomene wahrnehmen und an die Pflegefachkraft weitergeben. Sie sollten fragen: »Wie geht es nun weiter? Soll ich das Phänomen XY eintragen oder schaust Du erst nach, trägst es selber ein und prüfst dann das weitere Handeln?« In diesem Fall kann die Pflegefachkraft erst einmal überprüfen, was der Bewohner wie gesagt hat und ob es sich hier um die Veränderung eines Zustandes handelt, also weiteres Handeln erforderlich ist.

11 DER PFLEGEBERICHT IN DEN VERSCHIEDENEN SCHICHTEN

Welche Bedeutung hat der Pflegebericht für die verschiedenen Schichten? Muss in allen Schichten gleichermaßen intensiv und immer gleich häufig dokumentiert werden? Reicht es nicht aus, nur zu dokumentieren, wenn Besonderheiten passieren? Dies sind Fragen, die von Mitarbeitern häufig angesprochen werden.

11.1 Der Pflegebericht im Frühdienst

Der Frühdienst ist nicht selten die Arbeitszeit mit der höchsten Arbeitsdichte. Nach der Nacht werden die Bewohner mit den erforderlichen Unterstützungsleistungen bei der Erfüllung der Aktivitäten des täglichen Lebens versorgt. Viele Betroffene benötigen jetzt Hilfe bei der Körperpflege, beim Ankleiden und bei der Nahrungs- und Flüssigkeitsaufnahme. In vielen Fällen werden dann im Morgen- und Vormittagsbereich gehäuft Leistungen und Unterstützungen beim Ausscheiden angefordert. Physiotherapeuten kommen zu Therapieanwendungen, Sanitätshäuser und Apotheken liefern angeforderte Materialien, der Wäschedienst kommt zum Wäschetausch, Materiallieferungen müssen einsortiert werden (einige dieser genannten Leistungen finden zum Teil auch am Nachmittag statt).

Auch für die Mitarbeiter der Sozialen Betreuung stellt der Frühdienst eine Hauptphase dar. Sie betreuen die Menschen in Gruppen mit begleitetem Frühstück oder bei Gruppenaktivitäten, in denen Beschäftigung stattfindet.

Zudem zeigt sich bei der Mehrheit der Menschen zwischen 9:00 und 11:00 Uhr ein Hoch im Biorhythmus, das mit einer Phase gesteigerter Aktivität einhergeht. An Demenz leidende Menschen brauchen hingegen am Morgen ein aktivierendes Programm, damit sie nicht bis in den späten Vormittag hinein schlafen und sich die einstellende Tag-Nacht-Umkehr nicht noch verstärkt. Einträge zum veränderten Verhalten, zu auftretenden oder sich verändernden Problemen können sinnvoll sein.

Fragen im Frühdienst

Der Frühdienst ist eine Zeitspanne voller Aktivität. Er gibt wichtige Auskünfte über folgende Fragen:

- Konnte der Bewohner in der Nacht in angemessener Weise und ausreichend lange Schlaf finden? Fühlt er sich ausgeschlafen? Was wird beobachtet?
- Kann der Betroffene nach der Ruhe- und Entspannungsphase in der Nacht selbst Aktivitäten vollbringen oder wenigstens Teilleistungen? Was sind die Ressourcen, die oft im Tagesverlauf verschwinden und die am Morgen genutzt werden können?
- Ist der Betroffene zeitlich orientiert? Weiß er, dass jetzt der Tag beginnt?
- Möchte der Betroffene nach der Nacht, in der jeder für sich allein oder allenfalls mit einem Zimmernachbarn die Zeit verbringt, Kontakt zu anderen Menschen aufnehmen oder sucht er weiterhin die Einsamkeit? Gibt es Anzeichen für eine Depression?
- Haben sich Probleme nach der langen Nacht verschärft oder zeigen sie nach der Nacht ein reduziertes Ausmaß? Wie sieht z. B. der Urin heute Morgen aus, der gestern blutig war? Wie hoch ist eine erhöhte Körpertemperatur im Gegensatz zur Nacht? Haben sich Schmerzzustände verändert? Wirken eingesetzte Medikamente?

Die Kette der Fragen, die am Morgen eine besondere Bedeutung haben, ließe sich endlos fortführen. Wichtig ist es, vor dem Beginn der Pflege einen Blick in den Pflegebericht zu werden und zu prüfen, ob im Spätdienst oder in der Nacht Besonderheiten, neu aufgetretenen Probleme oder sonstige Veränderungen aufgetreten sind, deren Verlauf nun erneut zu betrachten und zu bewerten ist. Vielleicht sind auch wichtige Einträge erfolgt, auf die es zu reagieren gilt.

Lassen sich keine Besonderheiten oder Veränderungen erkennen und sind auch keine Verlaufsbeobachtungen und -beschreibungen erforderlich, muss nicht zwingend ein Eintrag erfolgen.

11.2 Der Pflegebericht im Spätdienst

Im Spätdienst gehen die Ressourcen vieler Bewohner dem Ende zu. Der Tag hat sie angestrengt, ihre Kräfte sind begrenzt. Jetzt kommen Angehörige oder Hausärzte, die am Morgen keine Visite durchführen konnten. Bei Menschen mit Demenz beginnt vielfach am Nachmittag die Unruhe, eine bestehende Weg- oder Hinlauftendenz verstärkt sich. Körperlich unangenehme Symptome wie z. B. Fieber oder Schmerzen verstärken sich teilweise.

Es kommt auch vor, dass Menschen zu dieser Tageszeit Angst vor der kommenden Nacht haben, sich vor dem Alleinsein oder der nächtliche Ruhe und Dunkelheit fürchten. Andere kommen aus dem typischen Stimmungstief der Depression heraus und können endlich wenigstens teilweise aktiv werden. Tritt bereits am frühen Mittag/Nachmittag eine Unfähigkeit beim Bewohner auf, selbst eine Handlung auszuführen, die er am Vormittag noch ohne Einschränkungen bewältigen konnte, so sollte dies konkret mit Angaben konkreter Uhrzeiten erfolgen.

Bsp. »Vom Aufstehen um 8:00 Uhr bis um 14:00 Uhr ist Herr K. den ganzen Vormittag ununterbrochen gelaufen, konnte nicht einschätzen, dass er sich an seine Belastungsgrenzen gebracht hat, machte selber keine Pausen und ließ sich auch nicht anleiten. Um 14:00 Uhr wurde er zu Bett gebracht, da er nicht mehr laufen konnte, mehrfach fast gestürzt wäre, vor Kraftlosigkeit.«

Im Falle einer Begutachtung der Pflegebedürftigkeit wird hier die 50%-Regel angewendet. Verfügte der Betroffene über mehr als 50 % des Tages über die Fähigkeit, über den Wohnbereich zu laufen (überwiegend selbstständig), oder war der Zeitraum, an dem er es nicht mehr konnte größer (überwiegend unselbstständig)?

Pflegebericht im Spätdienst

Es gibt auch im Spätdienst viel zu beobachten und im Pflegebericht einzutragen:

- Wie ist die Stimmung des Menschen am Nachmittag? Zeigt er Symptome einer depressiven oder aggressiven Verstimmung? (Symptome sachlich beschreiben!)

- Welche Ressourcen, welche Probleme treten in dieser Tagesphase auf? Wie haben sie sich im Tagesverlauf verändert?
- Welchen Verlauf zeigen aufgetretene Probleme, die bereits am Vormittag entstanden? Muss vielleicht der Arzt informiert werden? Sind andere, weiterführende Maßnahmen erforderlich?
- Wie wirken die verordneten Medikamente? Sind sie ausreichend, zu hoch oder eher zu niedrig dosiert? (Immer Anzeichen beschreiben!)
- Bekommt der Bewohner Besuch? Wie reagiert er darauf?

Auch jetzt müssen nicht zwingend Einträge erfolgen. Es ist wichtig, dass sich der einzelne Mitarbeiter fragt: Gab es etwas Besonderes oder etwas, das es wert ist, aufgeschrieben zu werden? Benötigen die Mitarbeiter der Folgeschicht Informationen, die nun im Pflege- und Betreuungsbericht beschrieben werden sollten?

11.3 Der Pflegebericht im Nachtdienst

In der Nacht scheint die Notwendigkeit einer Pflegeberichterstattung den Pflegenden häufig am unsinnigsten: »Was sollen wir schreiben, wenn Bewohner immer nur schlafen?« Die Nacht ist bei alten Menschen häufig geprägt durch zahlreiche auftretende Probleme: Inkontinenz, Notwendigkeit eines Toilettengangs, Angstgefühle, Unruhe, Durst, nächtliche Unterzuckerungen oder gefährliche Blutdruckabfälle, Schmerzen, Übelkeit oder andere Symptome können auftreten. Jetzt können Phänomene entstehen, die auf das Vorhandensein bestimmter Erkrankungen hinweisen wie etwa das reichliche Ausscheiden von Urin. Eine Herzinsuffizienz könnte hier die Ursache sein. Zudem ist möglicherweise gerade in der Nacht die Kompetenz des Betroffenen eingeschränkt, bei Harndrang die Toilette alleine aufsuchen zu können. Ggf. hat der Betroffene ein Schlafmittel eingenommen und ist nun bewusstseinseingeschränkt und unsicher. Ein Hilfebedarf ergibt sich hier in doppelter Weise: Die Begleitung durch einen Mitarbeiter ist erforderlich, weil der Betroffene Hilfebedarf beim Toilettengang hat und weil er sturzgefährdet ist.

Insbesondere bei Menschen mit gerontopsychiatrischen Erkrankungen zeigen sich häufig in der Nacht besondere Phänomene wie Unruhe und Angst.

Probleme in der Nacht

Bei älteren Menschen werden häufig folgende Eintragungen erforderlich:

- Gab es Abweichungen von der »Normalität«? Zeigt der Betroffene jetzt ein anderes Maß an Kompetenz und Selbstständigkeit als am Tag? Zeigens ich die Probleme und Auffälligkeiten in einer anderen Ausprägung oder Häufigkeit?
- Gab es einen erhöhten Grad an Aktivität bei diesen Menschen?
- Mussten bestimmte Leistungen wiederholt durchgeführt werden? (Leistungen werden nur dann dokumentiert, wenn sie von der Planung abweichen!)
- Wie war die Stimmung und Bewusstseinslage der Betroffenen?
- Gab es Situationen, die eine Gefährdung im Bereich der Sicherheit zeigten und die eine wiederholte Sichtkontrolle oder Pflegerunde oder auch die Durchführung bestimmter Maßnahmen erforderten? Wenn ja, was waren das für Situationen und welche Aktivitäten waren erforderlich?
- Wurden durch das Verhalten desorientierter Menschen andere Bewohner gestört oder gefährdet? Wurden hierdurch spezifische Maßnahmen erforderlich?
- Zeigen sich Anzeichen einer zunehmenden Tag-Nacht-Umkehr? Ist es wichtig, dass die Pflegemitarbeiter des Frühdienstes oder der Betreuung diese Information erhalten, damit bereits am Vormittag für eine Beschäftigung oder Aktivierung gesorgt werden kann?
- Gab es Situationen, die die Durchführung der Pflege mit zwei Pflegekräften erforderten? Wenn ja, wie sah die Situation aus und warum waren zwei Pflegende zur Maßnahmendurchführung erforderlich?

Mehr Schwierigkeiten bereiten Situationen, in denen bei einzelnen Bewohnern nichts passiert ist, sie ruhig schlafen und auch sonst keine Veränderungen oder Auffälligkeiten zeigen. Hier sollte der »normale«, der »unauffällige« Zustand nur in größeren Abständen, sozusagen im Rahmen der Evaluation beschrieben werden. In Modul 3 der Begutachtungsrichtlinie wird geprüft, wie oft in einem bestimmten Zeitraum (von »selten bis nie« bis zu »täglich mehrfach«) ein Problem oder Phänomen auftritt. Hierzu finden sich im Bericht oftmals keine konkreten Angaben zur Häufigkeit.

12 WAS WIRD IM PFLEGEBERICHT DOKUMENTIERT UND WARUM?

Unter der angestrebten Zielsetzung der Erkennbarkeit der Pflegezustandsentwicklung des Bewohners und seiner Befindlichkeit können im Pflegebericht verschiedene Eintragungen gemacht werden.

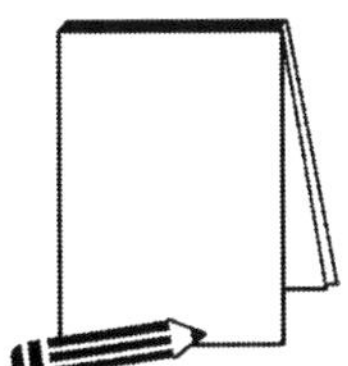

Was gehört in den Pflegebericht?

Welche Eintragungen sind wichtig?

- Das aktuelle Befinden des Bewohners
- Die Reaktion des Bewohners auf durchgeführte Pflegemaßnahmen
- Entwicklung eines Pflegeproblems oder einer Ressource beim Bewohner
- Besondere Vorkommnisse, gefährliche Situationen oder Zwischenfälle beim Bewohner
- Modifikation der Pflegeplanung nach wiederholtem Auftreten eines Pflegeproblems
- Ereignisse, die eine direkte Auswirkung auf den Bewohner oder dessen Versorgung haben
- Modifikation der in der Pflegeplanung dargestellten Maßnahmen
- Kooperation mit Schnittstellen
- Darstellung von Orientierungsstörungen
- Zusammenfassung von Fallbesprechungen
- Absprachen, Kooperationen, Konflikte mit Angehörigen
- Ergebnisse von Evaluationen
- Verknüpfung mit den AEDL
- Wirkung von Interventionen
- Besondere gerontopsychiatrische Reaktionen
- Begründung für Mehraufwand in der pflegerischen Handlung
- Sammlung von Daten innerhalb der ersten 14 Tage nach Aufnahme
- Informationen über den Abschluss einer Problemlösung
- Informationen über den Problemtransfer in die Pflegeplanung
- Beschreibung der Wirkung von Maßnahmen der Sozialen Betreuung
- Beschreibung der Wirkung von Maßnahmen der Pflegekräfte nach § 43 b SGB XI
- Beschreibung zum Wohlbefinden bei Menschen mit Demenz

Abb. 12: Was gehört in den Pflegebericht? Welche Eintragungen sind wichtig?

12.1 Sammlung von Daten innerhalb der ersten 14 Tage nach Aufnahme des Betroffenen

Innerhalb der ersten 14 Tage nach Übernahme eines Pflege- und Betreuungsverhältnisses ist es nur eingeschränkt möglich, eine Prozessplanung zu erstellen. In diesem Zeitraum bestehen vielleicht erst wenige konkrete Informationen über diesen Menschen (die Aussagen von den Angehörigen stimmen ggf. nicht mit der tatsächlichen Realität überein). Auch benötigt der Betroffene Zeit, sich an die neue Situation, an die fremde Umgebung, die unbekannten Abläufe und die unbekannten Menschen zu gewöhnen. Eine Routine im Verständnis eines zu diesem Betroffenen passenden Tages- und Versorgungsablaufs kann sich möglicherweise erst langsam einstellen. In diesen ersten zwei Wochen können Informationen über den Betroffenen gesammelt werden, die dann für die Prozessplanung genutzt werden. Dabei werden – ähnlich wie in einem Tagebuch – das Verhalten des Betroffenen, seine Bedürfnisse, auftretende Probleme, Reaktionen auf bestimmte Maßnahmen, seine Befindlichkeit in dieser Eingewöhnungsphase u. Ä. beschrieben.

Wichtige Fragen zur Datensammlung

- Welche Selbstaussagen kann der Betroffene machen? Was will er selbst? (Wichtig vor allem bei der SIS® im Rahmen der Selbsteinschätzung des Betroffenen.)
- Welche Bedürfnisse des Betroffenen lassen sich erkennen?
- Welche Maßnahmen werden von ihm angefragt oder ergeben sich aus Anforderungssituationen?
- Wie reagiert er auf bestimmte Maßnahmen?
- Wie entwickelt sich sein Verhalten nach dem Einzug?
- Welche Stimmungen lassen auf sein Befinden schließen?
- Zeigen sich schwierige Situationen oder Probleme? Wenn ja, welche und was wurde getan?
- Zeigen sich Risiken? Wenn ja, welche und in welchem Umfang?
- Handelt es sich ggf. nur um einen vorhandenen aber kompensierten Risikofaktor oder wirklich um ein Risiko? Ist eine tiefergehende Analyse erforderlich (Prüfung insbesondere in der Anwendung der SIS® erforderlich)?
- Wie sieht der Bedarf aus? Was ist das Bedürfnis des Betroffenen?

- Gibt es Differenzen zwischen der eigenen Einschätzung des Betroffenen zu seiner Risikosituation und der pflegerischen Expertise? Haben die Angehörigen ggf. noch eine dritte Meinung?
- Welche Entscheidungen wurden getroffen, welche Versorgung wurde im Rahmen des gemeinsamen Aushandlungsprozesses entschieden?
- Kann der Betroffene noch Beratungen verstehen, sich entscheiden und auch die Folgen seiner Entscheidungen verantworten und verstehen? (Entscheidungskompetenz – wenn möglich unter »Kommunikation« eintragen.)
- Welche Ziele stehen im Vordergrund? Diese ergeben sich aus der aktuellen Problemlage und dem, was erreicht werden soll und kann. (Auch an die spezifischen Zielsetzungen der Palliative Care denken.)
- Liegt bereits eine Versorgungsplanung für die letzte Lebensphase (ACP = Advanced Care Planning) vor oder sollte diese zügig erstellt werden?
- Gibt es eine Patientenverfügung oder eine Vorsorgevollmacht? Was beinhalte sie? Liegt eine gerichtlich geregelte Betreuung vor?
- Gibt es Differenzen zwischen den Einstellungen und Entscheidungen des Betroffenen und denen der Angehörigen oder eines Betreuers? Wie kann ggf. ein Konsens erreicht werden? Welche Handlungen sind hierfür notwendig?
- Welche Maßnahmen haben positive Auswirkungen auf das Befinden oder auf den Zustand des Betroffenen oder auf bestimmte Pflege-, Betreuungs- oder Versorgungsprobleme?

12.2 Der Pflegebericht als Instrument zur Darstellung des Willens des Bewohners

»Die Würde des Menschen ist unantastbar!«, dieser Satz steht im Grundgesetz, der Verfassung Deutschlands, und ist somit Teil des höchsten Gesetzes. Er kann durch kein anderes Gesetz, durch keine Richtlinie und durch keine Vorgabe einer Institution gebrochen werden (vgl. Grundgesetz, Art. 2 Abs. 2).

Die Würde des Menschen ist gebunden an die Beachtung spezifischer Rechte, die im Grundgesetz benannt sind. Das Selbstbestimmungsrecht zählt zu den obersten Menschenrechten. Anders ausgedrückt: Es zählt zu den Grundrechten des Menschen. Hiernach hat jeder Mensch das Recht, in seiner individuellen Persönlichkeit geachtet zu werden, seine Angelegenheiten frei und ohne Einmischung anderer zu regeln, soweit er nicht die Rechte anderer damit verletzt und/oder gegen die verfassungsgemäße Ordnung verstößt.

Entsprechend des Art. 2 Abs. 2 Grundgesetz (GG) hat jeder Mensch »das Recht auf Leben und körperliche Unversehrtheit« (vgl. Ambrosy, H.; Löser, A., 2006: 20). [...]. Das Selbstbestimmungsrecht schließt aber auch das Recht zu sterben ein (vgl. Wagenitz, FamRZ: 669, 670, zitiert nach Ambrosy, H.; Löser, A. A.a.O.).

Das Recht zur Selbstbestimmung verbindet somit das Recht auf Leben mit einer nicht vorhandenen Pflicht, oder anders ausgedrückt mit der Möglichkeit, auch Maßnahmen abzulehnen, selbst, wenn diese das Leben verlängern könnten.

Weitere Hinweise auf Art und Umfang des Selbstbestimmungsrechts sowie auf die Pflicht dieses zu achten, finden sich z. B. in der Charta der Rechte hilfe- und pflegebedürftiger Menschen (BMG 2015: 9) im WTG (Wohn- und Teilhabegesetz § 7), in den Richtlinien zur Qualitätsprüfung durch den MDK, in den Expertenstandards des DNQP sowie in den Richtlinien zur ärztlichen Sterbebegleitung.

Das Selbstbestimmungsrecht bei Menschen mit vollständiger Entscheidungsautonomie

Bei Menschen, deren Einwilligungsfähigkeit nicht eingeschränkt ist, besteht somit das uneingeschränkte Recht gegenüber Maßnahmen Nein zu sagen, auch wenn dadurch eine Gefährdung für sie entsteht. Die Gefährdung darf nur nicht so stark sein, dass bei eingeschränkter Entscheidungsfähigkeit eine akute Lebensgefahr besteht oder der Einzelne durch sein Handeln bzw. Unterlassen andere Menschen gefährdet.

Das Recht auf Selbstbestimmung bei Menschen mit eingeschränkter Entscheidungsautonomie (z. B. bei vorliegenden gerontopsychiatrischen Erkrankungen und gleichzeitig bestehender Einschränkung der Einwilligungsfähigkeit):
Eine vorliegende gesetzliche Betreuung zeigt lediglich, dass ein anderer Mensch die juristische Berechtigung zur stellvertretenden Entscheidung und zur Führung von Rechtsgeschäften für den Betroffenen besitzt. Der Betreuer muss jedoch bei den zu treffenden Entscheidungen immer den geäußerten oder mutmaßlichen Willen des Bewohners/Betroffenen beachten. Die Fähigkeit zur Willensäußerung kann demnach unabhängig von der Geschäftsfähigkeit vorhanden sein.

Wichtige Fragen

- Welche Aussagen macht der Betroffene, die seinen eigenen Willen zeigen? Die Aussagen werden in wörtlicher Rede dargestellt.
- Ist davon auszugehen, dass der Betroffene auch die Folgen seines Willens und seiner Entscheidung noch erkennen kann?
- Welches Verhalten, welche Mimik oder Gestik zeigt der Betroffene, um zu zeigen, was er möchte oder nicht möchte?
- Wie reagiert er? Was zeigt er, wenn ihm Alternativangebote gemacht werden? Zeigt sich dann die gleiche Abwehr oder verändert sich sein Verhalten?
- Zeigen die Angehörigen/Betreuer eine Übereinstimmung mit den Wünschen/Bedürfnissen des Betroffenen? Akzeptieren sie seine Einwilligung oder Ablehnung? Besteht ein Konsens?

Im Pflegebericht ist Folgendes zu beschreiben:

- Was wurde angeboten?
- Wie war die Entscheidung des Bewohners? Was hat er gesagt oder gezeigt? Welche Merkmale zeigten Mimik oder Gestik? Welche potenzielle Aussage wurde daraus entnommen?
- Welche Gründe werden von ihm benannt, wenn er eine Maßnahme ablehnt?
- Kann die Maßnahme in einer anderen Art, zu einem anderen Zeitpunkt von ihm angenommen werden, wenn sie durch einen anderen Menschen durchgeführt oder an einem anderen Ort angeboten wird? Hier sind der

Alternativzeitpunkt und die Reaktion des Bewohners zu beschreiben. Führt die angebotene Maßnahme zu einem anderen Zeitpunkt zur kontinuierlichen Einwilligung, muss der Handlungsplan angepasst werden.

- Lassen sich mögliche Folgen oder Konsequenzen erkennen, die sich aus der Unterlassung der Maßnahme ergeben? Beobachtungergebnisse sind hier zu beschreiben.
- Welche Begründung hat die Pflege- oder Betreuungskraft, die Ablehnung des Bewohners anzunehmen (z. B.: »Die Ablehnung von Frau K. wurde akzeptiert, ihr Selbstbestimmungsrecht beachtet.« oder: »Die Maßnahme xy wurde abgebrochen, da sich hierdurch das noch größere Problem XY entwickelt.«).

Beispiele

- »Frau K. wollte den Rollator nicht benutzen. Sie sagte, dass sie ihr Leben lang ohne ›so ein Ding‹ ausgekommen sei und sie es auch jetzt nicht wolle. Sie reagierte sehr ungehalten und schimpfte: ›Behandelt mich nicht wie ein Kind‹. Als ich ihr meine Begleitung anbot, wurde sie immer unruhiger, ging zunehmend schneller. Ich habe sie dann ohne Rollator und ohne Begleitung laufen lassen, um die Sturzgefahr nicht noch zu erhöhen und um ihr Selbstbestimmungsrecht zu beachten.«
- »Herr X. wollte das Frühstück nicht zu sich nehmen. Er hätte einfach keinen Hunger und wolle auch nichts anderes essen (Angebot Joghurt und Banane). Habe ihn beraten, dass er weiter an Gewicht abnehmen würde, wenn er so wenig isst und gefragt, ob er denn die hochkalorische Milchsuppe abends wolle. Er lehnte diese auch ab: ›Ich will einfach nur in Ruhe gelassen werden. Ich weiß, dass ich dann am Untergewicht sterben kann, aber das ist mir egal. Schließlich bin ich 90 Jahre alt.‹«

Im Pflegebericht sind hier sowohl die angebotenen Maßnahmen zu beschreiben (denn auch darauf hat der Betroffene ein Recht) als auch die folgenden Entscheidungen der Betroffenen.

12.2.1 Selbstaussagen des Betroffenen

Aussagen, die der Betroffene selber macht, haben eine hohe Bedeutung in der Prozessgestaltung. Er kann Aussagen über eigene Befindlichkeiten, über seine Bedürfnisse, Wahrnehmungen, die Einschätzung eigener Ressourcen oder Probleme und auch zu den eigenen Zielen machen. Diese eigenen Aussagen müssen ernst genommen und beachtet werden.

Das Selbstbestimmungsrecht des Menschen ist in den letzten Jahren deutlich gestärkt worden. Der Betroffene gilt als der Experte seines eigenen Lebens, er darf entscheiden, wie er leben möchte, welche Angebote er annimmt und welche er abgelehnt. Falls seine Entscheidungsfähigkeit erheblich eingeschränkt ist, muss er im Rahmen seiner Möglichkeiten an Entscheidungen beteiligt werden. Dieses Recht auf Selbstbestimmung beinhaltet auch das Recht auf Selbstgefährdung. Allerdings muss er sich dafür bewusst und wohlüberlegt entscheiden (vgl. Charta der Rechte hilfe- und pflegebedürftiger Menschen, BMGEPA 2015: 7, 9, 16).

In den Novellierungen der Expertenstandards zeigt sich nun wiederholt der Hinweis, dass die Präferenzen des Betroffenen handlungsleitend sein müssen. Dies bedeutet, dass die Vorstellungen des Betroffenen erfragt oder beobachtet werden müssen. Folgend sollte in einem gemeinsamen Aushandlungsprozess das Vorgehen geklärt werden. Ggf. muss hier der Mitarbeiter seine eigenen Vorstellungen zurücknehmen und sich ausschließlich nach dem Betroffenen richten. Oder er bietet einen Kompromiss- oder Alternativvorschlag an. Derartige Informationen können in einem Beratungsprotokoll oder im Pflegebericht vermerkt werden.

Folgende Fragen sind zu klären:

- Welche Aussage macht der Betroffene selbst? Die Antwort wird im Originalton, also in wörtlicher Rede dokumentiert. Ist dies nicht möglich, werden Mimik, Gestik, Reaktionen, Muskelanspannung beobachtet. Auch hier lassen sich Indizien erkennen, die als Folge einer Selbsteinschätzung angenommen werden können.
- Wie begründet der Betroffene ggf. seine Entscheidung? Warum lehnt er z.B. eine Begleitung beim nächtlichen Toilettengang ab. Ist ihm seine Selbstständigkeit besonders wichtig? Oder hat er das Gefühl, dann zu

lange warten zu müssen? Mögliche Ursachen sollen möglichst ausgeschlossen und ein geeignetes Angebot gemacht werden. Der Betroffene wird ehrlich über die Vor- und Nachteile informiert, damit er sich entscheiden kann.

- Welche Bedürfnisse äußert oder zeigt er?
- Macht er andere Selbstaussagen im persönlichen Gespräch mit den Mitarbeitern als mit den Angehörigen?
- Äußert sich der Bewohner ggf. gegenüber verschiedenen Mitarbeitern unterschiedlich (Einwilligung oder Absage)? Hier können z. B. Sympathie oder Antipathie eine Rolle spielen.
- Sind die Selbstaussagen kontinuierlich und konsequent oder ändert er zweitweise seine Meinung?
- Kann er nach einem motivationsfördernden Gespräch oder im Rahmen einer Anleitung zu einer Einwilligung in eine für ihn wichtige (z. B. gefahrenreduzierende) Handlung einwilligen? Wenn ja, wie konnte dies gelingen? Was wurde gemacht?
- Welche Begründung gibt es, eine Ablehnung zu akzeptieren?

Selbstaussagen im Rahmen der Versorgungsplanung für die letzte Lebensphase

Aufgrund des Hospiz- und Palliativgesetzes (HPG) aus 12/2015 wird das Erstellen einer Versorgungsplanung für die letzte Lebensphase gefordert. In dieser soll gemeinsam mit dem Betroffenen festgelegt werden, welche Wünsche er hinsichtlich einer medizinischen Therapie, einer pflegerischen Versorgung oder auch im Hinblick auf soziale oder spirituell-religiöse Angebote und Handlungen hat, wenn er in einem Zustand ist, indem er selbst keine eigenen Entscheidungen mehr treffen und diese mitteilen kann.

Selbstaussagen zu den folgenden Fragen wären wichtig:

- Welche Wertvorstellungen hat der Betroffene? Welche Merkmale müssen bei ihm gegeben sein, damit er von einem für ihn lebenswerten Leben sprechen kann? Wie bewertet er einen Zustand weitgehender oder vollständiger Abhängigkeit (z. B. Wachkoma)?
- Was sind seine Ziele? Welche Maßnahmen würde er annehmen? Will der Betroffene in jedem Fall eine maximale medizinische Behandlung, unabhängig von der Chance einen Zustand zu erlangen, in dem er weitgehend selbstständig und selbstbestimmt leben kann? Wie würde er entscheiden,

wenn der Zustand auch mit Behandlung ggf. zu einer Hirnschädigung und weitgehenden Abhängigkeit führen würde?

- Oder würde er in eine Behandlung einwilligen, die der palliativen Grundhaltung entspricht und die darauf ausgerichtet ist, Symptome so gut wie möglich zu vermeiden, zu beheben bzw. zu reduzieren? In welcher Situation wäre dies der Fall?
- Möchte er, dass am Lebensende, wenn Symptome sein Dasein so stark beeinflussen, dass er dieses nicht mehr aushalten kann, ggf. eine terminale Sedierung (Behandlung mit starken schmerzlindernden und ggf. auch mit Bewusstsein dämpfenden Medikamenten) haben?

Solche Klärungsprozesse sind auch im Hinblick auf pflegerische, sozialbetreuende und spirituell-religiöse Maßnahmen vorzunehmen. Damit diese Aussagen später zur Erstellung der Versorgungsplanung genutzt werden können, werden sie im Pflegebericht dokumentiert. Die eigentliche Versorgungsplanung für die letzte Lebensphase wird auf einem separaten Dokument beschrieben und ggf. durch einen Notfallbogen ergänzt. Letzterer ist eine Kurzdarstellung für einen ggf. herbeigerufenen Notarzt in auftretenden Notfallsituationen. Die Indizien für einen Willen oder die Veränderung an verschiedenen Tagen können hingegen im Pflegebericht oder auf einem Beratungsprotokoll dokumentiert werden. Die in der Versorgungsplanung für die letzte Lebensphase (ACP) aufgenommenen Entscheidungen und Wünsche des Betroffenen müssen bei jeder Veränderung seiner Krankheits- oder Lebenssituation überprüft und ggf. angepasst werden. Nach einem Schlaganfall, einer Lungenentzündung mit Antibiotikabehandlung z. B. ist neu zu klären, was der Betroffene zukünftig zulassen möchte oder nicht. Würde er z. B. einer erneuten Krankenhauseinweisung bei Lungenentzündung mit folgender Antibiotikatherapie zustimmen?

Hier sind insbesondere bei Menschen mit kognitiven Einschränkungen, bei denen Entscheidungen von Angehörigen mit Vorsorgevollmacht oder von Betreuern getroffen werden, entsprechende Hinweise im Pflege- und Betreuungsbericht wichtig. »Ach, würde der Herrgott mich doch holen, das ist doch kein Leben mehr.« Derartige Aussagen können bei Entscheidungen für oder gegen eine weitere Behandlung wichtige Informationen geben.

12.3 Beschreibung des aktuellen Befindens des Bewohners

Das Befinden kann sich auf die körperlichen Bereiche beziehen, oftmals aber auch auf die Seele. Wie fühlt sich der Betroffene? Wie ist sein körperliches, seelisches oder ganzheitliches Befinden?

Alle Maßnahmen dienen dem Wohlbefinden des Betroffenen. Die folgenden Fragen sind handlungsleitend:

- Wie ist das aktuelle Befinden des Bewohners?
- Welches Befinden kann aufgrund von Beobachtungen durch den Mitarbeiter angenommen werden?
- Was ist wichtig, damit es dem Betroffenen gut geht? Woran wird das bemessen?
- Was fördert das Wohlbefinden? Was gefährdet es oder schränkt es ein?
- Wie geht es dem Bewohner (z. B. als Beurteilung bei der Pflege)? Welcher Verlauf zeigt sich?

Warum ist dieser Eintrag wichtig?

Will man die Qualität der Maßnahmen von Pflege, Hauswirtschaft, Beschäftigung und Sozialer Betreuung bewerten, müssen Beobachtungen zur Wirkung wie auch zur nicht erwünschten Nebenwirkungen vorgenommen und diese entsprechend dokumentiert werden.

Die Bewertung der Qualität der Leistungen findet hier unter zwei verschiedenen Blickwinkeln statt:

1. Übereinstimmung der tatsächlich angewendeten Leistung mit den im Qualitätsmanagementhandbuch vorgegebenen Vorgehensweise
2. Zufriedenheit des Betroffenen mit dem Angebot (oft subjektive Einschätzung)
   Insbesondere bei Menschen mit gerontopsychiatrischen Erkrankungen und auch bei schwerkranken und sterbenden Menschen, die sich in der Palliativsituation befinden, haben der Erhalt oder die Wiederherstellung von Wohlbefinden oberste Priorität und Wichtigkeit.

Die Bewohnerzufriedenheit und die Erhaltung noch vorhandener Ressourcen sind Ziele pflegerischer Leistungen. Zu beachten ist, dass schwerkranke Menschen durchaus einen hohen Grad an Zufriedenheit aufweisen können. Im Vergleich dazu können sich per se gesunde Menschen krank oder in ihrem Befinden eingeschränkt fühlen. Subjektives, also individuelles, über Gefühle eingeschätztes Wohlbefinden muss hierbei also zwingend mit den objektiv vorhandenen Bedingungen übereinstimmen. Sinnvoll ist es, das Befinden näher beschreiben zu lassen. Bei der Beschreibung ist zu überprüfen, ob eigene Beobachtungen als »Ist«, als Tatsache, eingetragen werden können oder ob sie eher einem individuellen Eindruck entsprechen. Falsche Interpretationen können vermieden werden, wenn die beobachtbaren Anzeichen beschrieben oder die Aussagen des Bewohners in wörtlicher Rede dargestellt werden.

Pflegerische Maßnahmen zielen nicht nur auf die Lösung vorhandener körperlicher Probleme ab. Die Lebensqualität eines Menschen wird stark auch von seiner Zufriedenheit beeinträchtigt. Die Zufriedenheit mit seiner persönlichen Situation, mit der Pflege, mit den weiteren Bedingungen der Heimversorgung werden mitverantwortlich dafür sein, welche weiteren Probleme auftreten und wie sich bereits vorhandene Probleme entwickeln. Hierbei ist der Begriff der Ganzheitlichkeit heranzuziehen: Körperliche Einschränkungen werden sich auf das psychisch-seelische Erleben auswirken, psychische Störungen führen möglicherweise zu körperlichen Veränderungen. Pflegerische Maßnahmen müssen immer wieder auch auf ihre Auswirkungen auf das Erleben des Bewohners überprüft werden. Vermutungen sind durch Beobachtungsmerkmale zu objektivieren.

Beobachtbare Beispiele für Anzeichen von Müdigkeit

- »Bewohner neigt sich mit dem Oberkörper in sitzender Position immer weiter nach vorne.«
- »Bewohner hat die Augen über einen längeren Zeitraum (20 Min.) geschlossen.«
- »Bewohner gähnt wiederholt.«
- »Bewohner lehnt das Angebot, mit ihm gemeinsam zu laufen, ab; wehrt sich mit den Händen, klammert sich am Stuhl fest«
- »Bewohner versucht wiederholt sich hinzulegen.«

Die Lebensqualität wird auch durch die Empfindung/Wahrnehmung der vorhandenen Bedingungen, etwaigen Störungen oder Beeinflussungen geprägt. Sie unterliegt damit in hohem Maße der Individualität. Um erkennen zu können, wann, d.h. unter welchen Bedingungen, die Lebensqualität für einen Menschen möglichst groß und stabil ist, bedarf es zunächst der Beobachtung der Kontextsituation sowie der Auswertung von Erkenntnissen (Welche Situation, welche Bedingungen führen zum Empfinden?). Hierzu ist das Führen eines regelmäßigen Berichts unbedingt notwendig.

12.3.1 Aussagen zum Wohlbefinden bzw. Abwehrverhalten

Aussagen zum Wohlbefinden

Das Wohlbefinden wird bei Menschen zum Ende des Lebens immer wichtiger. Jeder Tag zählt und es gilt ihn so zu gestalten, dass er so gut es eben möglich ist erlebt werden kann.

Bereits Cicely Saunders, die Begründerin der modernen Hospizbewegung, vermerkte in den 1950er-Jahren, dass es wichtig ist, »nicht dem Leben Tage, sondern den Tagen Leben zu geben«. Obwohl sie sich in ihrer Arbeit zunächst auf Tumorpatienten konzentrierte, hatte sie bereits damals den alten Menschen als Zielgruppe für eine besondere »Care« erkannt – für eine Sorge, die sich an der Lebensqualität orientiert.

Lange Zeit stand jedoch die Ausrichtung nach einem biomedizinischen Menschenbild im Vordergrund, bei dem auch in der Pflege die körperlichen Beschwerden deutlich stärker gewichtet und beachtet wurden als die psychosozialen und spirituellen Bedürfnisse. Die Vermeidung von Schäden, die Versorgung nach festgelegten Standards und die Umsetzung einer Pflege und Betreuung des Menschen wurden nach den organisationalen Rahmenbedingungen, nach Standards und nach fachlichen Vorgaben in Fachbüchern ausgerichtet.

Seit einigen Jahren erfahren die der Pflege und Betreuung zugrunde liegende Philosophie und auch die entsprechenden fachlichen Wissenschaftsdisziplinen eine Neuorientierung und eine stärkere Ausrichtung auf das Ziel, das Wohlbefinden des Menschen in den Vordergrund zu rücken. Das individuelle Sich-wohl-Fühlen des einzelnen Menschen entwickelt sich zu einer zentralen Zielsetzung und zum Evaluationsparameter, wenn es darum geht, festzustellen, ob die angebotene und angewendete Maßnahme richtig oder falsch ist, sie als qualitativ hochwertig oder als ungeeignet zu bewerten ist.

Die Zufriedenheit des Menschen, das geäußerte oder durch verschiedene Ausdrucksformen gezeigte Wohlbefinden ist gezielt zu erfragen, zu beobachten, anhand standardisierter Verfahren zu erheben und zu dokumentieren. Weiterhin sind Einträge zu Erfassungen der Aussagen und Beobachtungen im Pflegebericht erforderlich, um sich nicht auf hochkomplexe, in langen Intervallen durchgeführte Spezialerfassungen zu begrenzen. Es reicht jedoch nicht aus, losgelöst von jeglichen Handlungen eine Aussage zum Wohlbefinden zu machen und generell zu schreiben, dass der Bewohner sich wohl fühlt. Das Ziel liegt vielmehr darin, zu erkennen, unter welchen Bedingungen oder durch welche Maßnahmen ein möglichst weitgehendes Wohlbefinden beim Bewohner ausgelöst oder erzeugt werden kann. Dies sollte dann ganz konkret durch eine Einarbeitung der Erkenntnisse in die Prozessplanung erzeugt werden. Erst durch eine solche gezielte Planung wird die Erhaltung oder Herstellung des Wohlbefindens des Betroffenen zum Ziel allen Handelns: Es gilt Angebote und Maßnahmen derart zu gestalten, dass sie ganz bewusst die Bedingungen herbeiführen, die als Auslöser für das Wohlfühlen der Seele zu sehen sind. So sind differenzierte Aussagen zu den Rahmenbedingungen notwendig, die zum Wohlbefinden führen.

Im Pflege- und Betreuungsbericht sollten folgende Fragen beantwortet werden:

- **Wie** lässt sich das Wohlbefinden erheben? Kann der Bewohner auf Fragen zielgerichtet antworten und sagen, wann er sich wohl fühlt und wodurch dies ermöglicht wird? Oder bedarf es alternativ einer Beobachtung, weil der Bewohner nicht mehr über ausreichende Kommunikationskompetenz verfügt?
- **Wann,** d.h. in welchen Situationen, zu welchem Zeitpunkt und unter welchen Bedingungen zeigt der Bewohner Anzeichen von Wohlbefinden oder äußert dieses? Wann oder wodurch erscheint/wird dieses eingeschränkt?

- **Welche Signale** lassen sich beobachten und erkennen, die als Indizien für das Vorhandensein gesehen werden? Bei einem Bewohner, der keine Äußerungen mehr zu seinem Wohlbefinden machen kann, darf niemals geschrieben werden: »Frau/Herr … fühlt sich wohl.« Denn hierbei würde es sich um eine Vermutung handeln, deren Nachweis nicht zu erbringen ist. Richtiger ist es, die Indizien, d.h. die Zeichen zu benennen, die einen derartigen Schluss zulassen (Was kann man sehen? Was kann man hören? Was kann man mit seinen Händen fühlen?). Der konkrete Eintrag der Indizien ermöglicht es dann, dass auch die anderen Mitarbeiter dies nachvollziehen und den Bewohner hinsichtlich der gleichen Parameter beobachten können.

Beispiele für Selbstaussagen des Bewohners

- »Frau K. äußerte, dass sie sich immer besonders auf die Gruppenangebote freut, dass ihr die anderen Menschen gut tun.«
- »Herr T. sagt, dass er sich immer müde und kraftlos fühlen würde.«
- Aussage von Frau W.: »Ich kann nicht mehr, würde der Herrgott mich doch mal holen. Das ist kein Leben mehr, das Freude macht.«

Beispiele für entsprechende Anzeichen im Bereich Mimik, Gestik, Verhalten:

Mimik: Zeigt sich eine entspannte Mimik? Lächelt der Bewohner? Hat er eine angespannte Stirn oder zieht er die Augen hoch? Zeigen die Augen einen ängstlichen, sorgenvollen oder freudigen Ausdruck? Sind die Mundwinkel stärker als sonst herunter gezogen? Zeigen die Augen ein nachlassendes oder bereits erloschenes Interesse an der Umwelt, an Handlungen und/oder Personen? Zeigen sich durch seine auf ein Ziel oder Objekt ausgerichtete Blicke eher Freude und Interesse? Formuliert werden könnte dann beispielsweise: »Frau K. zeigt einen freudigen Gesichtsausdruck«

Gestik: Hat der Betroffene die Arme vor der Brust verschränkt, wehrt er mit den Händen eine Maßnahme ab? Presst er die Lippen zusammen und zeigt so, dass er nichts sagen möchte? Zeigt er eine Abwehrhaltung, dreht er sich z.B. zur Wand oder vom Gesprächspartner weg? »Herr U. schaute weg, als ich ihn ansprach und zum Angebot ›Spielerunde‹ einlud.«

Verhalten: Wie reagiert der Bewohner auf eine Maßnahme, eine Situation, eine Bedingung? Zeigt seine Reaktion eher eine freudvolle Zustimmung? Nimmt er die Maßnahme mit Anzeichen von Freude an oder zeigt sich eher Abwehr? Lassen sich Ausdrucksweisen von Zorn und Wut, Traurigkeit, Verstimmung, Hoffnungslosigkeit o. Ä. erkennen? Welche Indizien/Zeichen zeigen sich konkret im Handeln dieses Menschen? »Frau M. klopft wiederholt mit der Hand auf den Tisch, schaute dabei unwillig mit hochgezogenen Augenbrauen und unterstützt diese Handlung mit Lauten.«

Körperspannung/Muskelspannung: Wirkt der Betroffene angespannt? Lassen sich eine angespannte Körperhaltung oder angespannte Arme erkennen? Zeigen sich hochgezogene Schultern oder ein extrem durchgedrückter Rücken, der sonst nicht vorhanden ist? Oder sitzt der Bewohner mit hängen Schultern, einer stark reduzierten Körperspannung im Sessel und wirkt dabei traurig oder desinteressiert und antriebsarm? »Beim Besuch der Tochter wirkt Frau K. wacher, schaut mit großen Augen interessiert in die Runde und zeigt eine aufrechte Haltung des Oberkörpers.«

Beispiele für entsprechende Reaktionen des vegetativen Nervensystems

Bei Stress oder Unbehagen, bei Schreck oder Angst zeigen sich: beschleunigter Puls, Blutdruckanstieg, schnellere, oberflächlichere Atmung, kleinperliger, kalter Schweiß, angespannte Muskulatur, weite Pupillen.

Beschreibungen der Zusammenhänge zwischen Situations- und Handlungsbedingungen und der Entstehung von Wohlbefinden oder Unbehagen

Um ggf. gezielt Bedingungen, die ein Wohlbefinden fördern, herstellen zu können oder umgekehrt solche, die zu einer Einschränkung führen, zu verändern, bedarf es einer genaueren Beobachtung und Beschreibung der Zusammenhänge. Folgende Aspekte können helfen, die Zusammenhänge herzustellen:

- Wodurch werden die Anzeichen von Wohlbefinden oder Unbehagen ausgelöst? Hier gilt es, die möglichen Bedingungsfaktoren, die auslösende Handlung oder auch den Kontext, also die Gesamtsituation, zu beschreiben?

- Durch wen entstehen Anzeichen von Unbehagen oder Wohlbefinden? In menschlichen Zusammenhängen spielt auch die Auswirkung von Sympathie oder Antipathie eine Rolle. Bedenkt man, dass Betroffene in einem 24-stündigen Zusammenhang teilweise von bis zu zehn verschiedenen Menschen gepflegt, betreut und versorgt wird, ist es möglich, dass sich Vorlieben und Abneigungen gegenüber bestimmten Personen entwickeln. Derartige positive oder eher ablehnende Gefühle können bei an Demenz erkrankten Menschen auch durch biografische Prägungen entstehen. Im Prozess der Evaluation lässt sich durch einen Vergleich der einzelnen Einträge und der dazugehörenden Handzeichen oftmals erkennen, bei welchem Mitarbeiter der Bewohner wie reagiert. Entsprechende Erkenntnisse können dann dazu führen, dass best. Handlungen nur von einem best. Mitarbeiter angeboten werden soll (so weit dies die Rahmenbedingungen der Einrichtung ermöglichen).
- Ggf. wann, also zu welchem Zeitpunkt, wurde das Wohlbefinden oder Unbehagen ausgelöst? Hier können biografische Ursachen wie »Morgenmensch« oder »Abendmensch« eine Rolle spielen.
- Wie lange zeigte sich ein entstandenes Wohlbefinden oder Unbehagen? Wenn etwa ein Unbehagen nur kurz, z.B. bei einem Transfer in einen Rollstuhl ausgelöst wird, dafür aber dann danach Wohlbefinden oder sogar Freude entsteht, kann das Beibehalten der Situation sinnvoll sein. Insbesondere Menschen mit Demenzerkrankung können oftmals nicht einschätzen, was der Mitarbeiter von ihm möchte oder was er gerade machen soll. Hier entwickelt sich dann Unbehagen durch Unsicherheit. Wenn ein Betroffener nun gar nicht gefragt wird, ob er mitkommen möchte, sondern der Mitarbeiter ihm die Hand mit einem Lächeln und der Einladung entgegenstreckt »Kommen Sie …« kann das Unbehagen unter Umständen deutlich reduzierter werden. Auch bei einer Schmerzspitze, die durch einen Transfer ausgelöst wird und nur kurz, d.h. für den Moment der Bewegung besteht, wären entsprechende Einträge im Bericht oder auf einem Schmerzprotokoll wichtig. Hier könnte dann vor dem Transfer ein sehr kurz wirksames Schmerzmittel gegeben werden. Würde die Dauer nicht beobachtet und beschrieben, erhält der Bewohner ggf. ein über Stunden wirkendes Präparat, welches jedoch eine Überversorgung darstellen würde.

Wichtig

Insbesondere die vernetzende Beschreibung der Beobachtungen durch die verschiedenen Berufsgruppen ist wichtig, da die Mitarbeiter der Pflege dem Bewohner in anderen Situationen begegnen und daher auch möglicherweise andere Reaktionen auslösen können als die der Sozialen Betreuung. So lässt es sich leicht vorstellen, dass der Betroffene in pflegerischen Situationen eher eine Abwehr und den Ausdruck nicht vorhandener Zustimmung zeigt, wenn die angebotene Maßnahme seine Akzeptanz nicht findet, wenn etwa Grenzüberschreitungen stattfinden, weil die Pflegekraft ihm seine Kleidung ausziehen oder ihn waschen möchte. Insbesondere im Rahmen einer auftretenden Demenz versteht der Betroffene den Sinn dieser Maßnahmen oft nicht mehr und kann daher auch die Notwendigkeit zur Einwilligung nicht erkennen.

In Betreuungsangeboten oder in Beschäftigungsmaßnahmen kann sich hingegen ein anderer Ausdruck zeigen. So stellen die Rahmenbedingungen dieser Maßnahme andere Anforderungen an den Bewohner, lassen oftmals mehr Freiräume zu oder sind sogar auf Wohlbefinden und soziale Teilhabe ausgerichtet.

Erst die Einträge der verschiedenen Berufsgruppen lassen in der Gesamtheit erkennen, ob der Bewohner dauerhaft und ständig eher Anzeichen für Wohlbefinden oder eher für Unbehagen zeigt oder ob diese an bestimmte Situationen gebunden sind. Einträge in den Pflege- und Betreuungsbericht, die hier den interprofessionellen Austausch zeigen, können als Fallgespräch kategorisiert werden. Sie belegen, dass nicht jede Berufsgruppe für sich arbeitet, sondern alle an einem gemeinsamen Prozess mitwirken.

In jedem Fall sollten die im Bericht gewonnenen Erkenntnisse zum Wohlbefinden dann für die weitere Prozessteuerung von Pflege und Sozialer Betreuung wie auch für die Arbeit mit den Angehörigen verwendet werden.

Das Wohlbefinden des Menschen sollte in der Beachtung, in der Beobachtung und auch in der gezielten Handlungsplanung eine obere Priorität annehmen, denn für den alten Menschen bedeutet das Sich-wohl-fühlen-Können oft das letzte, was er sich wünscht, was erreichbar ist und was das oft schwer gewordene Leben noch lebenswert machen kann.

Beispiele

- »Frau K. zeigte Anzeichen von Unruhe, nestelte mit den Händen an ihrer Kleidung und an der Tischdecke. Als sie einen Korb mit Socken zum Sortieren bekam und gebeten wurde, diese Arbeit zu übernehmen, zeigte sie einen freudigen Gesichtsausdruck und lächelte. Sie begann sofort mit der Aufgabe. Das Nesteln ließ nach.«
- »Herr P. lief unruhig über den Flur und rief immer wieder ›Wann kommt meine Frau?‹, nachdem das Angebot der Sozialen Betreuung »Gedächtnistraining« beendet und er wieder auf den Wohnbereich zurück begleitet worden war. Angebote, mit Ihm in den Garten zu gehen oder sich ein Buch anzusehen, lehnte er ab.«
- »Frau Ö. strahlte mich an, als ich ihr einen Schokoladenpudding brachte. Sie sagte: ›Du bist doch meine Beste.‹ Dann aß sie den Pudding selbst mit dem Löffel und zeigte anhand der Mimik und der Essgeräusche Freude und Genuss.«

Aussagen zum herausfordernden Verhalten/Abwehrverhalten

Während das Wohlbefinden eher die positive Seite der Seelenqualität zeigt, kann ein sogenanntes herausforderndes Verhalten nur als Ausdruck dafür gesehen werden, dass dieser Mensch sich jetzt wehrt, weil seine Bedürfnisse nicht ausreichend beachtet wurden (vgl. Bundesministerium für Gesundheit 2007). Insbesondere Menschen, die an gerontopsychiatrischen Erkrankungen leiden und nicht mehr in der Lage sind, ihre Bedürfnisse adäquat zu verbalisieren, zeigen ihre Abwehr dann auch über körperliche, also nonverbale Maßnahmen.

In jedem Fall ist ein forderndes Verhalten immer als Hilferuf des betroffenen Menschen zu verstehen, der auf diese Weise ausdrückt: »Ich benötige oder möchte gerade etwas, was Du mir im Augenblick nicht gibst«, »Ich habe ein Bedürfnis, welches von Dir gerade nicht erkannt wird und die Maßnahme, die Du mir geben möchtest, passt nicht zu meinem Bedürfnis. Sie hilft mir nicht oder ich verstehe sie nicht.«

Die Analyse möglicher Ursachen ist hier immer der erste Schritt (vgl. Bundesministerium für Gesundheit 2007: 15), denn zunächst muss das vorhandene Bedürfnis festgestellt werden, ehe eine adäquate, das Bedürfnis stillende Maßnahme angeboten werden kann.

Zur Ursachenanalyse sollten folgende Fragen gestellt und die entsprechenden Antworten gesucht werden, die dann im Pflege- und Betreuungsbericht beschrieben werden:

- **Mangelndes Verstehen:** Kann der Bewohner verstehen, warum diese Maßnahme durchgeführt werden soll? Kann er die Begründung nachvollziehen? Oder schätzt er die Situation ggf. aufgrund einer gerontopsychiatrischen Erkrankung anders ein als der Mitarbeiter?
- **Unzureichende Beziehung:** Kann der Bewohner sich auf die Situation einlassen, weil er sich in der Beziehung zum Mitarbeiter gut aufgehoben und wohl fühlt, ihm vertraut und daher auch eine Maßnahme zulässt, die er nicht mehr versteht? (Forderndes Verhalten kann ein Hinweis dafür sein, dass die Beziehung zu diesem Menschen kein ausreichendes Vertrauen erzeugen kann.)
- **Unwissen über biografische Rituale, Gewohnheiten, Vorlieben und Abneigungen:** Kann sich der Bewohner auf diese Maßnahme einlassen, wie sie angeboten/durchgeführt wird? Möglicherweise war im Maßnahmenangebot nicht berücksichtigt worden, dass der Bewohner eine andere Zeit, eine andere Art der Durchführung der Maßnahme, andere Rituale und Gewohnheiten, einen anderen Ort, eine andere (gewohnte) Person verinnerlicht hat und die Maßnahme nun als fremd und Angst auslösend empfindet?
- **Unzureichende Zeit:** Kann der Bewohner die Maßnahme in der Schnelligkeit annehmen, wie der Mitarbeiter sie anbietet oder durchführt? Oder benötigt er aufgrund seiner Unfähigkeit, kognitive Handlungsketten ausreichend zu kennen und anzuwenden bzw. schnell auf neue Situationsanforderungen zu reagieren, ein langsameres Vorgehen?
- **Unangemessene, die Bedürfnisse des Bewohners nicht berücksichtigende Situationsbedingungen, etwa:** Räume, die die Bedürfnissen des Betroffenen nicht gerecht werden; zu viele Sinnesreize, die auf einmal auf den Menschen mit eingeschränkten Fähigkeiten zur Reizverarbeitung einwirken; schnell wechselnde Reize; Wechsel der Räume; Stille, die verunsichert; Menschen, die von irgendwo her rufen; Reize, die den gerontopsychiatrisch erkrankten Menschen vor zu große Anforderungen stellen. Dies alles kann ein forderndes Verhalten auslösen. Auf diese Weise

kann der Bewohner ggf. zeigen: »Das will ich so nicht, ich benötige etwas anderes.«

- **Bedürfnisse, die nicht erkannt und nicht beachtet wurden:** Körperliche, seelische, soziale und spirituelle Bedürfnisse, die der an einer gerontopsychiatrischen Erkrankung leidende Menschen noch intuitiv verspürt aber nicht mehr verbalisieren kann, führen ggf. zu einem fordernden Verhalten wie Rufen oder dem Klopfen mit einem Becher auf den Tisch. Nur auf diese Weise kann der Bewohner seine unangenehmen Wahrnehmungen noch zum Ausdruck bringen.

Im Pflegebericht sollten folgende Zusammenhänge konkret aufgezeigt werden:

- In welcher Situation zeigt der Betroffene das fordernde Verhalten?
- Welche Bedingungen kennzeichnen die Situation konkret?
- Bei welchen Personen (Mitbewohner, Angehörige, Mitarbeiter) wird das Verhalten ausgelöst? Oder entsteht es unabhängig von der betreuenden Person?
- Zu welchen Uhrzeiten entsteht das Verhalten? (Biografische Auslöser wie zeitlich bedingte Rituale)
- An welchen Orten entsteht das Verhalten? (Verursacht der Ort ggf. Angst oder Unbehagen?)
- Welche Bedingungen verstärken, reduzieren oder beheben das Verhalten (Bedingung konkret beschreiben. Was wurde verändert?).
- Wie verändert sich das Verhalten durch die Anpassung von Maßnahmen? (Wirkung)
- Wurden Angehörige befragt oder in den Prozess eingebunden? Welche Auswirkungen hatte dies?
- Wurde ggf. eine Fallbesprechung durchgeführt, um im Team das Verhalten näher zu analysieren und multiperspektivisch nach Lösungen zu suchen? Welches Ergebnis wurde erzielt? Wie geht es weiter? Sollten weitere Personen oder Berufsgruppen informiert und einbezogen werden?
- Welches Bedürfnis hat der Betroffene ggf., das gerade nicht ausreichend erkannt und auch nicht beachtet wurde?
- Welche Veränderung der Handlung könnte hier evtl. zu einer Bedürfnisbefriedigung führen? (oftmals werden hier verschiedene Maßnahmen ausprobiert und die Wirkung überprüft). Anschließende Einträge im Pflegebericht wären hier sehr wichtig.

Auch können die Fragen sich auf den umgekehrten Blickwinkel beziehen:

- In welcher Situation, bei welcher Handlung tritt das fordernde Verhalten nicht auf?
- Wodurch lässt es sich vermeiden oder reduzieren?
- Welche Bedingungen können beobachtet oder erkannt werden, die zur Vermeidung des fordernden Verhaltens führen?
- Kann die folgende Unterlassung der Maßnahme als richtig eingeschätzt werden?

Beispiele

- »Als ich bei Frau K. heute Morgen um 9:00 Uhr eine Handmassage durchführen wollte, zog sie ihre Hand weg und sagte ›Lass mich‹. Ich habe ihr dann ihr Lieblingslied ›Großer Gott wir loben Dich …‹ vorgesungen. Sie summte dann mit und schaute mich mit einem fröhlichen Gesichtsausdruck an.«
- »Herr J. fegte mit seiner Hand das Brot und den Becher vom Tisch, als ich ihn durch Anreichen beim Essen unterstützen wollte. Nachdem ich sein Frühstück neu angerichtet hatte, nahm er das von mir zusammengeklappte Brot nach Aufforderung »Nehmen Sie bitte …« in die Hand und aß.

In einigen Fällen haben Ereignisse aus der Kindheit, Jugend oder im Erwachsenenalter belastende Spuren bei den Bewohnern hinterlassen, die allerdings im Verlauf des Lebens im Unterbewusstsein »zugedeckt schlummerten«. Im Rahmen einer gerontopsychiatrischen Erkrankung können diese Spuren/Traumatisierungen nun hervorkommen und Wirkung zeigen. So kann letztlich ein forderndes Verhalten Ausdruck einer lange vorhandenen aber bisher »verdrängten« großen Angst oder Trauer sein. Oftmals können diese Folgen einer Traumatisierung nicht mehr behoben werden und die belastenden Gefühle bleiben vielleicht sogar für den Rest des Lebens bestehen und führen zu Reaktionen.

Hier bleibt es eine wichtige Aufgabe des Teams, das fordernde Verhalten nicht als zielgerichtet auf die eigene Person zu verstehen, nicht zu glauben, dass der Bewohner sich in den Vordergrund drängen oder die Mitarbeiter ärgern will. Alle Mitarbeiter gemeinsam müssen hier eine Grundhaltung annehmen, die den betroffenen Menschen in seiner seelischen Not in den Mittelpunk stellt. Es ist ihre generelle Aufgabe, ein Umfeld – eine Care, hier verstanden als Sorge, Pflege und Betreuung – zu ermöglichen, die den Betroffenen in seiner Not abholt, versteht und ihm hilft, wo es möglich ist.

Manchmal besteht diese Hilfe nur noch darin, ein Zuhause zu bieten, in dem sich der Betroffene aufgenommen, aufgehoben und getragen fühlen kann.

Erfassung und Beschreibung von Wohlbefinden bei Menschen mit gerontopsychiatrischen Erkrankungen

Die beim jeweiligen Bewohner auftretenden Phänomene, Reaktionen und Probleme sind vielgestaltig und können von Tag zu Tag variieren. Manchmal kommen hierzu noch Schwankungen im Tagesverlauf. Hierfür ist der Pflege- und Betreuungsbericht das geeignete Instrument. Neben diesen eher allgemeinen Beschreibungsmustern gibt es auch spezifische Verfahren zur systematischen Beobachtung von Menschen mit Demenz, wie etwa das DCM (Demenzia Care Mapping) oder H.I.L.D.E (Heidelberger Instrument zur Erfassung von Lebensqualität bei Demenz). Problematisch ist, dass bereits die Anwesenheit des Beobachters im Feld die Wahrnehmung und das Verhalten des Betroffenen verändern kann. Positiv erweist sich das Verfahren Marte Meo, bei dem per Videoaufnahmen bestimmte Situationen aufgenommen werden. Nachfolgend werden das Verhalten und die Interaktion der Personen insbesondere nach positiven Aspekten ausgewertet (vgl. http://www.martemeo-deutschland.de/marte-meo-methode.html, Abgerufen am 03.10.2016, 13:00 Uhr).

12.3.2 Spezifische Aussagen zur Palliativsituation

Die Palliativsituation ist dadurch gekennzeichnet, dass der betroffene Mensch sich in einer Situation am Ende seines Lebens, d.h. in einer absehbar lebensbegrenzenden Zeitspanne befindet. Alle Maßnahmen im Umfeld seiner Pflege sind nun nicht mehr auf das Ziel der Heilung ausgerichtet, sondern darauf; die Lebensqualität so weit wie möglich zu erhalten oder wieder herzustellen. Der Hinweis, dass »palliativ/pallium« u.a. bedeutet, jemanden in einen »wärmenden/schützenden Mantel zu hüllen«, macht schon deutlich, dass das Ziel Lebensqualität herzustellen vor dem steht, das Leben um jeden Preis zu verlängern.

Mit der Feststellung der Palliativsituation werden nun verschiedene Maßnahmen kritisch begutachtet, die bislang eingesetzt wurden, um Gesundheit zu erhalten, wieder herzustellen oder Schäden oder Risiken zu vermeiden, wenn durch ihre Anwendung die Lebensqualität des Betroffenen eingeschränkt wird.

Jetzt wird alles Handeln nach der spezifischen Philosophie von Palliative Care ausgerichtet. Wichtig: Insbesondere wenn Maßnahmen, die ansonsten sinnvoll, notwendig oder fachlich gefordert waren, nicht mehr durchgeführt werden (sollen), sind die jeweilige Begründung und die Auswirkung der Unterlassung im Pflegebericht zu vermerken. Auf diese Weise lassen sich später ggf. entstehende Vorwürfe der Fahrlässigkeit leichter klären.

Definition des Begriffs »Palliative Care« nach der WHO (2002)

»Palliative Care (Palliative Medizin, Pflege und Begleitung) entspricht einer Haltung und Behandlung, welche die Lebensqualität von Patienten und ihren Angehörigen verbessern sollen, wenn eine lebensbedrohliche Krankheit vorliegt. Sie erreicht dies, indem sie Schmerzen und andere physische, psychosoziale und spirituelle Probleme frühzeitig und aktiv sucht, immer wieder erfasst und angemessen behandelt.«

Palliative Care (lt. WHO) …

- lindert Schmerzen und andere belastende Beschwerden.
- bejaht das Leben und erachtet das Sterben als normalen Prozess; will den Tod weder beschleunigen noch verzögern.
- integriert psychische und spirituelle Aspekte.
- unterstützt die Patienten so lange wie möglich aktiv zu bleiben.
- unterstützt die Angehörigen, die Krankheit des Patienten und die eigene Trauer zu verarbeiten.
- arbeitet interdisziplinär, um den Bedürfnissen von Patienten und Angehörigen gerecht zu werden.
- verbessert die Lebensqualität und kann so positiven Einfluss auf den Krankheitsverlauf nehmen.

- kann frühzeitig während der Erkrankung in Kombination mit lebensverlängernden Maßnahmen, wie Chemo- oder Radiotherapie, angewendet werden.
- beinhaltet auch die notwendige Forschung, um Beschwerden oder klinische Komplikationen besser verstehen und behandeln zu können.

Konzeptionell werden in den Einrichtungen häufig folgende Handlungen angestrebt, um diese Ziele zu erreichen (vgl. Löser, A. 2016 u. 2014):

1. Radikale Orientierung am Sterbenden: Jedes Handeln orientiert sich den Bedürfnissen und Zielen des Betroffenen.
2. Symptommanagement: Durch gezieltes Beobachten der häufig auftretenden Symptome und durch vorbeugendes oder sofortiges Handeln sollen diese verhindert, behoben oder minimiert werden.
3. Netzwerkarbeit und Interdisziplinarität: Die verschiedenen Berufsgruppen und Organisationen des Netzwerks arbeiten enger zusammen, informieren sich gegenseitig, entscheiden in bestimmten Fragestellungen gemeinsam.
4. Abbau von Hierarchie: Auch die Mitarbeiter von Berufsgruppen, die nicht direkt mit Pflege und Betreuung zu tun haben, werden nach ihren Beobachtungen und Erfahrungen gefragt, z. B. die Reinigungskraft. Die Mitarbeiter aller Berufsgruppen arbeiten »auf Augenhöhe« zusammen. Eine solche, durch Demokratie und Partizipation sich auszeichnende, Zusammenarbeit zeigt sich auch an den Berichtseinträgen, in dem Aussagen der Mitarbeiter anderer Berufsgruppen dokumentiert werden. Möglich ist auch ein Eintrag als Fallbesprechung.
5. Qualitätsmanagement und Evaluation: Welche Ergebnisse und Auswirkungen haben eingeleitete Maßnahmen? Immer wird die Suche nach der Best Practice angestrebt. Dieses kann nur durch Auswertung erzielt werden. Für die Entwicklung von Palliative Care, wäre die Evaluation nach dem Tod eines Betroffenen ein sehr guter Weg. Erst nach seinem Tod lässt sich reflektierend feststellen, ob es ein gutes Sterben und ein guter Tod war und welche Bedingungen dazu geführt bzw. diese Ziele verhindert haben.
6. Angehörigenbegleitung: Angehörige gelten als zweite Hauptbetroffene. Sie sind in ihrem eigenen Prozess der Trauer, ihres Bedürfnisses, helfen zu wollen, und des Abschieds ebenso wahrzunehmen wie der Betroffene selbst. Bedarfe, Bedürfnisse der Angehörigen sowie regelhaft ausgeführte

oder besondere Maßnahmen werden beschrieben, sofern sie nicht bereits im Handlungsplan gelistet sind. Die Auswirkungen werden dokumentiert.

7. Trauerbegleitung/Unterstützung in der lebensbegleitenden Trauerarbeit: Das Sterben und der Tod eines Menschen werden gravierende Veränderungen für ihn selbst wie auch für sein Umfeld bereithalten. Es, entsteht nicht selten Trauer bei den verschiedenen Betroffenen. In der Bearbeitung werden der Betroffene und seine Angehörigen begleitet.

Im Hinblick auf die einzelnen Fragmente dieser WHO-Definition, lässt es sich erkennen, welche Einträge im Pflegebericht erforderlich oder sinnhaft sind.

Wichtige Fragen

- Wie sehen das aktuelle und das angestrebte Wohlbefinden des Bewohners aus? Wie bewertet er selbst die eigene Situation? Was bereitet ihm Sorgen oder Beschwerden? Was glaubt er, könnte diese lindern?
- Wie geht der Betroffene mit der Perspektive seines baldigen Todes um? Zeigt er eher Anzeichen von Angst, Unruhe und Sorge oder kann er sich auf das nun Kommende einlassen und zustimmen? Spricht er ggf. selbst eine Pflegekraft oder einen Mitarbeiter der Sozialen Betreuung an und möchte mit diesem über sein Sterben sprechen?
- Welche Prioritäten setzt der Bewohner? Was ist ihm wichtig zu erreichen oder zu erhalten? Welche Maßnahmen bringen für ihn entsprechend seiner Einschätzung einen Gewinn? Welche belasten ihn eher?
- In welchen Angelegenheiten wünscht sich der Betroffene Unterstützung durch die Einrichtung, die Mitarbeiter oder die Angehörigen? Richten sich die Anliegen auf die jetzt aktuelle Phase des Lebens, auf die Sterbesituation oder auf den Zeitpunkt nach dem eingetretenen Tod?
- Gibt es »offene Lebensgeschäfte«, die er abschließen und so Frieden finden möchte?
- Gibt es spirituelle/weltanschauliche Fragen, die belasten, Handlungen, die noch zu erfüllen sind?
- Haben sich Bedürfnisse verändert, sodass nun auch der Handlungsplan seitens der Pflege und Sozialen Betreuung geändert werden muss?

- Welche Aussagen finden sich in der Versorgungsplanung für die letzte Lebensphase? Sind diese auf die aktuelle Situation anzuwenden? Was muss getan oder unterlassen werden? Treten entsprechende Notfallsituationen auf, ist im Bericht ein Verweis auf die Versorgungsplanung zu machen und so ggf. die Begründung für die Durchführung einer Maßnahme oder auch für eine Unterlassung zu begründen.Gibt es akute Veränderungen, die eine Überprüfung dieser Versorgungsplanung erfordern? Sollten der Betroffene oder seine Bevollmächtigten erneut beraten werden?
- Oder sollte eine solche Versorgungsplanung jetzt eingeleitet und erstellt werden, weil sie noch nicht vorliegt?
- Sind der Betroffene und seine Angehörigen auf einem Weg oder wollen die Angehörigen Maßnahmen, weil sie das Sterben noch nicht akzeptiert haben?

Beispiele

- »Frau S. wollte heute Morgen nicht aufstehen. Sie sei zu schwach. Den Vorschlag, später das Angebot noch einmal zu bekommen und noch ein wenig schlafen zu können, nahm sie mit einem zufriedenen Seufzer und einem ›Gott sei Dank‹ an.«
- »Herr D. äußerte, dass er mit seinem Bruder doch noch Kontakt aufnehmen wolle. Er bat mich, den Bruder anzurufen und ihn um einen Besuch zu bitten. Nachdem der Bruder gekommen war, zeigte Herr D. sowohl einen deutlich entspannten Gesichtsausdruck als auch eine entspannte Körperhaltung. Er sagte, dass er keine Schmerzen habe.«

Beispiele von Bewohnerinteressen für die Versorgungsplanung für die letzte Lebensphase

- Frau G. sagte heute Morgen bei der Körperpflege zu mir, dass sie sterben wolle. Sie sei schon so lange von ihrem Mann getrennt und das Leben sei so schwer geworden.
- Herr F. sagte, er will seine Tabletten nicht mehr nehmen. Es sei nun gut und er will endlich sterben dürfen.

Lassen sich im Pflegebericht entsprechende Aussagen erkennen, sollte jetzt, wenn dieses noch nicht geschehen ist, eine Versorgungsplanung für die letzte Lebensphase erstellt werden.

Im Pflegebericht werden also Indizien, die einen bestimmten Bewohnerwillen ausdrücken, beschrieben.

Darstellung der spezifischen Arbeit mit Angehörigen in der Palliative Care

Im Rahmen der Palliative Care werden auch die Angehörigen verstärkt zu einer bedeutenden Zielgruppe. Denn Angehörige sind Betroffene in zweierlei verschiedenen Rollen: Zum einen sind sie selbst von einem drohenden, baldigen Verlust betroffenen. Ihre eigene Situation und auch ihre Rolle werden sich verändern, wenn etwa Mutter oder der Vater sterben und die Kindheit damit unweigerlich zu Ende geht. Zum anderen sind sie Begleitende und Helfende in der Zeit, in der der Bewohner noch lebt.

Die Mitarbeiter der Einrichtung müssen sich in ihrer Funktion als »Ermöglichende«, »Unterstützende«, als »Helfende« und »Tröstende« nun auch diesen Betroffenen zuwenden und ihnen geeignete Maßnahmen anbieten, damit sie ihre Rolle als begleitende Angehörige möglich gut ausfüllen können.

Im Pflegebericht sind folgende Fragen zu klären und Informationen zu dokumentieren:

- Wie reagieren die Angehörigen auf die Sterbesituation des Bewohners? Welche Reaktionen und Verhaltensweisen lassen sich erkennen?
- Welche Hilfebedarfe zeigen sie und wie wirken sich angebotene Maßnahmen der Mitarbeiter aus? Haben Angehörige die Hilfebedarfe verbal geäußert (dann als Zitat eintragen) oder zeigen sich diese eher aufgrund eines Verhaltens?
- Wie reagieren der Angehörige und der Bewohner in der wechselseitigen Wirkung und Abhängigkeit (Interdependenz)? Bestehen konfliktbehaftete Spannungen, zu deren Lösung der Angehörige eine Hilfe benötigt, oder zeigt sich eher eine auf Vertrauen und Einigkeit basierende Stimmung?

- Welche Informationen benötigt der Angehörige und wie reagiert er auf Beratungen durch die Mitarbeiter? Benötigt er überwiegend Informationen, mit denen er offene Fragen klären kann, oder ist ein offenes Ohr – jemand der einfach zuhört und/oder mit ihm gemeinsam für eine kleine Weile schweigt – wichtiger?
- Benötigt der Angehörige Maßnahmen, die seine körperlichen Fähigkeiten für die Zeit der Begleitung und Betreuung des Sterbenden stärken und schützen, z. B. eine Schlafmöglichkeit, die Versorgung mit Essen und Trinken?
- Benötigt der Angehörige auch spirituelle Unterstützung, wie z. B. ein Gespräch mit dem Seelsorger oder den Besuch der Kapelle in der Einrichtung, gemeinsame Gebete mit dem Bewohner oder mit ihm/für ihn ein Lied zu singen? Wie reagiert er auf solche Angebote? Kann er hierdurch neue Kraft schöpfen oder fühlt er sich entlastet.

Aussagen von Angehörigen werden in wörtlicher Rede beschrieben. Reaktionen und Verhaltensweisen werden wertneutral und nachvollziehbar unter der Angabe von Zahlen, Daten, Fakten beschrieben. (Siehe Kap. 5)

Beispiele

- »Die Tochter von Frau L. bat darum, in der Nacht hier bleiben zu dürfen, damit sie bei ihrer sterbenden Mutter sein könne, wenn es so weit ist. Ich habe ihr ein Gästebett und etwas zu essen/zu trinken angeboten. Des Weiteren sagte ich, dass sie jederzeit bei Fragen oder Problemen kommen kann. Sie antwortete, dass sie die Betreuung, die sie selbst hier bekommt, als sehr wohltuend empfindet.«
- »Auf die Aussage von Frau Dr. C., dass die Ernährung über die Sonde neu überdacht werden müsse, weil sie nun nicht mehr sinnvoll sei, reagiert der Sohn von Herrn J. sehr ungehalten: ›Ob wir seinen Vater verhungern und verdursten lassen wollten?‹ Nachdem Frau Dr. C. erklärte, dass die Nahrung für einen sterbenden Menschen eher belastend sei (Entstehung von Lungenödem, Todesrasseln) und nun eher eine gute Mundpflege und eine menschliche begleitende Betreuung wichtig seien, erklärte er sich mit der Einstellung der Nahrungsversorgung einverstanden.«

Im Pflegebericht sind immer die auslösenden Fragen oder Reaktionen zu beschreiben, die Maßnahme, die angeboten oder durchgeführt wurde, und ihre Wirkung. Hierbei ist der beobachtende Blick dann gleichzeitig auf den Bewohner und auf die Angehörigen zu legen, um von beiden Seiten wichtige Informationen zu erlangen. Die Beschreibungen dürfen jedoch immer nur das wiedergeben, was vom Bewohner oder seinem Angehörigen ausgesagt wurde oder was sich an Anzeichen (= Indizien) erkennen lässt. Vermutungen sind in jedem Fall zu unterlassen!

Der Pflegebericht wird hier verstärkt zu einer Art Tagebuch, in dem die Entwicklungen des sterbenden Menschen beschrieben werden. Eine Planung macht in dieser Zeit, also den letzten Tagen und Stunden des Lebens, nur bedingt einen Sinn, denn die Bedürfnisse und Probleme können sich schnell, manchmal stündlich verändern. Hier ist eine kontinuierliche Anpassung und Neuausrichtung an der aktuellen Situation erforderlich? Das gilt hinsichtlich des bevorstehenden Todes, jedoch gleichzeitig auch in Bezug auf die Art der Bedürfnisse und Ziele des Betroffenen, bis zuletzt zu leben und möglichst seine Bedürfnisse zu befriedigen. Der Pflege- und Betreuungsbericht dient hier dazu, kontinuierlich das aktuelle Handeln darzustellen und der ständigen Reflexion, die im Vollzug des Schreibens zustande kommt. Immer wieder müssen die Fragen geklärt werden:

- Haben wir alles getan, damit dieser Mensch in einem möglichst weitgehenden Wohlbefinden als Mensch bis zum Schluss leben und gleichzeitig behütet sterben kann?
- Haben sich neue oder veränderte Probleme, Bedürfnisse oder Anforderungen ergeben, die nun eine Veränderung im Handeln erfordert?

12.3.3 Aussagen zu einem »guten Sterben«

Ein gutes Sterben ist durch ein hohes Maß an Selbstbestimmung und durch das möglichst weitgehende Frei-Sein von belastenden Symptomen sowie das Gelingen eines Lebensabschlusses gekennzeichnet. Immer wieder sollte der evaluierende Blick auf diese drei Kernziele ausgerichtet und der aktuelle Zustand beschrieben werden.

Folgende Fragen ergeben sich hier:

- Welche Wünsche und Bedürfnisse hatte der Betroffene aktuell und konnten diese erfüllt worden? Welche Handlungen wurden diesbezüglich durchgeführt und welche Wirkungen hatten sie? (radikale Orientierung am Sterbenden)
- Welches Empfinden hatte der Betroffene? Konnte er den Tag ohne Schmerzen, Luftnot oder andere belastende Symptome verbringen (hierbei ist immer auch an spirituelle und psychosoziale Belastungen und Bedürfnisse zu denken)? (gelingendes Symptommanagement)
- Konnte der Betroffene sein Leben abschließen, offene Anliegen bearbeiten, »nicht bearbeitete Lebensgeschäfte« wie bestehende Konflikte bearbeiten und gut beenden? (Trauerarbeit)
- Woran war zu erkennen, dass es ein »gutes Sterben« war. (Entsprechende Maßnahmen können bei künftigen Sterbefällen ebenfalls genutzt werden, um erneut ein »gutes Sterben« zu ermöglichen)

Beispiele

- »Frau M. hatte heute nach eigener Aussage keine belastenden Symptome, konnte den Tag ohne nennenswerte Schmerzen gestalten.«
- »Die Tochter von Herrn O wurde heute angerufen. Herr O. wollte sie sehen und einen lange bestehenden Konflikt beenden. Nach dem Besuch der Tochter wirkte er gelöst, zeigte eine ruhige Atmung und ein entspannt wirkendes Gesicht.«

12.4 Entwicklung von Problemen, Kompetenzen und Situationen

Der Pflege- und Betreuungsprozess ist ein kontinuierlich verlaufender Entwicklungsprozess, bei dem die Vergangenheit, die Gegenwart und die die Zukunft in einem gemeinsamen Zusammenhang gesehen werden können. So wirken sich Erfahrungen, die im Lebensverlauf gemacht wurden, auf die Prägung biografischer Spuren wie Gewohnheiten, Vorlieben und Abneigungen aus. Die aktuelle Situation des Betroffenen wird demnach auch Auswirkungen auf die Zukunft haben. Ein aktuelles Sturzereignis mit der Folge eines Oberschenkelhalsbuches, einer notwendig werdenden Operation und ggf. auftretenden Folgeschäden kann Auswirkungen auf die verbleibende Beweglichkeit des Betroffenen haben. Folglich sollten aktuelle Situationen, ihre Bedingungen, Auswirkungen und Entwicklungen im Pflegebericht beachtet und potenziell notwendige Handlungen abgeleitet werden.

12.4.1 Neu auftretende Probleme, sich verändernde Kompetenzen

Alle Abweichungen von der bisherigen Form, Veränderungen im Zustand, im Erleben, in den Bedürfnissen oder Reaktionen des Betroffenen sind wichtige Hinweise und sollten aufgenommen werden. Insbesondere in der Verwendung der Strukturierten Informationssammlung (SIS®) wird die Beschreibung von Abweichungen in der Handlungsausführung oder im Zustand des Betroffenen zur Kernhandlung. Ohne diese kann die Notwendigkeit, dass die Maßnahmenplanung angepasst werden muss, ggf. nicht erkannt werden (siehe auch Kap. 6).

Beispiele

- »Frau D. konnte sich heute Morgen nicht am Waschbecken waschen, hatte nach eigener Aussage Schwindel und Übelkeit. Die Morgenpflege wurde im Bett durchgeführt.«
- »Das Frühstück wurde heute selbst eingenommen. Herr L. schob meine Hand beim Anreichen weg, knurrte und nahm sich selbst das Brötchen, biss hinein und aß es.«
- »Trotz mehrfacher Motivation und ständiger Anleitung, nahm Frau B. den von mir angereichten Waschlappen nicht und wusch sich nicht das Gesicht. Die Morgenpflege wurde übernommen.«

12.4.2 Entwicklung eines bestimmten Pflegeproblems

Unter den Fragestellungen wie sich der Entwicklungszustand eines bestimmten Pflegeproblems zeigt und sich das genannte Problem unter der

Wirkung der Pflegemaßnahme verschlechtert bzw. reduziert hat oder ggf. sogar behoben werden konnte, werden Pflegeprobleme betrachtet.

Was soll beschrieben werden?

Aktuell neu aufgetretene Probleme müssen in kürzeren Abständen beschrieben und so ihre Entwicklung dargestellt werden. (Wie sieht z. B. der Mundschleimhautbefund heute aus, nachdem bereits drei Tage die Mundpflege verstärkt durchgeführt wurde? Wie fühlt sich der Bewohner nach der Aufnahme von Gruppenaktivitäten?)

Wird z. B. der Zustand einer Wunde in kürzeren Zeitabständen beschrieben, kann der Entwicklungsprozess beurteilt werden. Erst so lässt sich erkennen, ob sich die geplante und durchgeführte Maßnahme eignet und die Versorgung in der begonnenen Weise weiter durchzuführen ist. Nicht ausreichend wirksame Maßnahmen oder auftretende, nicht zu tolerierende Nebenwirkungen könnten zeitnah beachtet und der weitere Prozess entsprechend gesteuert werden.

Im Rahmen der Novellierungen der Expertenstandards ist z. B. immer die Wirkung einer Maßnahme auf das bestehende Risiko oder Problem zu beobachten und zu bewerten und auch die Auswirkungen auf das Wohlbefinden des Betroffenen.

Warum soll die Entwicklung beschrieben werden?

Will man die Wirkung einzelner Pflegemaßnahmen und die dadurch bedingte Entwicklung eines Pflegeproblems erkennen können, müssen in individuell festzulegenden Abständen beschreibende und ggf. bewertende Eintragungen im Pflegebericht zu erkennen sein. Es ist darauf zu achten (bei der Durchführung der Pflege), dass »überprüft wird, ob sich das Pflegeproblem derart geändert hat, dass es in der Planung umformuliert werden muss.« (Lepthin 2001:100)

Hillewerth (2003) beschreibt eine Tendenz nachlassender Prozessbeschreibung bereits länger bestehender Pflegeprobleme.

Wichtig ist insbesondere die Dokumentation der Entwicklung von Ressourcen und des Aufbaus von Fähigkeiten des Betroffenen, damit die Mitarbeiter wieder ein positives Bild ihrer Leistung entwickeln können. Zudem können daraus resultierende erneute Absprachen mit dem Arzt dokumentiert und so der komplette Prozess des PDCA Zyklus nachgewiesen werden.

Beispiele

- 9:00 Uhr: Dr. X angerufen, mitgeteilt, dass die Wunde bei Herrn L. weiterhin keine Besserung zeigt. Dr. X. kommt heute Nachmittag zur Visite.
- 14:00 Uhr: Visite Dr. X: Änderung der Wundbehandlung, siehe Wundprotokoll.

Hinweise zur Pflegebegutachtung

Seit dem 1.1.2017 wird die Pflegebedürftigkeit mit einem geänderten Verfahren und nach neuen Kriterien bemessen. Eine zunehmende Pflegebedürftigkeit wird nun anerkannt ab dem Zeitpunkt, an dem diese erkennbar ist. Hier gewinnt der Pflegebericht eine verstärkte Bedeutung. Veränderungen, neu auftretende Pflegeprobleme oder zunehmende Abhängigkeiten sollten möglichst zeitnah zum Zeitpunkt ihres Auftretens beschrieben werden. Auf diese Weise kann der Gutachter die Entwicklung erkennen, selbst wenn der Antrag erst zu einem späteren Zeitpunkt gestellt wurde. (Weiteres siehe Kap. 12.7)

12.4.3 Besondere gerontopsychiatrische Reaktionen

Bei Menschen mit gerontopsychiatrischen Erkrankungen zeigen sich ggf. besondere Verhaltensweisen:

- Verhalten, das nicht ständig gleich bleibt hinsichtlich Art, Ausmaß, Dauer, Intensität. Kompetenzen zeigen sich je nach Tagesform, da der Betroffene nicht mehr jeden Tag und nicht über den ganzen Tag gleichbleibend über eine ausreichende Konzentration verfügt. Sein Leistungsvermögen unterliegt daher stärkeren Schwankungen. Hier sind im Pflegebericht konkrete Uhrzeiten zu nennen, um die Zusammenhänge aufzuzeigen.

Beispiel

»Frau K. konnte ab 14:00 Uhr nicht mehr selbst laufen – aufgrund von zunehmender Müdigkeit, körperlicher Schwäche und Gangunsicherheit. Nahezu an allen Tagen dieser Woche zeigte sich somit am Vormittag eine gute Fähigkeit, allein über den Wohnbereich zu laufen, ab 14:00 Uhr hingegen eine absolute Unfähigkeit.«

- Erschwernisse, die nicht durch körperliche Beeinträchtigungen ausgelöst werden, sondern sich durch eine nachlassende Konzentrationsfähigkeit, durch zunehmende Störungen der Alltagskompetenz, durch die Tendenz, sich anderen Gegenständen oder Handlungen zuwenden zu wollen bedingen. Sie können auch auftreten durch die zeitweise auftretende Unfähigkeit, eine Maßnahme in ihrem Sinn zu verstehen oder den Ablauf durch eine Anleitung zu beherrschen.

Beispiel

»Während Herr V. sein Frühstück selber zubereiten und essen kann, zeigt er ab dem Mittagessen eine Apraxie, kann dann mit dem Besteck nicht mehr umgehen, kennt die notwendigen Handlungsschritte nicht mehr.«

- Darstellung einer Fassade (stärker als bei Menschen mit ausgeprägten kognitiven Fähigkeiten): Betroffene erzeugen im Gespräch durch geschicktes Einbringen von Satzteilen, die in jedes Gespräch passen würden, den Eindruck, dass sie aktiv am Gespräch teilnehmen und alles verstehen. Das fällt den anderen Gesprächspartnern lange nicht auf. Auch erklären sie auf Nachfrage, was sie alles können und machen. Es handelt sich hierbei aber nur um eine Fassade, d.h. nach außen wirkt der Betroffene kompetent, führt aber die geschilderten Handlungen aufgrund von Einschränkungen oder Unfähigkeit nicht mehr aus. Es ist also »Schein« und nicht »Sein«.

Beispiel

»Frau K. sagte heute, wie auch an allen anderen Tagen seit ihrer Aufnahme, dass sie sich schon selbst gewaschen habe. Waschlappen und Handtücher im Bad sind trocken, Frau K. riecht nach Urin. Alle Motivationsangebote wurden abgelehnt.«

- Abwehrverhalten, auch forderndes Verhalten genannt, zeigt sich ggf. häufiger, weil der Betroffene eine Handlungsanforderung nicht mehr versteht, notwendige Handlungen nicht mehr einsieht oder er gerade andere Bedürfnisse hat. Häufig bestehen diese Reaktionen zunächst nicht ständig, entwickeln sich vielmehr in bestimmten Situationen (z. B. wenn sich der Betroffene unter Druck gesetzt fühlt oder die Situation nicht überschauen kann).

Auch in der ersten Zeit nach dem Heimeinzug lässt sich nicht immer erkennen, ob ein Verhalten stabil ist oder ob es sich eher um eine Übergangsphase handelt und der Betroffene sein Verhalten nach der Eingewöhnungsphase wieder verändert. Menschen reagieren gewöhnlich in unbekannten Situationen und unter ungewohnten Umgebungsbedingungen anders als in einem bekannten Umfeld und bei Routineabläufen.
Der Pflege- und Betreuungsbericht kann hier genutzt werden, um derartige Verhaltensweisen zu beschreiben. Er ist seit Einführung der neuen Begutachtungsrichtlinie (BRi 2017) noch wichtiger geworden, denn nun werden hierfür Bewertungspunkte, die die Höhe des Pflegegrades beeinträchtigen, berechnet. (Weiteres siehe Kap. 12.7.)

Wichtige Fragen

- Welches Verhalten zeigt sich, das auf eine spezifische gerontopsychiatrische Problematik hinweist?
- Wie intensiv zeigt sich dieses Verhalten? Lässt sich der Betroffene z. B. schnell leiten und motivieren, eine angestrebte Handlung wieder aufzunehmen? (War etwa nur ein kurzer Hinweis erforderlich, damit die Betroffene die Gabel beim Mittagessen wieder aufnahm und damit weiter aß oder musste ihr die Gabel mehrfach in die Hand gelegt und eine verbale und/oder nonverbale Aufforderung gegeben werden?)

- Wie häufig zeigte sich dieses Verhalten? Kommt ein Verhalten mehrfach in einer Schicht vor, so ist es sinnvoll, die Häufigkeit anzugeben, da daraus die Ausprägung eines Phänomens abgeleitet werden kann (»Frau X. hat sich vier Mal im Spätdienst ausgezogen und musste danach zeitaufwendig motiviert und angeleitet werden, ihre Kleidung wieder anzuziehen.«)
- Empfindet der Betroffene das Phänomen auch als Problem oder ist es eher ein Problem für andere? Wenn ein Bewohner z. B. mehrfach während des Essens seine Prothese in die Suppe legt, bedeutet dies nicht zwingend, dass es für ihn ein Problem ist (»Frau P. versteht nicht, wenn die anderen Bewohner am Mittagstisch schimpfen, weil sie ihr Gebiss wiederholt in die Suppe legt«). Hier wird deutlich, dass ein Phänomen für den Betroffenen nicht zwingend ein Problem darstellt, dass aber potenzielle Probleme daraus resultieren, weil sich andere Menschen daran stören und den Betroffenen ggf. beschimpfen.
- Wurden Maßnahmen erforderlich, die die Rechte des Betroffenen einschränken? Das gerade genannte Beispiel mit der Prothese belegt, dass es möglicherweise zu Maßnahmen kommt, die der Betroffene selbst nicht anstrebt und potenziell auch seine Wahlrechte einschränken. Möglicherweise wird Frau P. an einen anderen Tisch gesetzt. Hier werden die Rechte der anderen Mitbewohner beachtet, was zu einer Einschränkung der Rechte des Betroffenen führt.
- Wann tritt spezifisches Verhalten gehäuft auf? Um das zu erkennen, sollten Mitarbeiter aller Schichten im Pflegebericht ihre Beobachtungen dokumentieren, da sich so eine Häufung erkennen lässt.
- Welche kontextuellen Faktoren lassen sich erkennen? Lassen sich bestimmte, möglicherweise das Verhalten auslösende Faktoren erkennen? Das Wissen um derartige Auslöser kann als Grundbedingung dafür gesehen werden, dass Pflegende hierauf reagieren und kompensierende Strategien einsetzen können.
- Lassen sich Maßnahmen erkennen, die das Verhalten kompensieren können? Lässt sich ein Abwehrverhalten z. B. dadurch vermeiden, dass bestimmte Pflegende die Maßnahmen durchführen oder andere dies unterlassen? (Hier wirken Sympathie und Antipathie oder biografisch bedingte Assoziationen mit.)
- Wichtiger Hinweis: Es sollte möglichst eine gerontopsychiatrische Diagnose vorliegen, mit der das Auftreten entsprechender Phänomene logisch und erklärbar wird. Zudem muss der Bericht zeigen, dass beim Betroffenen ein Hilfebedarf besteht.

12.4.4 Besondere Vorkommnisse, gefährliche Situationen, Zwischenfälle

Besondere Vorkommnisse und gefährliche Situationen stellen immer eine spezifische Situation dar und können, wenn es zum Schaden beim Betroffenen kommt, auch zu juristischen Nachfragen führen. Diese sind somit immer entsprechend intensiv zu reflektieren und erkennbare Zusammenhänge zu beschreiben. Das Sturzprotokoll, welches in vielen Einrichtungen geführt wird, lässt die entsprechende Systematik erkennen. Diese kann auf andere Vorkommnisse übertragen und die entsprechenden Informationen im Pflegebericht beschrieben werden.

Folgende Fragen sind dann zu klären:

- Gab es besondere Vorkommnisse? Gab es heute Situationen, die eine Veränderung zum sonstigen Zustand oder -befinden des Betroffenen darstellen?
- Um welche besondere Situation handelt es sich (denkbar sind hier z. B. Stürze, rötlich verfärbter Urin, Entgleisung der gewünschten Blutzuckerwerte bei einem bestehenden Diabetes, Übelkeit, Schmerzen, wässriger, dünnflüssiger Stuhlgang mit einer deutlich höheren Frequenz, Anzeichen von Traurigkeit bei einem ansonsten fröhlichen Betroffenen)?
- Zeigte ein Bewohner bezüglich seines seelischen oder körperlichen Zustandes andere Reaktionen als gewöhnlich? Ließen sich Zusammenhänge erkennen, die in der übrigen Zeit nicht in der Form, in der Art, in dem Umfang oder zu der Zeit auftraten?

Derartige besondere Vorkommnisse müssen im Bericht eingetragen werden, damit die nachfolgenden »Schichten« – Pflege- und Betreuungskräfte – über das Phänomen informiert sind, dieses weiter beobachten und entsprechende Maßnahmen einleiten bzw. fortsetzen. Der »rote Faden«, der sich entwickelt in der Beschreibung vom Auftreten der Situation, über die Reaktionen der Pflegenden bzw. Mitarbeiters bis hin zur Auswirkung der Maßnahmen, muss erkennbar werden. In der SIS® werden besondere Vorkommnisse, Abweichungen und Besonderheiten beschrieben.

Es sollten folgende Fragen beschrieben werden:

1. Wie zeigte sich die besondere Situation? (Im Bericht sollte erkennbar sein, wie (und wann) ein Bewohner z. B. liegend vor dem Bett aufgefunden wurde.)
Die Erkenntnis über die Art und Weise der Situation kann dazu verhelfen, Rückschlüsse auf die Entstehung zu ziehen. Somit lässt sich möglicherweise auch leichter ein Konzept über geeignete Maßnahmen zur Prävention eines erneuten Auftretens gleichartiger Situationen erstellen.

2. Wo zeigte sich die besondere Situation oder das Vorkommnis? (Räumlichkeit oder Lokalisation am Bewohner)
In verschiedenen Räumen ist der Betroffene mehr oder weniger gefährdet. Bei der Ausführung der selbstständigen Körperpflege ist es z. B. wichtig, abzuklären, ob der Bewohner dies allein im Badezimmer, am Waschbecken sitzend bewältigen kann oder ob die Durchführung für ihn auf der Bettkante weniger gefährlich ist.

Die Lokalisation am Betroffenen bezieht sich auf erkennbare Veränderungen von Körperfunktionen oder deren Folgen. Für die folgenden »Schichten« ist es z. B. wichtig zu wissen, wo nach einem Sturz Hämatome auftraten oder wo eine Schmerzlokalisation beschrieben werden konnte.

3. Wann trat die Situation/das Vorkommnis auf? (Die Angabe der Uhrzeit ist erforderlich – besonders wichtig für derartige Situationen in der Nacht).
Bestimmte, sich wiederholende unvorhersehbare Situationen können bei Angabe der Zeiten leichter besonderen Bedingungen oder Zusammenhängen zugeordnet werden. Wenn z. B. ständig nachts zwischen zwei und drei Uhr Unruhezustände auftreten, muss an eine Unterzuckerung oder an die im Alter typische nächtliche Hypotonie gedacht werden. Geeignete Maßnahmen zur Vermeidung dieser Situation lassen sich so eher planen.

4. Womit oder in welchem Kontext entstand die Situation? (War der Betroffene nach Aufstehen mit einem Gehstock gestürzt oder war er aus einem Rollstuhl herausgefallen?)
Auch diese Frage zielt auf die Erkenntnis verursachender oder mit bedingenden Faktoren ab. Zur weiteren Planung der Handlungen ist es wichtig zu

wissen, welche Faktoren verursachend, mit verursachend, abschwächend, verstärkend, beschleunigend oder verlangsamend wirken. Diese müssen bei der weiteren Planung der Pflegemaßnahmen beachtet werden.

5. Welche Maßnahmen der Ursachenanalyse hat ein Mitarbeiter durchgeführt? (Nach einem Sturz etwa: RR-Messung, BZ-Messung, Kontrolle der Flüssigkeitszufuhr am selben und am Vortag, Überprüfung eingenommener Medikamente etc.)
Hier unterscheidet sich die professionelle von der Laienpflege. Von examinierten Pflegenden kann erwartet werden, dass sie mögliche Ursachen für besondere Vorkommnisse überprüfen, Zusammenhänge analysieren und so in der Planung der Pflege eigenständig problemlösende Maßnahmen organisieren bzw. dem Arzt Daten zur Verfügung stellen, die eine geeignete Therapie ermöglichen. Von den Profis im Bereich der Sozialen Betreuung kann erwartet werden, dass sie Zusammenhänge zwischen sozialen oder seelischen Faktoren und Auswirkungen auf den Betroffenen erkennen und hier geeignete Handlungen ableiten (z. B. Unruhe als Folge einer Angst oder Sorge, Weinen als Ausdruck von Traurigkeit). Die Behebung der Ursache ist oft die wirksamste Prävention.

6. Welche weiterführenden Maßnahmen hat der Mitarbeiter eingeleitet? (z. B. Information an den Arzt, Erhöhung der Trinkmenge auf 2000 ml pro Tag bei erkennbarer Exsikkose, Verabreichung von Orangensaft nach Unterzuckerung).
Wenn der Pflegende Maßnahmen erkennen kann, die zur Lösung oder Linderung des unvorhersehbaren Ereignisses geeignet sind oder eine Wiederholung gleichartiger Phänomene verhindern, muss er diese bei Einwilligung durch den Bewohner auch durchführen. Da es sich hierbei um Maßnahmen handelt, die möglicherweise nicht im Handlungsplan enthalten sind oder von der geplanten, also routinierten Durchführung hinsichtlich Durchführungsanzahl oder -art abweichen, müssen sie extra, d. h. separat, kenntlich gemacht werden. Hierzu dient der Bericht. Lässt sich in diesem eine Häufung bestimmter Abweichungen oder zusätzlicher Maßnahmen erkennen, so ist die Pflege- und Betreuungsplanung zu modifizieren und das Problem dort aufzunehmen.

7. Welche Maßnahmenaufträge sollen an weitere bewohnerversorgende Mitarbeiter (an die nächsten »Schichten«) vermittelt werden? Wie sollen die nachfolgenden Schichten mit dem aufgetretenen Phänomen umgehen? Welche Informationen sind für Netzwerkpartner erforderlich?
Nach der Schilderung des Problems und der Dokumentation der durchgeführten Analyseverfahren wird zum Teil ein weiterführender Auftrag an die nachfolgenden Pflegekräfte gegeben: Insbesondere wenn das Problem nicht innerhalb der Schicht, in der es auftrat, zu bewältigen oder zu korrigieren ist und es der weiteren Prozessgestaltung innerhalb der nächsten Stunden und ggf. Tage bedarf. Da hier mehrere Pflegekräfte und ggf. andere Mitarbeiter beteiligt sind, müssen evtl. aufgestellte Maßnahmen als Auftrag dokumentiert werden (z. B.: »Bitte heute noch um 18:00 und um 22:00 Uhr BZ-Kontrolle«).

8. Wie ist die Weiterentwicklung des Betroffenen nach Durchführung neu geplanter und eingesetzter Maßnahmen? Nachdem Maßnahmen situationsgemäß geplant und durchgeführt wurden, sollte die Reflexion hinsichtlich der erwünschten Zielerreichung weitergeführt werden. Konnten die eingesetzten Strategien zum Ziel führen? Wurde durch die professionelle Pflege oder durch die Handlungen anderer Berufsgruppen das erreicht, was angestrebt war?
Nach der Durchführung geplanter Maßnahmen ist der Betroffene zu beobachten. Wirkungseintritt und -dauer, Gesamtverhalten, evtl. Nebenwirkungen geben wichtige Aufschlüsse über die Eignung der Maßnahmen. Beobachtungen, die aufgrund einer aufgetretenen besonderen Situation gemacht wurden, sind zu dokumentieren, um den weiteren Verlauf kenntlich zu machen.

Hat ein Betroffener etwa aufgrund von Schmerzen ein Medikament bekommen, so ist die Entwicklung der Schmerzsymptomatik schriftlich zu verzeichnen, damit die Wirkung des Medikaments hinsichtlich Wirksamkeit, Wirkungseintritt, Wirkungsdauer, evtl. Nebenwirkungen erkennbar wird und die eingesetzte Therapie somit überhaupt erst in ihrer Effektivität bewertet werden kann.

Ein weiteres Beispiel soll sich auf die Erkenntnis von rötlichen Verfärbungen bzw. Blutbeimengungen im Urin beziehen (ein ebenfalls häufiges auftretendes Phänomen bei alten Menschen). Nach der Erkenntnis des Problems werden (professionell) Pflegende für die Sicherung einer ausreichenden Flüssigkeitszufuhr sorgen. Sie werden die Trinkmenge kontrollieren, die Trinkzufuhr erhöhen und die Umsetzung dieser Maßnahme kontrollieren. Ebenso prüfen sie weitere Ursachen wie einen Harnwegsinfekt bei liegendem Dauerkatheter. Im weiteren Pflegeverlauf ist es nun wichtig, die Beobachtung des Urins in kürzeren Abständen vorzunehmen und die Ergebnisse der Beobachtung zu dokumentieren. Nur so lässt sich die Wirksamkeit der Maßnahme erkennen und durch die Dokumentation die professionelle Durchführung aller Maßnahmen bis zur Problembewältigung belegen.

Was ist passiert?

Wie zeigt sich die Situation?
Wo ist es passiert? Wo zeigt sich die besondere Situation?
Wann zeigt sich die Situation?
Wer ist beteiligt?
Wie lange besteht die besondere Situation?
Wie groß, wie schwer, wie lange, wie oft, wie tief, wie viel zeigt sich etwas in der Situation?
Wodurch wurde die Situation ggf. ausgelöst?
Welche Analysen wurden und werden gemacht?
Welche Maßnahmen wurden gemacht, welche müssen noch gemacht werden?
Wer muss informiert werden?
Welche Informationen benötigen die übrigen Pflegenden zusätzlich?
Welche Maßnahmen können zur Prävention durchgeführt werden?

Abb. 13: Die W-Fragen bei Auftreten besonderer Vorkommnisse.

Beispiele

- »Rötlich verfärbter Urin bei Frau K. um 7:00 Uhr. Kontrolle des Trinkprotokolls: gestrige Trinkmenge 700 ml. Sofortige Erhöhung der Trinkmenge auf mindestens 1 000 ml/24 Std. Information an Hausarzt. Symptom soll bis morgen weiter beobachtet werden.
- Herr G. saß heute um 16:00 Uhr weinend im Zimmer, ließ sich nicht beruhigen (durch Gespräch). Laut eigener Aussage ist die Schwiegertochter in Thailand an einer Infektion gestorben. Er mache sich Sorgen um den Sohn. Mitarbeiter der Sozialen Betreuung über Notwendigkeit einer engmaschigen Begleitung informiert.

12.4.5 Abweichung der Pflegedurchführung von der Planung

Ist eine Abweichung vom aufgestellten Pflegeplan notwendig geworden? Hat sich bei der Durchführung der Pflege eine Situation gezeigt, die eine Modifikation der Pflege im Sinne einer Abweichung/Unterlassung oder Ergänzung einzelner Maßnahmen erforderlich machte? Wollte ein Bewohner z. B. nicht geduscht werden? Ist daraufhin eine Ganzkörperpflege am Waschbecken durchgeführt worden? Oder wurde die Körperpflege zunächst ganz ausgesetzt? Wollte der Bewohner lieber zwei kleine Mahlzeiten als eine große? Hat sich hier ggf. die Kompetenz des Betroffenen verändert? Ist er nach der halben Mahlzeit so müde, dass er zunächst eine Pause machen muss? Oder leidet er z. B. an Problemen, größere Mengen zu essen, weil er ein Opiat einnimmt? Hier könnten sich Ressourcen, Kompetenzen, Probleme oder Risiken geändert haben.

Generell haben sich Pflegende an den erstellten Pflegeplan zu halten. Veränderungen dürfen nicht willkürlich und ohne ersichtlichen Grund vorgenommen werden. So ist auch der Grund für die Veränderung im Pflegebericht zu formulieren. In Ergänzung zu oben wäre dies z. B.: »12:00 Uhr/14:00 Uhr – Herr M. wollte lieber zwei kleine Mahlzeiten, da ihm übel war und er Angst hatte zu erbrechen. Ein Medikament gegen die Übelkeit wurde abgelehnt.«

Auch die Anzahl ggf. auftretender Hilfebedarfe ist anzugeben. So werden unterschiedlich viele Punkte in der Berechnung des Pflegegrades vergeben, je nachdem, wie häufig ein Problem oder eine Verhaltensauffälligkeit auftrat oder wie häufig eine Handlung jetzt notwendigerweise durchgeführt wurde. Zur entsprechenden Erfassung können entweder entsprechende Beobachtungen vorgenommen und folgend geeignete Einträge (ZDF = Zahlen, Daten, Fakten) im Pflegebericht über ein bis zwei Wochen von allen Teammitgliedern geschrieben werden. Alternativ wäre eine Fallbesprechung durchzuführen und dabei die Häufigkeiten zu erheben und dann die Daten zusammenfassend in den Pflegebericht zu übertragen.

Besonderheiten im Umgang mit der Tagesstrukturierten Pflegeplanung und mit der Strukturierten Informationssammlung (SIS®)

Bei verschiedenen Dokumentationssystemen wird nur noch ein Handzeichen pro Schicht im Leistungsnachweis vorgenommen. Kommt es zu Abweichungen in der Pflegedurchführung, muss ein zweites Handzeichen in einer zweiten Spalte »Abweichung vom Pflegeplan« vorgenommen und im Bericht die Abweichung konkret beschrieben, die auslösende Ursache benannt und die einsetzende Wirkung beschrieben werden.

In der Arbeit mit der SIS® werden keine Handzeichen für grundpflegerische Leistungen vorgenommen. Hier gilt das sogenannte Immer-So-Prinzip. D.h., wenn die Leistung so durchgeführt wurde, wie sie geplant war, wird kein Eintrag vorgenommen. Kommt es jedoch zu einer Veränderung, muss diese im Pflegebericht mit der gleichen Systematik wie beschrieben, aufgezeigt werden. Ausnahmen stellen behandlungspflegerische Leistungen und, je nach Vorgabe der Einrichtungen, Leistungen der Alltagsbegleiter (Mitarbeiter nach § 45b SGB XI) dar. Diese Leistungen sind weiter mit einem Handzeichen zu quittieren.

Veränderungen, die vermutlich nur einmalig oder kurzfristig erforderlich werden, können komplett über den Pflegebericht beschrieben werden (max. 1–2 Wochen). Erscheint eine dauerhafte Änderung erforderlich, sollte der Handlungsplan angepasst und beim traditionellen Planungs- und Dokumentationssystem (z. B. AEDL-System) die Planung evaluiert und ggf. angepasst werden.

12.4.6 Reaktion des Betroffenen auf die angebotene bzw. durchgeführte Handlung

Die Reaktionen des Betroffenen zeigen immer, ob er mit einer angebotenen oder durchgeführten Maßnahme zufrieden ist und deren Durchführung zustimmt. Sie zeigen also die (Aus-)Wirkung des Handelns der Mitarbeiter und sind somit ein Indikator, ob das Vorgehen fortgesetzt werden kann oder geändert werden muss. Maßnahmen im Bereich von Pflege und Sozialer Betreuung sind immer auf unterschiedliche Ziele ausgerichtet: Oft soll eine Ressource erhalten oder ein Schaden verhindert werden. Daneben müssen Maßnahmen aber immer auch darauf geprüft werden, ob sie das Wohlbefinden des Betroffenen einschränken. Stimmen beide Seiten nicht überein, kann also nur eine Seite, ein Ziel erreicht werden. Daher sind beide Seiten in ihrer Bedeutung gegeneinander abzuwägen und ist nach der höheren Priorität zu entscheiden.

- Was zeigt sich?
- Wie empfindet der Betroffene selbst das Problem bzw. die Veränderung?
- Welche Handlung wurde angeboten?
- Welche Reaktion zeigte der Betroffene auf das Angebot?
- Wie fühlt er sich während und nach der Maßnahme? Welche Aussagen macht er selbst?

Wie die verschiedenen Wege, mit denen Gedanken, Entscheidungen oder Reaktionen des Bewohners erfasst und beschrieben werden können, wird in Kap. 12 beschrieben.

Was ist wichtig?
Jede Handlung erfolgt zielgerichtet. Mögliche Ziele können sein:

- Erhaltung von Ressourcen oder Kompetenzen
- Behebung oder Reduktion von Risiken oder Schäden
- Wiederherstellung oder Erhaltung von Wohlbefinden, des Gefühls, gut aufgehoben zu sein

Je älter ein Mensch ist, je näher er dem Tode ist (Palliativsituation), je stärker er gerontopsychiatrisch beeinträchtigt ist, desto stärker ist das Ziel »Erhalt von Wohlbefinden« zu verfolgen. Der Betroffene soll sich während und nach der Maßnahme möglichst wohlfühlen oder wenigstens nicht durch diese leiden. Nicht demente Bewohner können zu ihrem Befinden befragt werden. Bei Menschen, die nicht sprechen oder nicht reflektiert und adäquat antworten können, werden Maßnahmen der Kranken- und Problembeobachtung durchgeführt.

Wie zeigt sich die Situation?

Was sagt der Betroffene selbst (vgl. Kap. 12.3.1)? Welche Anzeichen lassen sich beobachten, die mögliche Hinweise oder Indizien zum Wohlbefinden oder Unbehagen geben könnten (Mimik, Gestik, Körperhaltung, Verhalten)? Zeigt der Betroffene Anzeichen von Wohlbefinden (entspannte Körperhaltung, entspannte Mimik, normaler Muskeltonus, keine Neigung wegzulaufen usw.) oder zeigt er eher Hinweise, die als ein möglicher Ausdruck für Unbehagen gewertet werden können (z. B. weite Pupillen, Schweißausbruch, hektische Bewegungen, Weglauftendenz, Ausdrücke von Angst oder Wut, Abwehrmechanismen)?

Warum empfindet der Betroffene die Situation so?

Um folgerichtige Rückschlüsse ziehen zu können, wird die Situation, deren Bedingungen und beeinflussenden Faktoren reflektiert und beschrieben. Ggf. lassen sich so Erkenntnisse über Ursachen für ein auftretendes Wohlbefinden oder Unbehagen ableiten und die Situation anpassen.

Beispiele

- »Frau K. spielte mit einem entspannten, zeitweise Freude ausstrahlenden Gesichtsausdruck und mit aktiven Handlungen beim Mensch-Ärgere-Dich-Nicht-Spiel mit. Als drei weitere Bewohner in den Tagesraum kamen und hin und her liefen, zeigte sie eine zunehmende Unruhe, wollte immer wieder aufstehen, setzte sich wieder hin und beendete dann das Spiel mit den Worten: ›Jetzt habe ich aber genug!‹« (Veränderung des Verhaltens durch zu viele Reize)
- »Herr K. schlug auf meine Hand, als ich ihm zu trinken geben wollte: ›Lass das, ich will nicht. Trink das doch selber ....‹ Den dann angebotenen und angereichten Wackelpudding aß er sofort.« (Art der Handlung wurde nicht angenommen)

Hier sollte direkt die gedankliche Rückkopplung mit der Pflegeplanung erfolgen. Der Pflegende bzw. der Mitarbeiter der Sozialen Betreuung sollte sich fragen: »Ist die Art und Weise meiner vorgeplanten Maßnahme, der Zeitpunkt, die Dauer richtig oder muss ich diese ändern, damit der Bewohner sich wieder wohlfühlt?«

12.4.7 Wirkung von Interventionen

Interventionen im Sinne von Pflege-, Betreuungs- oder anderer Maßnahmen dienen der Behebung oder Linderung aktueller Probleme, der Prävention von Schäden und Leiden oder der Erhaltung von Ressourcen. Es bestehen daher klare Zielvorgaben, die durch die Durchführung der geplanten Maßnahme erreicht werden sollen.
Insbesondere, wenn es sich um pflegerische Interventionen handelt, lassen sich in der erkannten Zielerreichung der Erfolg pflegerischen Handelns und die Wirkung der eingesetzten Interventionen ablesen. Ein solcher Erfolg zeigt die Früchte des oft belastungsreichen Pflegealltags. Die schriftliche Darstellung der erreichten Erfolge kann mehrfach nützlich sein:

1. Der Pflege- und Betreuungsbericht weist in der Evaluation auf die Eignung der geplanten und durchgeführten Pflege hin.
2. Er kann bei Qualitätskontrollen die Güte der Versorgungs-, Pflege- und Betreuungsleistungen erkennbar werden lassen. Wenn nur Defizite, Probleme, Beschwerden und andere eher negative Erscheinungen beschrieben werden, überwiegen die negativen Evaluationsparameter.
3. Er führt zur Bewusstwerdung der eigenen Leistungen und Erfolge, was die Motivation steigern kann.
4. Er kann Aussagen über den Kompetenzgrad und über Teilkompetenzen des einzelnen Mitarbeiters geben (z. B. Reflexionskompetenz, Fachkompetenz). Gute / schlechte Handlungserfolge verschwinden so nicht mehr in der Bewertung des Teams als Ganzes. Individuelle Leistungen werden sichtbar.

Wichtige Fragen

- Welche konkrete Wirkung zeigen eingesetzte Maßnahmen? (Immer Wirkung konkret beschreiben)
- Weist die Wirkung in Richtung auf das angestrebte Ziel?
- Entsprechen sie den Vorstellungen des Betroffenen? Wurden sie im Aushandlungsprozess vereinbart? Oder lassen sie sich in der SIS® im Themenfeld »Perspektive des Bewohners« erkennen?
- Wurden Maßnahmen eingesetzt, die in Verbindung mit unerwünschten Wirkungen (= Nebenwirkungen) oder mit Komplikationen stehen? (In diesen Fällen sollte geprüft werden, ob die Maßnahmen nicht durch andere ersetzt werden können.)
- Können unerwünschte Nebenwirkungen, die in Zusammenhang mit der Maßnahmendurchführung auftraten, durch eine andere Art der Anwendung aufgehoben bzw. verhindert werden? (z. B. Verabreichung von Schmerzmedikamenten vor der Durchführung der Morgenpflege statt zum Frühstück?)
- Lässt sich im Bericht die Aufhebung/Lösung oder wenigstens die Reduktion eines Problems erkennen? Wenn Ja: Ist es sinnvoll, dieses Problem aus der Planung zu entfernen, da es nicht mehr besteht? Oder sollte es weiter – jetzt aber als potenzielles Problem – geführt werden, um die immer noch bestehende Gefährdung nicht aus den Augen zu verlieren?
- Haben ärztlich verordnete Medikamente gewirkt? Hier sollten Einnahmezeitpunkt, Wirkungseintritt, Wirkungsdauer, Grad der Wirkung (Linderung oder Behebung) sowie möglicherweise aufgetretene Nebenwirkungen dokumentiert werden. Dies ist insbesondere bei der Verabreichung neu verordneter Schmerzmittel oder bei Bedarfsmedikationen erforderlich.
- Auch die Wirkung von Maßnahmen, die durch andere Berufsgruppen durchgeführt werden (z. B. Sozialdienst, Ergotherapeuten oder Krankengymnasten) beeinflussen den Pflegezustand des Betroffenen. Konnte beispielsweise die Beweglichkeit der Hand, die kurz zuvor infolge eines Schlaganfalls eine Lähmung hatte, durch eine krankengymnastische Behandlung verbessert werden, so hat dies auch Einfluss auf pflegerische Bedarfe. Möglicherweise kann der Betroffene wieder allein ein Glas Wasser halten oder sich mit einem über die Hand gestülpten Waschlappen das Gesicht waschen. Die Wirkung von Maßnahmen anderer Berufsgruppen sollte daher ebenfalls im Bericht erfasst und beschrieben werden.

- Kann eine zunächst angestrebte Wirkung als unrealistisch erkannt werden, weil z. B. eine palliative Situation oder sogar ein akuter Sterbeprozess eingetreten ist?
- Muss die angestrebte Maßnahme und folgend auch die zunächst angestrebte Wirkung »abgesetzt« werden, weil die geplante Maßnahme zugleich deutliche negative Wirkungen auslösen würde? (Wenn etwa bei einer Seitenlagerung im Rahmen der Dekubitusprophylaxe bei einem sterbenden Menschen Luftnot, Schmerzen und Angst auftreten, kann die Handlung nicht mehr als uneingeschränkt geeignet eingeschätzt werden. Das Liegen ohne Luftnot und Schmerzen hat jetzt oberste Priorität. Nun müssen andere Maßnahmen geplant werden und die Dekubitusgefahr wird bei gleichzeitiger Anwendung von Mikrolagerungen billigend in Kauf genommen.)

Beschreibung der Wirkung einer Maßnahme

Auch hier gilt die Regel, dass eine Wirkung nicht global zu beschreiben ist.

Was sagt der Bewohner selbst (Aussage wird im Originalton in wörtlicher Rede beschrieben)?

Beispiel

»Die Tablette, die mir die Schwester gab, hat gut geholfen. Danach war der Kopfschmerz weg.«

Welche Indizien haben sich gezeigt (Mimik, Gestik, Verhalten)?

Beispiel

»Herr G. zeigte nach der Verabreichung der Tablette XY einen entspannteren Gesichtsausdruck, hatte die Arme nicht mehr angespannt angezogen.«

Welche Anzeichen des vegetativen Nervensystem zeigen sich?

Beispiel

»Nach der Anwendung der entspannenden Handmassage mit Rosenöl atmete Herr V. ruhiger (16 statt 20 Atemzüge/Minute).«

12.4.8 Ergebnisse von Evaluationen

Evaluationen bedeutet so viel, wie den Wert einer Sache oder einer Maßnahme in Gold aufwiegen.
Gewöhnlich evaluiert jeder Mitarbeiter eine Handlung bereits während der Durchführung. Er schaut und prüft, ob diese dem Betroffenen gut tut, wie seine Reaktion ist, ob sich ein Abwehrverhalten zeigt oder ob sich ggf. sogar negative Auswirkungen zeigen. Hierdurch kann er feststellen, ob seine Maßnahme »Gold wert ist«, diese weiter als geeignet einschätzt und durchführt oder ob er sie ändern oder absetzen muss.

Bei dieser eher prozessbegleitenden Evaluation kann er niemals alle Bedürfnisbereiche und alle Auswirkungen seiner aktuell durchgeführten Handlung auf einmal überprüfen. Es ist für den Menschen unmöglich, gleichzeitig die Maßnahme im Kopf zu organisieren, sie durchzuführen, sich mit dem Betroffenen zu unterhalten und auch noch die Wirkung der Handlung zu evaluieren. Er muss eine Auswahl treffen. Dieses kann er z. B. tun, indem er einen Bedürfnisbereich, ein Problem, eine Kompetenz oder ein Risiko auswählt und aktuell nur dieses überprüft. Hierzu beschreibt er dann die Wirkung im Bericht.

Prüfung von AEDL-Bereichen, Bedürfniskomplexen, SIS®-Themenfeldern

Der Pflegebericht dient dazu, die Wirkung der Pflegemaßnahmen auf den Menschen, seine Reaktionen auf einzelne Maßnahmen und Entwicklungen zu beschreiben.

Evaluationen lassen sich zum Teil nur bedingt durchführen, wenn während des ganzen Zeitraums seit der Erstellung oder der letzten Überprüfung der Pflegeplanung keine Einträge zur Entwicklung vorgenommen werden. Eine strategisch ausgerichtete Zielerreichung verlangt, dass die Pflegekraft in individuellen Intervallen überprüft, ob ihre Strategien (hier: Pflegemaßnahmen) geeignet sind, um das aufgestellte Ziel zu erreichen. Geschieht diese regelmäßige Kontrolle nicht, kann es passieren, dass die Pflegekraft erst am Tag der Evaluation feststellt (zum Teil erst nach drei Monaten), dass ihre geplanten und umgesetzten Pflegemaßnahmen nicht die gewünschte Wirkung erzielten. Von einer professionellen Handlung kann hier nicht gesprochen werden. Deshalb ist es erforderlich, dass die Pflegekraft wiederholt überprüft, ob sich Erfolge feststellen lassen. Außerdem kann sie die Ressourcen, Probleme und Risiken prüfen. Eine Veränderung würde belegen, ob die Maßnahmen ausreichend greifen oder ob sie geändert werden müssen.

In der Anwendung der SIS® wäre ein Eintrag hier nur erforderlich, wenn sich etwas ändert, es »eine Abweichung« gibt. Aus fachlicher Sicht ist es jedoch fragwürdig, dass auch längerfristig kein Eintrag erfolgen muss, wenn das Problem oder der Zustand sich nicht verändert hat. Auch der Erhalt einer Ressource oder sonstige dauerhafte positive Auswirkungen sind es wert, genannt zu werden. Solche Beschreibungen können die Motivation des Teams und das Selbstvertrauen der Mitarbeiter stärken. In der Verwendung der SIS® wird hier häufig eine Reflexion in einem separaten Evaluationsdokument vorgenommen. Hiermit wird grundsätzlich aber das gleiche Ziel verfolgt wie bei einem entsprechenden Eintrag im Pflege- und Betreuungsbericht. Evaluationen können sich auch auf das vereinbarte Ergebnis im Aushandlungsprozess beziehen. Um bei der Begutachtung zur Einschätzung des Pflegegrades nachweisen zu können, dass bestimmte Probleme, Phänomene und Einschränkungen der Selbstständigkeit in einer bestimmten Häufigkeit oder in einem bestimmten Ausmaß weiterhin bestehen, sollte ggf. 1 x Monat evaluiert werden: »Alle Kompetenzen und Probleme sind, wie in der SIS® beschrieben, weiterhin stabil. Es haben sich keine Veränderungen ergeben.«

Wichtige Fragen

- Besteht das Problem (oder aber die Ressource) immer noch in der gleichen Art, im Ausmaß, in der Häufigkeit, in der Intensität wie am Tag der Pflegeplanung oder hat sich das Problem/die Ressource geändert?
- Wurde heute und/oder in den vergangenen Tagen das aufgestellte Ziel erreicht? (Bei der SIS®: Konnten die gemeinsam im Aushandlungsprozess vereinbarten Maßnahmen umgesetzt werden?) Woran lässt sich dies erkennen?
- Wurden die Maßnahmen toleriert? (Ein erkennbares Abwehrverhalten weist auf eine nicht vorhandene Zustimmung des Betroffenen zur Maßnahmendurchführung hin.)
- War der Betroffene mit den Maßnahmen zufrieden oder sieht er einen Veränderungsbedarf?
- Zeigen die Maßnahmen einen erkennbaren Veränderungseffekt hinsichtlich des zuvor benannten Pflegeproblems?
- Konnten die Maßnahmen effektiv zur Erhaltung noch vorhandener Ressourcen genutzt werden? Wenn ja, wie sieht die Ressource heute aus und in welchem Zusammenhang steht sie zur Maßnahme?
- Werden inzwischen (aktuell/heute) andere, mehr oder weniger Maßnahmen durchgeführt, als dies in der Planung angegeben war? Wie sieht die Abweichung aus und was war der Grund hierfür?
- Ist der aktuell vorliegende Plan überhaupt noch sinnvoll oder haben sich z. B. aufgrund eines eingetretenen Sterbeprozesses andere Bedingungen und Ziele entwickelt?
- Sind das Selbstbestimmungsrecht und die Präferenzen des Bewohners beachtet worden? Was will dieser selbst? Sind seine Vorstellungen ausreichend beachtet und entsprechende Maßnahmen ermöglicht oder umgesetzt worden? Oder lassen sich im Gegenteil Maßnahmen erkennen, die eine Überschreitung des Bewohnerwillens aufzeigen. (Vgl. Aussagen der Charta der Rechte hilfe- und pflegebedürftiger Menschen in Kap. 12.2).
- Ist das Risikomanagement ausreichend beachtet und umgesetzt worden?

Wichtiges zur Darstellung der Evaluationsergebnisse

- Immer sollte ein qualitativer Eintrag vorgenommen werden, der nachvollziehbar Auskunft über die gewonnenen Erkenntnisse gibt.
- Immer sollte ein ganzheitlicher Blick erfolgen: Körper, Geist, Seele und der Mensch als soziales Wesen sollte beachtet und die Eignung des vorliegenden Handlungsplans hierzu überprüft werden. Auch die Wechselwirkung zwischen den Bereichen ist zu beachten. So kann eine Maßnahme auf den Körper positive Auswirkungen haben, jedoch die Seele belasten.

Ein Beispiel: der Einsatz von Voltarensalbe® in Absprache mit dem Arzt bei Frau K. bei vorhandenen Knieschmerzen ohne zu beachten, dass sie früher gute Erfahrungen mit einem Kohlwickel gemacht hatte. Hier wurden ihre biografischen Erfahrungen nicht berücksichtigt, es unterbleibt die Wertschätzung für ihr eigenes gelebtes Leben und für ihre eigenen Vorstellungen.

Beispiele für den Fall, dass trotz weiterhin bestehenden Problems oder Risikos keine Änderung erfolgt:

- »Die Sturzgefahr konnte nicht reduziert werden, Frau M. stürzt weiterhin alle 1–2 Tage. Sie lehnt jedoch die Maßnahmen X und Y ab. Das Sturzrisiko lässt sich daher nicht reduzieren, der Maßnahmenplan bleibt bestehen.«
- »Eine Anpassung des Ernährungsplans wird trotz weiterer Gewichtsabnahme (3 kg in 2 Wochen) aufgrund der bestehenden fortgeschrittenen Sterbesituation nicht vorgenommen. Absprachen mit Arzt und Angehörigen von Frau F. liegen vor.
- »Herr B. darf trotz weiterhin bestehender, großer Sturzneigung weiter laufen, da die Bewegung für sein Wohlbefinden sehr wichtig ist. Im Sitzen zeigt er eine zunehmende Unruhe. Auf eine freiheitsentziehende Maßnahme (FEM) wird verzichtet.«

Gibt es sogenannte Einwirkungsbegrenzungen?

Bleiben Probleme oder Risiken weiter bestehen oder können keine geeigneten Maßnahmen eingesetzt werden, liegen in der Regel sogenannte Einwirkungsbegrenzungen vor. Dabei handelt es sich um Faktoren oder Begründungen, die als Ursache dafür angesehen werden können, dass angestrebte Ziele nicht erreicht oder mögliche sinnvolle Maßnahmen nicht umgesetzt wurden.

Als Beispiele für Einwirkungsbegrenzungen kommen infrage:

- Ablehnung durch den Bewohner: Das Selbstbestimmungsrecht ist bis auf wenige Ausnahmen zu beachten. Die Präferenzen des Bewohners müssen handlungsleitend sein (Aussagen in den Expertenstandards: siehe Kap. 12.2), d.h. seine Vorstellungen müssen bei der Planung und Umsetzung von Maßnahmen beachtet werden, auch dann, wenn diese nicht mit den professionellen Einschätzungen der Pflegefachkraft übereinstimmen.
- Auswirkungen bestehender Krankheiten: Im Falle eines wahnhaften Phänomens, bei dem die Bewohnerin unter Vergiftungswahn leidet und daher die Tabletteneinnahme vehement ablehnt, muss nach Absprache mit dem Arzt auf die Verabreichung der Medikation verzichtet werden.
- Auswirkungen eingenommener Medikamente: Zytostatika zur Krebsbehandlung, Schilddrüsenmedikamente oder Diuretika können zu einer weiteren Gewichtsabnahme führen. Die Einnahmen bestimmter Psychopharmaka oder von Kortison können eine Gewichtszunahme erzeugen, die nicht gut zu beeinflussen ist.
- Interdependente (= sich gegenseitig beeinflussende) Wirkungen: Wenn die zur Vermeidung einer Exsikkose sinnvolle Erhöhung der Trinkmenge im Rahmen einer Dialysebehandlung vonseiten des Arztes untersagt ist, muss die Gefahr der Exsikkose in Kauf genommen werden. Wenn der Hüftprotektor, der zur Vermeidung hüftgelenksnaher Frakturen eingesetzt wird, dazu führt, dass ein Bewohner auf der Toilette die Hose nicht schnell genug herunterziehen kann und folgend einnässt. So entsteht ggf. eine noch höhere Sturzgefahr, weil er nun übereilt zur Toilette läuft. Der Einsatz des Hüftprotektors muss daher abgewogen und der sinnvollste Weg entschieden werden. In der Evaluation ist dieser Abwägungsprozess darzustellen.

- Eingetretene Sterbesituation: Jetzt werden andere Ziele wichtig, jetzt sind alle Maßnahmen unter dem Blickwinkel zu prüfen, ob diese Wohlbefinden erhalten oder wieder herstellen können. Werden nun Maßnahmen abgesetzt, weil diese den Bewohner belasten oder zu unangenehmen Auswirkungen führen, wird der Abwägungs- und Entscheidungsprozess, der in der Evaluation geführt wird, dokumentiert.

Beispiele

- Evaluation zum Selbstbestimmungsrecht: »Frau K. lehnt laut Bericht die Einnahme der Tabletten täglich ab. Das Absetzen wurde mit Dr. XY. besprochen. Ab sofort sind alle Tabletten abgesetzt.«
- Auswirkungen von Krankheiten: »Trotz des bestehenden Untergewichts (43 kg/172 cm) soll Frau V. kein Maltodextrin® und keine auf Zuckerbasis vorgenommenen Nahrungsergänzungen bekommen. Hiervon wird laut Aussage von Dr. AB nur der Tumor ernährt. Sie erhält eine Zusatzkost auf Fettbasis (Produkt YZ).«
- Auswirkungen von Medikamenten: »Aufgrund der hoch dosierten Gabe von Kortison lässt sich bei Herrn B. auch nach Aussage von Dr. UW eine Gewichtsabnahme zur Zeit nicht realisieren. Selbst ein steigendes Körpergewicht wird aufgrund der fortgeschrittenen Tumorerkrankung toleriert.
- Wechselwirkung: »Nach dem Liegen auf dem Wechseldrucksystem zur Dekubitusprophylaxe bekommt Herr C. Halluzination, wird stark unruhig und will das Bett über das Bettgitter verlassen. Die Matratze wird mit den Zielen entfernt: Vermeidung eines Sturzes, Wiederherstellung von Tiefenwahrnehmung und Orientierung, Vermeidung einer freiheitsentziehenden Maßnahme wie Bauchgurt. Eine Tempur®-Matratze wird eingelegt.«
- Beispiel zur eingetretenen Sterbesituation: »Frau P. bekommt Luftnot, Angst und Schmerzen, wenn sie in die Seitenlage gebracht wird. Sie kann nur noch auf dem Rücken, leicht erhöht bei 30 Grad Oberkörperhochlagerung liegen. Auf die vollständigen Positionswechsel in Seitenlagerung wird verzichtet, nur noch Mikrolagerungen angewendet. Das Ziel »Liegen ohne Luftnot und Schmerzen ist möglich« hat nun oberste Priorität. Die Dekubitusgefahr wird hier aufgrund der eingetretenen Sterbesituation in Kauf genommen.«

Wenn die Mitarbeiter von Pflege und Sozialer Betreuung im Bericht die Entwicklung der verschiedenen Phänomene beschreiben, kommen sie in einen Reflexionsprozess. In der gedanklichen Vorbereitung und noch intensiver während der schriftlichen Formulierung nehmen sie eine Bewertung/Evaluation der Pflegehandlung vor und begründen ihre Erkenntnisse. Hierbei handelt es sich um eine nachvollziehbare professionelle Handlung, die sich deutlich von einer Laienpflege abgrenzen lässt.

Der Bericht wird in zyklischen, Intervallen evaluiert – nach einem festgelegten Schema, bei besonderen Vorkommnissen wie einem Krankenhausaufenthalt, nach einem Sturz o. Ä. auch häufiger. Weiterhin werden für einzelne Bereiche oder für die gesamte Planung individuelle Evaluationsintervalle festgelegt. So sollte z. B. in der Palliativsituation eine zeitnahe erneute Überprüfung stattfinden (in der Endphase ggf. sogar einmal am Tag), da sich Zustand, Anforderungen und Auswirkungen der Maßnahmen ggf. schnell ändern. Entsprechende Evaluationsergebnisse werden hier im Pflegebericht beschrieben.

Im Evaluationsprozess finden eine Bewertung des bisherigen Pflegegeschehens statt und eine Stellungnahme zur Eignung der geplanten und umgesetzten Pflege bzw. zur Zielerreichung. Aus den Bewertungserkenntnissen wird mit Blick auf die Zukunft eine weitere Eignungsbewertung vorgenommen: Passt die geplante Pflege auch für die Zukunft oder muss sie in verschiedenen Punkten (Problem-, Ressourcen-, Zielformulierung, Maßnahmenplanung) verändert werden?

Oftmals besteht in den Dokumentationssystemen auf Papierdokumentenbasis jedoch nur wenig Raum, um Evaluationsergebnisse mit Begründung zu beschreiben. So lässt es sich bei Audits erkennen, dass in der Evaluationsspalte vielfach nur ein Eintrag vorgenommen wird: »Evaluation stattgefunden« oder »unverändert». Diese verkürzten Varianten geben jedoch keine Auskunft über die zugrunde liegenden Erkenntnisgründe:

- Warum z. B. gehe ich davon aus, dass die Planung unverändert bestehen bleiben kann?
- Welche Erkenntnisse habe ich beim Lesen des Pflegeberichts über den vergangenen Pflegezeitraum, bei der Kontrolle der Leistungsnachweise usw. erlangt?

- Was sind die Begründungen dafür, dass ich eine Veränderung für gerechtfertigt halte?

In dieser Phase unterliegt der Pflegeprozess einer wirklichen Gefahr. Obwohl die vergangenen Pflegeberichte bereits deutlich zeigen, dass sich der Betroffene verändert hat oder dass bestimmte Pflegeprobleme oder Ressourcen neu aufgetreten sind, führen diese nicht immer zu einer Modifikation des Pflegeberichts. Begründet wird dies nicht selten mit Aussagen wie: »Wo sollen wir das denn alles hinschreiben?« oder: »Der Betroffene hat sich ohnehin nicht verändert«.

Hier lässt sich die Verknüpfung der einzelnen Dokumente der Pflegeprozessplanung sinnvoll nutzen. In der Evaluationsspalte wird nur ein Fazit, sozusagen eine zusammenfassende Erkenntnis (Kernaussage) festgehalten, im Pflegebericht dann die ausführlichere Begründung vorgenommen.

Tabelle 6: Von der Erkenntnis zu Begründung

Evaluationsspalte	Pflegebericht
Anpassung von AEDL X, Themenbereich XY Problemänderung	»Neigung zu immer häufigeren wässrigen Stuhlausscheidungen. Im letzten Monat: an durchschnittlich 3 Tagen in der Woche bis zu 5 Mal/Tag wässrige Stühle.«
Anpassung von AEDL X, Themenbereich XY Ressourcenänderung	»Herr K. kann inzwischen wieder bis zu 2 Stunden im Ruhesessel liegen.«
Ziel erreicht, Maßnahmen wie bisher	»Nach Anwendung der Ölbäder keine Hautrötungen und Kratzspuren mehr. Maßnahmen erfolgreich, werden weiter durchgeführt«
Zieländerung, da Maßnahmen abgelehnt werden (Ziel heißt: keine Fraktur)	»Frau K. lehnt das Tragen des Hüftprotektors weiterhin ab. Sie zieht sich die Hose innerhalb einer halben Stunde nach Ankleiden wieder aus.«
Zieländerung, da Maßnahmen unwirksam (Ziel heißt: trockene Haut)	»Bei Herrn P. zeigt das Anlegen der Pants keine Wirkung. Er zieht sie in der Nacht bis zu dreimal aus. Die Haut ist folglich nass.«

Evaluationsspalte	Pflegebericht
Zieländerung, da Ressource zugenommen hat (Ziel heißt: Frau K. kann mithilfe von zwei Pflegenden vom Bett zum Bad gehen)	»Steigende Ressource Mobilität: kann mit 2 Pflegepersonen vom Bett zum Bad gehen. Neues Ziel: Gehen mit einer PP, gleiche Strecke.«
Zieländerung, Ziel wird abgelehnt (Ziel war: Herr Z. führt die Körperpflege selbst durch)	»Weiterhin verbale Ablehnung (‚Mach ich nicht!‹), die Körperpflege selbst durchzuführen.«
Maßnahmenänderung, Maßnahmen unwirksam (Maßnahme war: abends das rechte Knie mit Voltarensalbe einzucremen)	»Voltarensalbe® am Knie unwirksam, wird abgesetzt, aktuell Krautwickel abends (biografische Gewohnheit) anlegen.«
Maßnahmenänderung, Maßnahmen werden abgelehnt	»Frau C. lehnt die Bewegungsübungen im Bereich der Hände bei der Grundpflege ab. Sie gibt an, ihr ganzes Leben gearbeitet zu haben und dies jetzt nicht mehr zu wollen.«
Maßnahmenerweiterung	»Zusätzlich abends Wärmekissen im Kreuzbeinbereich. Ziel: Wirkungsverstärkung der Voltarensalbe®. Nach 2 Anwendungen Rückmeldung, dass Besserung eingetreten ist.«
Maßnahmenreduktion	»Bei Frau X. wird der Rollator für die Gehübungen nicht mehr benötigt. Sie soll nach Arztanordnung ab sofort mit einem Stock laufen.«

Wichtige Fragen

- Warum wurde das Fazit eingetragen?
- Was sind die Beobachtungsparameter oder Entscheidungskriterien, die das Fazit ermöglichen?
- Anhand welcher Ergebnisse lässt sich der Eintrag in der Evaluationsspalte rechtfertigen?

12.4.9 Information über den Abschluss einer Problemlösung

Neu auftretende Pflegeprobleme werden, wenn sie voraussichtlich nicht länger als sieben Tage bestehen, möglicherweise nicht direkt in die Pflegeprozessplanung übernommen, sondern komplett über den Pflegebericht bearbeitet. Zunächst werden hier das neue Problem, die durchgeführten Analysen sowie eingeleitete Maßnahmen beschrieben. In den folgenden Schichten wird nun jeweils eine kurze Befundbeschreibung zu diesem Problem vorgenommen. Konnte das Problem innerhalb dieser kurzen Zeit gelöst werden, sollte es abgeschlossen werden mit dem Hinweis: »Das Problem XY ist gelöst«.

Tabelle 7: Beispiel-Eintragungen während einer einwöchigen Hämaturie

Datum	Schicht	Eintragung
1.12.20..	FD	Frau K. hatte heute rötlich verfärbten Urin. Es wurde eine Urinprobe zu Dr. O. in die Praxis gesendet. Bei Kontrolle des Trinkprotokolls fiel auf, dass Frau K. gestern nur ca. 1 000 ml getrunken hatte. Erhöhung der Soll-Trinkmenge heute auf 2 000 ml. Bitte stündlich ein Glas Wasser anreichen.
1.12.20..	SD	Frau K. hat immer noch rötlich verfärbten Urin. Telefonanruf bei Praxis Dr. K.: Vorerst soll nur die Trinkmenge auf 2 000 ml erhöht bleiben. Urin bitte weiter beobachten.
1.12.20..	ND	Frau K. wurde bei den ersten beiden Kontrollgängen (23:00 und 2:00 Uhr) wach angetroffen, gab an, ein leichtes Ziehen und einen Harndrang zu verspüren. Habe sie zur Toilette begleitet und jeweils ein Glas Wasser angereicht. Frau K. gab an, früher bei solchen Beschwerden eine Wärmeflasche eingesetzt zu haben. Habe ihr eine Wärmeflasche gemacht. Beim dritten Kontrollgang wirkte Frau K. schlafend.
2.12.20..	FD	Frau K. gab an, dass ihr die Wärmeflasche in der Nacht gut getan hatte. Wollte diese jetzt auch tagsüber. Nach ihren Aussagen sei der Harndrang nach wie vor vorhanden. Der Urin wirkte aber nicht mehr so stark blutig, eher fleischfarben.
2.12.20..	SD	Anruf von Praxis Dr. O.: Frau K. soll 3 x 1 Tabl. XY à xx mg bekommen, bis 2 Tage nach Ende der Beschwerden. Weiter 2 000 ml/Tag trinken lassen. 18:00 Uhr erste Tablette X gegeben.

Datum	Schicht	Eintragung
2.12.20..	ND	Frau K. war beim ersten Kontrollgang wach (23:20 Uhr). Bekam noch einmal neue Wärmeflasche und ein Glas Wasser. Gab an, die Beschwerden seien nach Einnahme der Tablette nicht mehr so schlimm. Bei den beiden übrigen Rundgängen wirkte sie schlafend.
3.12.20..	FD	Frau K. gibt an, keine Beschwerden mehr zu haben. Der Urin sieht nur noch leicht getrübt aus. Die höhere Trinkmenge wird weiter aufrechterhalten obwohl Frau K angibt, dass ihr das viele Trinken Probleme bereite.
3.12.20..	SD	Keine Farbveränderung des Urins mehr. Die Beschwerden, die Frau K. im Rahmen ihres Harnwegsinfektes hatte, sind nach ihren Aussagen ebenfalls rückläufig.
3.12.20..	ND	Frau K. wirkt schlafend bei allen Kontrollgängen. Wegen der letzten unruhigen Nächte wurde sie zur Flüssigkeitsaufnahme nicht geweckt.
4.12.20..	FD	Schnelltest der Urinprobe durchgeführt. Befund negativ. Es zeigen sich lediglich noch Leukozyten im Befund. Das Problem ist gelöst. Die Erhöhung der Trinkmenge wurde in die Pflegeplanung aufgenommen.

Fehlt jedoch der Hinweis darauf, dass das Problem gelöst wurde, stellen sich Fragen, wenn es erneut auftritt:

- Wurde das Problem im Verlauf des ersten Eintrags behoben?
- Tritt das Problem nun erneut auf oder war es die ganze Zeit präsent und wurde lediglich nicht beachtet? (Bei einem Harnwegsinfekt würde dies sicherlich eine gefährliche Pflege darstellen!)
- Wurde eine professionelle Pflege durchgeführt, die die Beobachtung des Problems bis zu seiner vollständigen Lösung oder bis zum Übertrag in die Pflegeplanung beinhaltet?
- Handelt es sich hierbei um eine bedürfnisorientierte Pflege?
- Erfüllt der Vorgang den Tatbestand der Körperverletzung?

Auch die folgenden Fragen sind wichtig:

- Wie lange soll das Problem im Pflegebericht beschrieben werden?
- Ab wann ist es sinnvoll, das Problem in die Pflegeplanung zu übertragen?
- Woran lässt sich erkennen, ob ein Problem gelöst ist?

- Wenn die Gefahr besteht, dass das Problem nur oberflächlich gelöst wurde, eine Gefährdung im Sinne potenzieller Risiken aber bleibt, ist das Problem als »Gefahr von …« in die Pflegeplanung zu übertragen.
- Soll ein spezifisches Risiko-Assessment erhoben werden (z. B. Sturzrisikoerhebung nach einem Zu-Boden-Gleiten ohne Folgen)?
- Wäre die Beschreibung des Bewohnerverhaltens in einem Protokoll über eine begrenzte Zeit (Anzahl von Tagen) sinnvoll, um sich ein genaueres Bild zu machen?
- Oder erscheint eher die Beobachtung entsprechend der allgemeine Kranken- und Verhaltensbeobachtung sinnvoll (im Hinblick auf die Frage, ob ein Bewohner ausreichend mit Flüssigkeit versorgt ist: Hautzustand, stehende Hautfalten, Feuchtigkeit der Schleimhaut, Speichelsee unter der Zunge, Menge und Konzentration des Urins, Bewusstseinszustand, Wachheit), weil ein Protokoll keine nachvollziehbaren Ergebnisse liefern würde?)
- Bedarf es der Einplanung spezifischer Prophylaxen (dann Übertragung in die Pflegeplanung)?

Hinweis zur Vernetzung der Übergabe mit dem Pflegebericht

Werden Probleme oder aktuell aufgetretene Phänomene von einem Mitarbeiter in der Übergabe geschildert, sollte immer geprüft werden, ob es sich um eine neue Entwicklung handelt. In diesem Fall wird im Pflegebericht direkt geprüft oder auch der Mitarbeiter gefragt, ob er diese Information eingetragen hat. In etlichen Einrichtungen sind die mündliche Schilderung neuer Probleme beim Bewohner oder wesentlicher Beobachtungen und die Darstellung im Bericht nicht deckungsgleich. Das heißt: Es wird mehr beobachtet als beschrieben. Die mündliche Informationsweitergabe ist hier aber nicht ausreichend. Der Prozess muss nachvollzogen werden können, die Informationen müssen auch für die Mitarbeiter der übernächsten und folgenden Schichten erkennbar sein.

12.4.10 Information über Problemtransfer in die Pflegeplanung

Muss ein Problem vom Pflegebericht in die Pflegeplanung übernommen werden, müssen Pflegende ähnlich handeln. Tabelle 8 erläutert das Vorgehen.

Tabelle 8: Übertragung eines Problems vom Pflegebericht in die Pflegeplanung.

Datum	Schicht	Eintragung
1.12.20..	FD	Frau K. hatte heute Morgen einen rötlich verfärbten Urin. Es wurde eine Urinprobe zu Dr. O. in die Praxis gesendet. Bei Kontrolle des Trinkprotokolls fiel auf, dass Frau K. gestern nur ca. 1 000 ml getrunken hatte. Erhöhung der Soll-Trinkmenge heute auf 2 000 ml. Bitte stündlich ein Glas Wasser anreichen.
1.12.20..	SD	Frau K. hat immer noch Blut im Urin. Telefonanruf bei Praxis Dr. K.: Vorerst soll nur die Trinkmenge auf 2 000 ml erhöht bleiben. Urin bitte weiter beobachten.
1.12.20..	ND	Frau K. wurde bei den ersten beiden Kontrollgängen (23:00 und 2:00 Uhr) wach angetroffen, gab an, ein leichtes Ziehen und einen Harndrang zu verspüren. Habe sie zur Toilette begleitet und jeweils ein Glas Wasser angereicht. Frau K. gab an, früher bei solchen Beschwerden eine Wärmeflasche eingesetzt zu haben. Habe ihr eine Wärmeflasche gemacht. Beim dritten Kontrollgang wirkte Frau K. schlafend.
2.12.20..	FD	Frau K. gab an, dass ihr die Wärmeflasche in der Nacht gut getan hatte. Wollte diese jetzt auch tagsüber. Nach ihren Aussagen sei der Harndrang nach wie vor vorhanden. Der Urin wirkte aber nicht mehr so stark blutig, eher fleischfarben.
2.12.20..	SD	Anruf von Praxis Dr. O.: Frau K. soll 3 x 1 Tabl. XY à xx mg bekommen, bis 2 Tage nach Aufhören der Beschwerden. Weiter 2 000 ml trinken lassen. 18:00 Uhr erste Tablette X gegeben.
2.12.20..	ND	Frau K. war beim ersten Kontrollgang wach (23:20 Uhr). Bekam neue Wärmeflasche und ein Glas Wasser. Die Beschwerden seien nach Einnahme der Tablette nicht mehr so schlimm. Bei den beiden übrigen Rundgängen wirkte sie schlafend.

Datum	Schicht	Eintragung
3.12.20..	FD	Frau K. gibt an, keine Beschwerden mehr zu haben. Der Urin sieht nur noch leicht getrübt aus. Die höhere Trinkmenge wird weiter aufrechterhalten, obwohl Frau K. angibt, dass ihr die Trinkmenge Probleme bereitet.
3.12.20..	SD	Keine Farbveränderung des Urins mehr. Die Beschwerden, die Frau K. im Rahmen ihres Harnwegsinfektes hatte, sind nach ihren Aussagen ebenfalls rückläufig.
3.12.20..	ND	Frau K. wirkt schlafend bei allen Kontrollgängen. Wegen der letzten unruhigen Nächte wurde sie zur Flüssigkeitsaufnahme nicht geweckt.
4.12.20..	FD	Schnelltest der Urinprobe durchgeführt. Befund negativ. Es zeigen sich lediglich noch Leukozyten im Befund. Der Harnwegsinfekt ist somit behoben. Nach Rücksprache mit Dr. O. soll Frau K. weiterhin täglich 2 000 ml trinken. Getränke sollen möglichst angesäuert werden, damit sich die Bakterien im sauren Milieu nicht so schnell vermehren können. Abends soll Frau K. eine Tasse Goldrutentee zur Nacht erhalten. Übertragung des Pflegeproblems »Neigung zu Harnwegsinfekten aufgrund einer zu geringen Flüssigkeitszufuhr« sowie der hier genannten Maßnahmen in die Pflegeplanung erledigt.

»Übertragung des Pflegeproblems …« Durch diesen letzten Eintrag kann jeder Mitarbeiter erkennen, dass die Gefahr einer erneuten Harnwegsinfektion jetzt in der Pflegeplanung zu finden ist und dass geeignete Maßnahmen zur Zystitisprophylaxe geplant wurden. Ab sofort ist die tägliche Beschreibung im Pflegebericht zum Thema Harnwegsinfekt nicht mehr erforderlich, sondern kann im Rahmen der Evaluation erfolgen (Ausnahme: Es entstehen neue Symptome, die auf ein Rezidiv hinweisen).

Wichtige Fragen

- Konnte das Problem vollständig behoben werden?
- Ist es erkennbar, dass ein aufgetretenes Problem wahrscheinlich länger oder vielleicht sogar dauerhaft bestehen bleibt? (In diesem Fall ist eine Übertragung in die Pflegeplanung schon deshalb sinnvoll, weil das Problem dann nicht mehr jeden Tag im Pflegebericht in jeder Schicht beschrieben werden muss.)
- Sollten spezifische Maßnahmen dauerhaft eingeplant werden?
- Bleibt ein Restrisiko bestehen, das als sogenanntes potenzielles Pflegeproblem wirkt?
- Sollte das Problem in die Pflegeplanung übertragen werden, damit es bei allen Evaluationen präsent ist und immer wieder neu überprüft wird?

12.4.11 Modifikation der Pflegeplanung nach wiederholtem Auftreten eines Pflegeproblems

Tritt ein Pflegeproblem in der gleichen Art und Weise länger als eine Woche dauernd oder wiederholt in kürzeren Abständen auf, so ist die Überleitung dieses Problems in die Pflegeplanung vorzunehmen. Es wird jetzt als Problem behandelt, das einer genauen Problemformulierung, einer Zielsetzung und einer Maßnahmenformulierung bedarf, nicht mehr als einmaliges Ereignis. Wenn das Problem in die Planung übertragen wurde, kann in individuell längeren Zeitabständen (z. B. einmal pro Woche) darauf Bezug genommen werden.

Modifikation in der Anwendung der SIS®

Besteht hier ein Problem länger oder wird es wiederholt auftreten, wird der Handlungsplan geändert. Die Begründung hierfür wird über die Evaluation oder den Pflegebericht vorgenommen. Die SIS® wird nur dann geändert, wenn es zu umfangreichen Veränderungen beim Bewohner gekommen ist, z. B. nach einem Schlaganfall oder infolge einer Oberschenkelhalsfraktur.

Bitte beachten

Die Aufnahme des neu erkannten Pflegeproblems in der Pflegeplanung oder die Anpassung der SIS® ist im Bericht zu vermerken.

Anpassung der SIS® bei dauerhaften Veränderungen

Wird mit der strukturierten Informationssammlung gearbeitet, entscheidet die Einrichtung und legt in ihrer Verfahrensanweisung oder Leitlinie fest, ob bei gravierenden und komplexen Veränderungen des Betroffenen eine Anpassung vorgenommen werden soll. An dieser Stelle sei auf die Beschreibung innerhalb der einzelnen Einrichtungen im Qualitätsmanagementhandbuch verwiesen. Einige Einrichtungen verzichten darauf, passen hier nur die Maßnahmenplanung an und begründen dies in einem Evaluationsdokument; andere passen auch die SIS® an. Ein entsprechender Hinweis zur Änderung der SIS®, möglichst unter Angabe des/der Themenbereiche, ist auch deshalb erforderlich, weil der dokumentierende Mitarbeiter sonst eine Abweichung im Bewohnerzustand oder -verhalten nicht erkennen kann und daher wahrscheinlich keinen Eintrag hierzu vornimmt. Oder er dokumentiert weiterhin ein bestimmtes Verhalten, dass nun entsprechend dem »Immer-So-Prinzip« nicht mehr dokumentiert werden müsste, weil es in der SIS® bereits vermerkt ist.

12.5 Zusammenhänge und Kontextfaktoren – Ursachen-Wirkungsbeschreibungen

Entwicklungen und auftretende Ereignisse entstehen in der Regel in einer Ursachen-Wirkungs-Beziehung. Weil bestimmte Faktoren bestehen, Reize auf einen Betroffenen einwirken, biografische Faktoren aus der Vergangenheit nun auch auf die Gegenwart einwirken, entwickeln sich bestimmte Zusammenhänge. Immer sind daher bei der Entwicklung neuer Probleme oder Veränderungen im Verhalten des Betroffenen oder auch dem seiner Angehörigen sowie im Bereich seiner Körperzustände oder Fähigkeiten mögliche Ursachen zu prüfen. Die Frage lautet hier immer: Wodurch kann diese Entwicklung ausgelöst, bedingt oder verstärkt sein?

12.5.1 Ereignisse mit direkter Auswirkung auf den Bewohnerzustand oder dessen Versorgung

Es gibt eine Reihe von Ereignissen, die Auswirkungen auf den Bewohner und seine Versorgungssituation haben. Damit später bestimmte zeitliche Zusammenhänge erkennbar werden oder ordnungsgemäß durchgeführte administrative und organisatorische Vorgehensweisen der Pflegenden nachvollziehbar sind, müssen diese dokumentiert werden.

Exemplarisch seien hier genannt:
- Arztbesuch (Warum wurde dieser angemeldet? Sind weitere Maßnahmen erforderlich? Was wurde gemacht?)
- Einweisung ins Krankenhaus (Gleiche Fragen wie oben)
- Tod eines nahestehenden Mitbewohners (Hier kann Trauer oder Angst davor, der nächste zu sein, entstehen)
- Urlaub der Kinder (Diese kommen ggf. länger nicht zu Besuch, der Betroffene fühlt sich alleine gelassen)
- Wechsel der Bezugspflegeperson (Störung des Beziehungsgefüges)
- MDK-Begutachtung (Welcher Pflegegrad wird voraussichtlich bescheinigt werden? Hat der Gutachter die Pflegedokumentation eingesehen?) Hat er den Bewohner angemessen untersucht und – falls möglich – selbst befragt und begutachtet?
- Lieferung eines Hilfsmittels durch das Sanitätshaus (Schlafstörungen bei unbekanntem Liegen auf einer Antidekubitusmatratze)
- Meldung der Reparaturbedürftigkeit der Antidekubitusmatratze des Bewohners
- Tausch des Zimmers (Das Bett steht nun ggf. anders und muss vom Bewohner von der anderen, für ihn unbekannten Bettseite aufgesucht werden)
- Sich plötzlich verstärkende Reize im Tagesraum (Unfähigkeit, zu viele optische oder akustische Reize auf einmal verarbeiten zu können, mit folgender Unruhe)

Beispiele

- »Herr K. klingelte heute Nacht sechs Mal, zeigte deutliche Anzeichen von Unruhe, wollte nach eigener Aussage immer aus dem Bett. Dieses sei nicht sein eigenes. Heute Nachmittag war eine neue Matratze eingelegt worden. Ließ sich nach Gespräch beruhigen. Bitte zwei Nächte weiter beobachten.«
- »Frau Ö. wurde heute Mittag mit Verdacht auf einen Armbruch nach Sturz zum Röntgen ins Krankenhaus gebracht, kam danach deutlich desorientiert wieder. Fragte immer wieder, warum sie mit einem Auto durch die Stadt gefahren wird. Ob ein Medikament verabreicht worden war, war unklar, Arztbrief liegt nicht vor.«

Mögliche Ursachen/Kontextfaktoren für eine Entwicklung können hierbei sein:

- **Andere Maßnahme:** Wie wurde die Handlung durchgeführt? War der Ablauf genauso wie an den vorangegangenen Tagen oder wie es der Betroffene gewohnt ist?
- **Anderer Ablauf:** Wurde die Handlung ähnlich wie bei einem Kochrezept nach einem gewohnten Ablauf durchgeführt? Oder hat die durchführende Person die Handlung anders angeboten, eine andere Reihenfolge gewählt?
- **Andere Person:** Welche Person hat die Handlung angeboten oder durchgeführt? War diese dem Betroffenen unbekannt oder vertraut?
- **Andere Uhrzeit:** Wurde die Maßnahme zur gleichen Zeit wie immer durchgeführt oder hatte sich das Angebot zeitlich verschoben? Passt das Angebot oder der Versuch der Durchführung zu den biografischen Ritualen des Betroffenen (z. B. »Morgenmensch«, »Abendmensch«?)
- **Anderer Ort:** Wurde das Angebot am gleichen Ort wie immer gemacht oder die Handlung wie gewohnt durchgeführt? Oder geschah das in einem anderen Raum, einer anderen Reihenfolge?
- **Andere Materialien:** Wurden andere Materialien, Pflegemittel verwendet, als das der Bewohner gewohnt ist? Der andere Geruch bei einem neuen Pflegemittel kann für einen Menschen, der lange immer wiederkehrend das gleiche Produkt genutzt hat, Fremdheitsgefühle wecken. Eine Ablehnung könnte die Folge sein.

- **Andere Kompetenzen als Ressourcen:** Verfügt der Betroffene über die erforderlichen Kompetenzen? Haben sich diese z. B. aufgrund einer akuten Erkrankung verändert, kann die Ablehnung gegenüber einer Handlung entstehen, wenn der Betroffene bemerkt, dass er diese nicht mehr wie gewohnt in seiner Routine oder mit einem von ihm gewohnten Ergebnis ausführen kann. Insbesondere bei einem Menschen mit gerontopsychiatrischer Erkrankung kann sich die Tagesform auswirken. Hier sollte über den Bericht geprüft werden, wie häufig die »gute Tagesform« (Indizien konkret benennen) oder die »schlechte Tagesform« auftritt. Modul 3 des BI fragt gezielt nach den Häufigkeiten auftretender Probleme oder Phänomene.
- **Andere Ziele beim Betroffenen:** Tritt ein Mensch beispielweise in den Sterbeprozess ein, entwickelt er möglicherweise andere Ziele. Er strebt nun ggf. danach, sein Leben zu bedenken, eine Bilanz zu ziehen und Frieden zu finden. Hierdurch kann die Ablehnung gegenüber Handlungen, die nun in seinen Augen nicht mehr sinnvoll sind, entstehen.

Beispiele

- »Versuch der Motivation und Anleitung, dass Herr L. sein Brötchen belegt, wurde von ihm nicht angenommen. ›Das wäre sonst auch nicht so, es läge immer schon fertig auf seinem Teller.‹« (andere Maßnahme)
- »Versuch, die Intimpflege zuerst im Bett durchzuführen und die Kompressionsstrümpfe dort, vor dem Aufstehen, anzuziehen, wurde abgelehnt. ›Das mache ich, wie ich will. Zu Hause hat das auch geklappt.‹« (andere Reihenfolge)
- »Herr K. wehrte heute Morgen die Körperpflege ab und sagte, dass Schwester Karla kommen solle, die kenne ihn besser. Alle Motivationsversuche, sich von mir waschen zu lassen, wirkten nicht: weder die Bitte, die Körperpflege durch mich auszuprobieren noch das Versprechen, alles nach seinen Anweisungen zu machen.«
- »Frau W. sollte heute Morgen gegen 7:00 Uhr aufstehen, hatte um 9:00 Uhr einen Termin bei Dr. XY. Keine Bereitschaft zum Aufstehen, sie blieb bis 8:00 Uhr im Bett mit der Aussage: ›Ich habe mein ganzes Leben hart gearbeitet und musste früh aufstehen. Das machen Sie hier mit mir nicht.‹« (andere Uhrzeit)

- »Herr Ä. war heute nicht bereit an einem anderen Tisch zu essen. Er wollte unbedingt an seinen Platz am Fenster sitzen und konnte nicht verstehen, dass dieser Platz im Augenblick für Frau Z. besser geeignet ist, damit sie ihr Bein auf einem zweiten Stuhl hochlagern kann. ›Das ist mein Platz und es interessiert mich nicht, was diese Frau hat.‹« (anderer Ort)
- »Frau Ö. lehnte das Einreiben der rauen Stelle am Arm ab: ›Die Salbe stinkt, die nehme ich nicht.‹ Auch eine Beratung über die Vorteile und Wirkungen der Salbe konnte sie nicht umstimmen.« (anderes Material)
- »Herr T. wollte nach eigener Aussage nicht an der Gymnastikrunde teilnehmen. ›Mit meinem gelähmten Bein bin ich ein Krüppel und ich werde nicht den anderen zeigen, was ich alles nicht kann.‹ Es wurde eine Einzelmaßnahme geplant.« (andere Kompetenzen des Bewohners)
- »Frau Y. wollte 5 Mal die Einrichtung verlassen und zu ihrem Haus gehen. »Das kann doch nicht sein, dass meine Tochter einfach mein schönes Haus verkauft‹, sagte sie immer wieder. Habe ihr versprochen, morgen mit der Tochter zu sprechen« (andere Ziele)

12.5.2 Zusammenhänge bei Menschen mit kognitiven Einschränkungen oder gerontopsychiatrischen Auswirkungen

Insbesondere Menschen mit kognitiven Abbauprozessen könnten komplizierte Sachverhalte oder komplexe Situationen oft nicht mehr verstehen und fühlen sich ggf. überfordert. Sie reagieren dann entsprechend mit Unruhe oder Abwehr. Insbesondere bei folgenden Bedingungen zeigt sich dies:

- Die Bedürfnisse des Betroffenen sind nicht erkannt und entsprechend auch nicht erfüllt (körperliche Bedürfnisse, Bedürfnis nach Anerkennung und Wertschätzung, nach Selbstbestimmung und Aktivität).
- Der Betroffene fühlt sich verunsichert, weil an ihn eine Anforderung gestellt wird, er etwa eine Handlung ausführen soll, die er nicht versteht.
- Es stürmen zu viele oder für ihn unangenehme Reize auf ihn ein. Er kann diese nicht alle zugleich verarbeiten.
- Er fühlt sich unter Druck gesetzt, weil er sich nicht schnell genug auf die Handlungserfordernisse oder eine für ihn fremde/neue Person einstellen kann.

- Seine Rituale werden nicht beachtet und nicht in Handlungen integriert. Er spürt, dass die Handlung nicht so ist oder sein kann, wie er es kennt – dieses verunsichert ihn.

Bei einer Abwehr ist es daher immer wichtig zu fragen:
- In welcher Situation und unter welchen Bedingungen zeigt sich ein forderndes oder abwehrendes Verhalten?
- Was genau ist der auslösende oder verstärkende Faktor oder die Bedingung? Liegt sie im Betroffenen, in der Situation oder in der handelnden Person?
- Welche Ziele bestehen im Augenblick bei der handelnden Person als auch beim Betroffenen? Sind die Ziele identisch oder will der Betroffene etwas anderes? Gibt es hier einen Grund, das Ziel der handelnden Person trotzdem weiter zu verfolge oder kann dem Ziel des Betroffenen nachgekommen werden?
- Wie kann die Situation oder die Handlung verändert oder angepasst werden?

12.6 Themenbereich Kommunikation und Kooperation mit anderen Berufsgruppen/Netzwerkpartnern

Dringlicher und wichtiger wird die Zusammenarbeit mit anderen Berufsgruppen innerhalb der Einrichtung (Internes Netzwerk) und mit externen Berufsgruppen oder Organisationen (externes Netzwerk). In der Zusammenarbeit von Menschen und Organisationen besteht eine Gefahr immer dort, wo der sogenannte »Schnittstellen- oder Nahtstellenbereich« ist, wo also die Verantwortung und Zuständigkeit des einen endet und die des anderen beginnt. Trotz Absprachen kann es hier zum Abbruch von Versorgungshandlungen kommen oder geplante Handlungen werden nicht umgesetzt. Folglich sind entsprechende Absprachen (Kommunikation) oder gemeinsam ausgeführte Handlungen nachvollziehbar zu dokumentieren.

Fragen hierzu sind:
- Mit wem wurde was abgesprochen?
- Worüber wurde informiert oder beraten? (Inhalte)

- Wer soll sich um was kümmern? Wer macht was? (Entscheidung)
- Wer muss noch informiert werden?

Beispiel

»Information des Palliativarztes Dr. XY über den Schmerzzustand von Herrn K. Probeweiser Einsatz von 20 Tropfen Novalgin® um 8:00, 12:00, 16:00 und 20:00 Uhr. Zur Nacht soll dann eine Diclofenac 75 mg retard® gegeben werden. Bitte auf Nebenwirkungen achten (Novalgin®: Schweißausbruch, Kollapsneigung, Übelkeit, Ibuprofen®: Schwindel, Bauchschmerzen)«

12.6.1 Der Aushandlungsprozess mit dem Betroffenen

Insbesondere nach den Anpassungen der Expertenstandards, aufgrund der Charta der Rechte hilfe- und pflegebedürftiger Menschen (MGEPA 2015), des Betreuungsrechts (BMJV 2015) und auch der Prüfanleitungen durch den MDS (MDS 2014) hat der Betroffene stärkere Rechte im Rahmen der Mitbestimmung und Entscheidung zum Vorgehen in Pflege, Behandlung und Betreuung. Gemeint ist ein Aushandlungsprozess, bei dem gemeinsam nach einer für beide Seiten akzeptablen und sinnvollen Vorgehensweise gesucht wird.

Hierbei sind alle Maßnahmen eher als eine Art Dienstleistungsangebot zu verstehen, welches er annehmen oder ablehnen kann. Um eine entsprechende Entscheidung treffen zu können, bedarf es folgender Voraussetzungen:

1. Der Betroffene muss in der Lage sein, seinen Willen verbal zu äußern oder nonverbal zu zeigen. Er muss Entscheidungen treffen und diese auch in ihren Folgen wenigstens grundlegend verstehen zu können. Diese Kompetenz kann im Themenfeld »Kommunikation« in der Planung/SIS® nach einer entsprechenden Prüfung beschrieben sein.
2. Er muss, falls er die Zusammenhänge verstehen kann, über mögliche Handlungen und deren Wirkungen wie auch Nebenwirkungen aufgeklärt sein. Er muss auch wissen, zu welchen Auswirkungen die Unterlassung oder der Abbruch einer Handlung führen kann. Er muss also, die ver-

schiedenen Möglichkeiten und ihre vorhersehbaren Folgen kennen. Nur so kann er sich wirklich entscheiden.

3. Lehnt der Betroffene eine beratene und empfohlene Handlung ab, wird ihm eine Alternative, ein Kompromiss oder eine Teillösung angeboten. Es wird also ausgehandelt, wie weiter vorgegangen wird.

Dieser Aushandlungsprozess ist nachzuweisen, damit es im Falle eine Schadens oder einer Beschwerde durch den Betroffenen oder seine Angehörigen erkennbar wird, ob dem Betroffenen die Möglichkeit zur Risikominimierung angeboten wurde.

Oder es liegt eine Patientenverfügung oder Vorsorgevollmacht oder eine ACP vor und keine aktuelle Bekundung des Betroffenen, nun etwas anderes zu wollen.

Immer ist hier zu beschreiben:

- Mit wem wurde was ausgehandelt? Wurde der Aushandlungsprozess mit den Angehörigen geführt, muss eine Übereinstimmung mit dem (mutmaßlichen) Bewohnerwillen geprüft werden)
- Über was wurde der Betroffene informiert (Themenbereich und Maßnahmen, Wirkungen und Nebenwirkungen)?
- Entscheidung (was wollte der Betroffene)?
- Angebot ggf. von Alternativen, Kompromissen oder Teillösungen
- Ergebnis des Aushandlungsprozesses

Beispiele

- »Frau K: Angebot des Hüftprotektors. Hinweise auf Vorteile: ggf. Frakturschutz am Hüftgelenk. Nachteil: Probleme beim Toilettengang, ggf. Entstehung von Inkontinenz, höhere Sturzgefahr. Entscheidung von Frau K.: kein Hüftprotektor, Sturzmatte nachts vor dem Bett als Alternative.«
- »Herr C. lehnte das Frühstück ab. Ihm sei übel im Magen. Beratung über Gefahr der Unterzuckerung durchgeführt. Angebotene Tasse Pfefferminztee und Zwieback wurden angenommen. 10:00 Uhr: Keine Übelkeit mehr«

12.6.2 Fallbesprechungen

In einer Fallbesprechung wird eine Situation, eine Problemlage oder eine erforderliche Entscheidung im Pflegeteam, im interdisziplinären Team (Netzwerk) oder in der Kooperation mit den Angehörigen thematisiert. In dieser Besprechung werden …

- komplexe Situationen analysiert, Bedingungen und Folgen thematisiert.
- verschiedene Perspektiven vernetzt, verglichen, ggf. die eigene verändert.
- die gemeinsamen Entscheidungen über das weitere Vorgehen getroffen.
- juristische Rahmenbedingungen geprüft.
- durch eine retrospektive Bewertung Erkenntnisse zum vergangenen Zeitraum erlangt.

Vielfach wird zur Dokumentation der einzelnen Beiträge oder Überlegungen ein Fallbesprechungsprotokoll geführt und die Entscheidung dokumentiert. Da dieses Protokoll bei einer Papierdokumentation oft in einem Ordner im Dienstzimmer oder im Büro der Pflegedienstleitung abgeheftet wird, entstehen mehrere Probleme:

- Der Teilprozess der Fallbesprechung ist durch die separate Aufbewahrung aus dem Gesamtpflegeprozesses ausgeschlossen.
- Die Daten und Entscheidungen sind nicht dauerhaft für alle im Bereich der Bewohnerdokumentation ersichtlich.
- Bei der Evaluation werden die gesammelten Daten und die Erkenntnisse nicht mit evaluiert und erneut geprüft. Die entstandene Situation wird ggf. nicht mit dem Ergebnis der Fallbesprechung in Verbindung gebracht.
- Der Prozess der Fallbesprechung wird als ein besonderes, nicht dem Pflegeprozess zugehörendes Phänomen betrachtet.

Der Pflegebericht stellt hier die Vernetzungsstelle zum Dokument der Fallbesprechung dar. Hier sollte eine kurze Zusammenfassung der Fallbesprechung erfolgen, z. B. durch die Dokumentation des Ergebnisses und durch einen Hinweis, wo das Fallbesprechungsprotokoll aufbewahrt wird. Bei einer EDV-Dokumentation wird der Berichtseintrag kategorisiert unter »Fallbesprechung« abgelegt und kann später unter diesem Begriff abgerufen werden.

Beispiele

- »Ergebnis der Fallbesprechung: Frau K. wird nach Absprache mit den Angehörigen und dem Hausarzt trotz der bestehenden Problematik im Bereich der Ernährung und Flüssigkeitsversorgung auch weiterhin keine PEG erhalten. Nähere Informationen zur Fallbesprechung siehe Protokoll XY, Aktenordner 10, im Schrank des Dienstzimmers.«
- »Die nicht zufriedenstellende Entwicklung des Dekubitus von Herrn M. wurde heute im Rahmen einer Fallbesprechung erörtert. Es wurde beschlossen den Chirurgen einzuschalten. Weitere Informationen zur Fallbesprechung siehe Protokoll im Dienstzimmer.«
- »Bei Frau C. wurde heute eine Fallbesprechung durchgeführt, da sie in den letzten geführten Trink- und Ernährungsprotokollen weiterhin ein nicht zu tolerierendes Defizit aufzeigte. Die in der Fallbesprechung getroffene Entscheidung, den Hausarzt Dr. XY anzurufen, wurde bereits umgesetzt. Nach seiner Anordnung erhält Frau C. ab sofort bei einer Unterschreitung der täglichen Trinkmenge von 700 ml am Abend 500 ml NaCl subkutan als Infusion. Die Pflegeplanung wurde bereits entsprechend geändert.«
- Kurzform: »Fallanalyse-Frage: Einstellung der subkutanen Infusion. Änderung und Absetzen der Anordnung laut Dr. YZ. Grund: Kein Profit mehr für Herrn L. Nun Mundpflege stündlich mit Mineralwasser und Sprühflasche.«

Wichtige Fragen

- Was war der Anlass oder die zentrale Fragestellung der Fallbesprechung?
- Wie sieht das Ergebnis oder die Konsequenz für die Zukunft aus?
- Wird das Ergebnis in den Pflegeprozess integriert? Wenn ja, warum?
- In welcher Weise wurde die Pflegeprozessplanung geändert?
- Gibt es Konsequenzen für die aktuelle Pflege?
- Müssen weitere Schritte eingeleitet oder umgesetzt werden, die sich aus der Fallbesprechung ergeben haben?
- Sind weitere Personen zu informieren?

12.6.3 Ethische Fallbesprechung

Bei einer Ethischen Fallbesprechung stehen andere Zielsetzungen und Fragen im Vordergrund als bei einer herkömmlichen Fallbesprechung. Nicht mehr die Problemlösung, sondern die Analyse und Entscheidung für eine »gute Handlung«, d.h. für die Handlung, die nach Abwägung verschiedener Sichtweisen und im Hinblick auf die spezifische Situation des Bewohners, auf seine Vorstellungen als die »beste« oder »sinnvollste« angesehen wird, rücken in den Fokus.

12.6.3.1 Auslöser für eine Ethische Fallbesprechung

Es besteht ein Dilemma, d.h. die zur Verfügung stehenden Optionen sind alle mit Nachteilen verbunden.

Um eine gemeinsame Entscheidung treffen zu können, wird ein Konsens gesucht. Dafür sind, sind folgende Fragen geeignet:

- Wie sieht die Krankheits- und Lebenssituation des Betroffenen derzeit aus?
- Welche Lebensqualität kann angenommen werden (körperlich, geistig, seelisch)?
- Wie geht der zu erwartende Krankheitsverlauf mit einer Therapie/mit Maßnahmen weiter? Oder umgekehrt: Wie geht er voraussichtlich ohne solche weiter?
- Welche Handlungsoptionen stehen zur Verfügung?
- Welche Ergebnisse lassen sich feststellen, wenn die beiden Prinzipien »Prinzip des Wohltuns« und »Prinzip des Nichts-Schadens« geprüft werden?
- Was würde der Betroffene jetzt selbst wollen? Gibt es eine Patientenverfügung oder Vorsorgevollmacht? Was ist über seine Wertvorstellungen und über seinen mutmaßlichen Willen bekannt?
- Bestehen juristische Probleme im Hinblick auf das vom Betroffenen oder seinen Angehörigen gewünschte oder geplante Vorgehen?
- Sind sich alle Beteiligten zum weiteren Vorgehen einig oder gibt es unterschiedliche Vorstellungen?
- Muss das Betreuungsgericht eingeschaltet werden?
- Welche Entscheidungen werden zum weiteren Vorgehen getroffen?

12.6.4 Kommunikation mit den Angehörigen

Angehörige gehören untrennbar zu den Betroffenen und stellen die wichtigste Verbindung zu seinem früheren Leben dar. Sie sind auch eine wichtige Ressource, wenn es darum geht, Erkenntnisse zu gewinnen oder Unterstützung in der Versorgungssituation zu bekommen (wie z. B. beim Besorgen von Pflegemitteln oder von Wäsche).

Angehörige fordern jedoch manchmal sehr viel Zuwendung und benötigen Gespräche, Beratung und Trost, manchmal sogar mehr als der Betroffene selbst. Immer wieder berichten Pflegekräfte, wie sehr sie von den Angehörigen in Anspruch genommen werden.

Im Bereich von Palliative Care werden Angehörige als zweite hauptsächliche Zielgruppe angesehen; auch ihre Lebensqualität soll durch angemessene Angebote möglichst verbessert werden. Entsprechende Maßnahmen werden in den Einrichtungen oft selbstverständlich angeboten und durchgeführt. Sie sind jedoch nicht im Pflegebericht erwähnt. Lange galt der Pflegebericht als Dokument, indem, ausschließlich die Entwicklung, Versorgung und die Wirkung des Handelns im Hinblick auf den Bewohner beschrieben wurde. In diesem spezifischen Handlungsfeld werden beide, d. h. der Bewohner, der Angehörige beachtet. Entsprechend sollten sich Beschreibungen zu beiden finden.

Darüber hinaus kann es auch zu Konflikten mit den Angehörigen kommen, zu Beschwerden, die vor der Pflegedienstleitung vorgetragen werden. Diese Gespräche gestalten sich dann oft schwierig, weil es keine schriftlichen Informationen zur Entstehung und zum Hergang des Konflikts gibt, die am Konflikt beteiligte Pflegeperson nicht anwesend ist oder sich nach einigen Tagen der Beschwerdegrund nur noch schwer rekonstruieren lässt. Der Pflegebericht lässt sich auch im Hinblick auf die Angehörigen gleich mehrfach nutzen.

Absprachen und Kooperation

Absprachen, die zwischen dem Mitarbeiter und den Angehörigen getroffen werden, werden dokumentiert.

Beispiele

- »Habe Frau M. (Tochter) informiert, dass neue Nachthemden besorgt werden müssen. Sie will sich darum kümmern und diese bis kommende Woche bringen.«
- »Herr M. wurde als Sohn informiert, dass bei seiner Mutter der Pflegebedarf inzwischen so zugenommen hat, dass der Pflegegrad 2 nicht mehr angemessen ist. Habe ihn darüber aufgeklärt, dass der Antrag auf eine Überprüfung und Begutachtung sinnvoll wäre. Er stimmt dem Antrag auf Höhergruppierung zu, wird bis Donnerstag den unterschriebenen Antrag mitbringen.«

Wichtige Fragen

- Welche Informationen wurden besprochen?
- Welche Absprachen wurden getroffen? Hierbei genau die ZDF (= Zahlen, Daten, Fakten) angeben.
- Ist die Entscheidung des Angehörigen erkennbar oder mutmaßlich übereinstimmend mit dem Willen des Bewohners?
- Was wurde für welchen Fall, in welchem Zeitraum und durch wen abgesprochen?

Alternativ kann auch das Beratungsdokument genutzt werden. Alle Informationen sind kurz und knapp zu schreiben, Überflüssiges oder Unwichtiges wird weggelassen. Aussagen der Angehörigen zu Bedürfnissen des Bewohners werden immer als Fremdaussage gekennzeichnet (A).

Sammlung von Informationen bei gerontopsychiatrisch veränderten Menschen in der Kommunikation mit den Angehörigen

Menschen, die an einer gerontopsychiatrischen Krankheit erkranken, können oftmals nicht mehr in einem ausreichenden Maße oder nicht mehr bewusst über frühere Lebensphasen, über Gewohnheiten, Abneigungen und Rituale oder über biografische Entwicklungen berichten. Hier werden die Angehörigen wichtig, damit Pflegende über sie Erkenntnisse über das Leben des Betroffenen erhalten. Diese Daten sollten, wenn sie dauerhaft wichtig sind, in die Anamnese bzw. Biografie oder alternativ in der SIS®

eingetragen werden. Sind sie nur kurzfristig erforderlich bzw. verändern sich aktuell, sollten sie im Pflegebericht fixiert werden.

Beispiele

- »Frau L. (Tochter von Frau W.) berichtete, dass Frau W. immer schon eine starke Abneigung gegen Suppe hatte (Grund: Verbrennung mit heißer Suppe in der Kindheit). Die Übernahme dieser Tatsache in Tagesstruktur erfolgt.«
- »Herr C. (Sohn von Frau B.) möchte, dass zur Wundbehandlung Dr. Ö. eingeschaltet wird. Grund: Frühere gute Erfahrungen mit diesem Arzt.

Wichtige Fragen

- Welche Informationen wurden gewonnen?
- Stammen diese Informationen ausschließlich aus einer subjektiven Sicht der Angehörigen oder kann davon ausgegangen werden, dass diese Aussagen mit den Informationen übereinstimmen, die der Betroffene geben könnte (mutmaßlicher Wille)?

Es ist zu beachten, dass Angehörige in der Schilderung biografischer Informationen häufig auf ihr Wissen aus einer Zeit zurückgreifen, als sie noch gemeinsam mit »Papa« oder »Mama« zu Hause gelebt haben. In der Zwischenzeit können sich die Gewohnheiten, Vorlieben, Abneigungen oder Rituale der Betroffenen aber gravierend geändert haben. Daher sollten Angehörige gefragt werden, ob sie dies oder das erst kürzlich erlebt haben oder es »von früher her wissen«.

Erkennen nun Mitarbeiter, dass die Schilderungen nicht mehr mit der aktuellen Bedürfnislage des Betroffenen übereinstimmen, sollten sie zeitnah auf den Angehörigen zugehen und diesen informieren. Dies dient quasi einem »vorweggenommenen Beschwerdemanagement«. Der Angehörige fühlt sich so nicht ausgeschlossen, er ist in einen gemeinsamen Aushandlungsprozess einbezogen. Er wird nach seiner Sichtweise und nach seiner Sicht zu einer möglichen Lösung befragt. Dieses reduziert in vielen Fällen die Empfindung des Angehörigen, dass er ausgegrenzt wird oder die Gedanken, dass die Mitarbeiter »machen, was sie wollen«. Er kann den Entwicklungs- und Veränderungsprozess der Mutter oder des Vaters dann leichter nachvollziehen. Gemeinsam kann dann in einem Beratungsgespräch überlegt werden, wie ein geeignetes Handeln künftig aussehen kann. Angehörige, die derart einbezogen werden, zeigen oftmals ein deutlich reduziertes Kritikverhalten.

Fragen hierzu können sein:

- Welches Verhalten, welche Gewohnheiten, Vorlieben, Abneigungen haben sich früher oft gezeigt? Was war damals »das Normale«?
- Wie oder was zeigt sich heute? Welches Handeln führt zu Wohlbefinden? Welches erzeugt eher ein forderndes Verhalten?
- Welches Handeln wird von der Einrichtung als sinnvoll vorgeschlagen? Erklärt sich der Angehörige damit einverstanden? Oder hat er andere Vorschläge?

Hinweise zum mutmaßlichen Willen des Betroffenen in der Palliativsituation

Befindet sich der Betroffene in der Sterbesituation, müssen häufig Entscheidungen über das weitere Vorgehen getroffen werden. Beratungen über den Sinn, die möglichen Wirkungen und auch Nebenwirkungen sowie die Auswirkungen einer Therapiefortsetzung, einer -unterlassung oder eines -abbruchs sind zunächst erforderlich. Kann der Betroffene sich nicht mehr selbst äußern, werden diese mit Angehörigen, anderen primären Bezugspersonen, Bevollmächtigten oder einem Betreuer geführt. Nun werden diese zum Stellvertreter des Betroffenen und sollen Aussagen über dessen Wertvorstellungen und über das, was er selbst entscheiden würde, machen.

Entsprechende Aussagen werden dokumentiert. Wichtig ist es hierbei, immer wieder zu prüfen, ob die Befragten tatsächlich »in den Schuhen des Betroffenen gehen« und »mit seinen Augen schauen« und aus dieser Perspektive den mutmaßlichen Willen ableiten oder ob sie ihre eigenen Einstellungen äußern.

Beispiele

- »Frau K. (Tochter von Herrn L.) sagte, dass Ihr Vater niemals in einem Zustand, in dem er sehr abhängig von anderen ist, leben wollte. Er habe immer gesagt: ›Wenn ich mal nicht mehr selbst mein Brot schmieren und mich waschen kann, will ich lieber gleich sterben.‹«
- »Herr A. habe laut seines Sohnes früher immer gesagt, dass er nicht mehr in ein Krankenhaus möchte. Er wolle zu Hause sterben ...«
- »Frau W. (Tochter von Frau M.) äußerte, dass ihre Mutter niemals an die Dialyse wollte. Das wäre für sie kein Leben, habe sie immer gesagt.«

»Der Betreuer hat die ihm übertragene Aufgabe so zu erledigen, wie es dem Wohl des Betreuten entspricht (§ 1901 Absatz 2 BGB). Dazu gehört auch, dass nicht über seinen Kopf hinweg entschieden wird. Vielmehr müssen betreute Menschen mit ihren Vorstellungen ernst genommen werden. Es dient ihrem Wohl, wenn ihnen nicht einfach etwas aufgezwungen wird, sondern wenn sie im Rahmen der noch vorhandenen Fähigkeiten und der objektiv gegebenen Möglichkeiten nach eigenen Wünschen und Vorstellungen leben können.« (BMJ 2015: Betreuungsrecht: 13)

Um erkennen und erklären zu können, was der Betroffene will, müssen entsprechende Informationen gesammelt werden. Häufig können Betreute nicht verbal umfassend ihren Willen bekunden. Hier werden dann entsprechende Indizien, die den Willen anzeigen können beobachtet, dokumentiert und dem Betreuer mitgeteilt.

Beispiele

- »Herr K. schiebt die Hand der Pflegeperson immer wieder weg, wenn diese einen neuen Beutel mit Kost an seine PEG anschließen will. Je nach Tagesform (spätestens jeden 2. Tag) stöpselt er den Beutel ab und lässt die Nahrung in die Toilette laufen. Dabei schaut er mit einem provozierenden Blick die Pflegekraft an, wenn diese zufällig ins Zimmer kommt.«

12.6.5 Kommunikation und Kooperation mit Netzwerkpartnern

Immer dann, wenn verschiedene Berufsgruppen oder Organisationen zusammenarbeiten, wird von Netzwerkarbeit gesprochen. Zunächst sind hier die einzelnen Professionen oder Organisationen je für sich eigenständig arbeitende Arbeitseinheiten. Um ein verbessertes oder erweitertes Angebot machen zu können, arbeiten sie jedoch im Hinblick auf ein größeres Ziel auch mit anderen zusammen. Damit nun jeder Netzwerkpartner möglichst gut für sich aber auch möglichst effektiv im Netzwerk mit den übrigen Partnern zusammenwirken kann, hier Synergien genutzt und doppelte Aufwendungen andererseits vermieden werden, gilt es erforderliche Informationen an den jeweils anderen Partner zu geben und für die eigene Handlung notwendige einzuholen.

Entsprechende Prozesse der Kommunikation (Visiten, Gespräche, Anrufe, schriftliche Informationen an den Netzwerkpartner z.B. per Fax. oder Mail) sind zu dokumentieren. Auf diese Weise lassen sich die Handlungen, Überlegungen, Entscheidungen, Beteiligungen am Gesamtprozess beim Einzelnen und die Wirkung des Gesamtangebots nachvollziehen.

Der perfekte Weg zur Darstellung dieser Prozesse wäre eine gemeinsam genutzte EDV, in der alle Beteiligten in einem gemeinsamen Bericht dokumentieren. Diese Lösung liegt jedoch noch nicht überall vor.

Folgende Informationen sind immer zu beschreiben:

- Wer war der Gesprächs- oder Netzwerkpartner?
- In Kurzform: Inhalte, Fragen oder Problematik
- Entscheidungen
- Ggf., wer welche Handlungen weiter übernehmen wird
- Ergebnisse, Evaluation

Beispiel

- Erkennen Pflegende, dass etwa ein Bewohner bei einer Versorgung mit Sondenkost (Tagesdosis von 1 000 kcal) Gewicht verliert, müssen sie den Arzt informieren (→ Problem XY erkannt und an die andere Berufsgruppe weitergegeben).
- Will der Arzt trotzdem die Tagesdosis nicht erhöhen, sollten die zuständigen Pflegenden die weitergegebenen Information an den Arzt und seine Reaktion darauf unbedingt in den Pflegebericht eintragen. Alternativ kann hier ein Dokument/eine Maske »Kommunikation mit dem Arzt« oder die des »Beratungsprotokolls« verwendet werden.

Pflegende können so ihren Verantwortungsbereich nachweisen. Da sie selbst keine Höherdosierung, d.h. keine Verordnung vornehmen können, bleibt hier nur die Dokumentation der wahrgenommenen eigenen Verantwortung.

Beispiel

»Habe Frau Dr. Z. darauf aufmerksam gemacht, dass Frau U. in den vergangenen sechs Wochen 3 kg Gewicht bei alleiniger Ernährung mit 1 000 kcal Sondenkost (Fabrikat angeben) abgenommen hat. Laut Berechnung des Kalorienbedarfs wäre eine Tagesdosis von 1 560 kcal erforderlich. Frau Dr. Z. lehnte eine Erhöhung der Sondenkostmenge ab.«

Die Ärztin wurde per Fax über den Eintrag und dessen Inhalt im Bericht informiert.

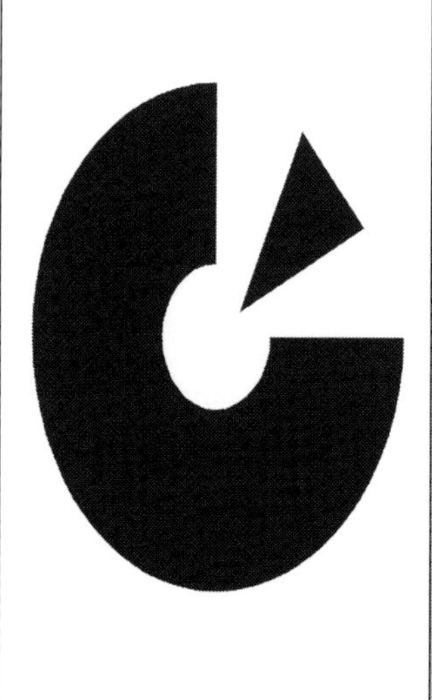

Inhalte im Pflegebericht bei Menschen mit Demenz

- Wie fühlt sich der Bewohner heute?
- Wie fühlt sich der Bewohner in verschiedenen Situationen?
- Was verunsichert ihn, was gibt ihm Sicherheit und Ruhe? (Kontextmerkmale beschreiben)
- Welche Veränderungen in der Pflegedurchführung waren heute notwendig und warum?
- In welchen Bereichen benötigt er Hilfe und welche Art von Hilfe ist erforderlich?
- Wie sieht der nächtliche Hilfebedarf aus?
- Welche Handlungen konnten Wohlbefinden erzeugen?
- Wird mehr Zeit zur Durchführung der Pflege benötigt?
- Wie verändert sich der Betroffene? Gibt es Abweichungen vom gestrigen Zustand?
- Was fällt auf?
- Welche Ressourcen hat der Betroffene?

Abb. 14: Inhalte des Pflegeberichts bei Menschen mit Demenz.

12.7 Informationen für die Begutachtung mit dem Begutachtungsinstrument

Seit dem 1.1.2017 wird die Pflegebedürftigkeit unter einem anderen Verständnis und mit einem anderen Begutachtungsinstrument eingeschätzt. Hierbei werden erweiterte Kategorien (Module) geprüft. Die Art und Anzahl von Handlungen sind nicht mehr ausschlaggebend, sondern ob der Betroffene etwas selber kann oder nicht bzw. wie häufig Einschränkungen seiner Kompetenz auftreten oder wie sehr er eingeschränkt ist.

Die Anzahl vorhandener Erkrankungen (Diagnosen) ist hierbei nicht ausschlaggebend für den Grad der Pflegebedürftigkeit, sondern die Schwere der Auswirkungen.

12.7.1 Darstellung der Auswirkung pflegebegründender Diagnosen

Seit dem 1.1.2017 werden bei Antragsstellung aus der Gesamtheit aller vorliegenden medizinischen Diagnosen von der Pflegefachkraft zwei ausgewählt und begründet, die als pflegebegründende Diagnosen anzusehen sind.

Unterschiede zwischen einer medizinischen Diagnose und einer pflegebegründenden Diagnose:
Bei einer medizinischen oder ärztlichen Diagnose handelt es sich um die Benennung einer Diagnose, eines anerkannten Sammelbegriffs für eine Krankheit. Hinter dem Diagnosebegriff können sich mehrere unterschiedliche Symptome verbergen, die nicht alleine aus der Diagnose erkennbar sind. So kann ein Diabetes mellitus (»Zuckerkrankheit«) z. B. zu vermehrtem Durst, Hautjucken, Neigung zu Übelkeit, Gewichtsabnahme oder -zunahme führen.

Bei einer pflegebegründenden Diagnose ist zu prüfen, ob oder welche der genannten Diagnosen bei diesem Menschen zur Pflegebedürftigkeit führen. Die entsprechende Frage im Prüfprozess lautet: Führt diese Diagnose bei diesem Menschen zu Auswirkungen, die einen Pflegebedarf erzeugen? Die hier vorliegende individuelle Auswirkung sowie die Art des Pflegebedarfs sind zu beschreiben. Zudem sind zwei Diagnosen, die hier als hauptsächlicher Verursacher von Pflegebedarf anzusehen sind, zu benennen. Auf diese Weise kann der Gutachter erkennen, ob eher eine Krankheit des Körpers oder eher eine gerontopsychiatrische Erkrankung verursachend wirken. Entsprechend können im Folgenden auch seine Empfehlungen zur Reduktion des Pflegebedarfs ausfallen.

Beispiele

- »Frau K. kann aufgrund von Schwindel nicht selbst die Intimpflege und die Pflege des Unterkörpers vornehmen, sie hat die Neigung nach vorne zu fallen.«
- »Herr A. kann aufgrund seiner Hemiplegie rechts (nach Apoplex) Speisen und Getränke nicht selbst zum Mund führen. Er hat zudem einen starkem Tremor in der linken Hand.«
- »Frau Q. bekommt schnell Atemnot, wenn pflegerische Handlungen in einer normalen Schnelligkeit durchgeführt werden. Ursache ist nach Aussage von Dr. Ö. eine COPD (Chronisch obstruktive Pulmonale Disease).«

12.7.2 Pflegebedürftigkeit gemäß BI

Bei der MDK-Begutachtung

Bei der Begutachtung durch den MDK-Gutachter werden die individuelle Situation des Bewohners und der daraus abzuleitende Grad der Pflegebedürftigkeit bemessen. Insbesondere bei demenziell erkrankten Menschen ist dies kaum allein durch eine Begutachtung, durch Besuch und Untersuchung des Betroffenen möglich, da sich große Unterschiede zwischen einzelnen Tagen und häufig auch starke Tagesschwankungen zeigen. Diese können in der Pflegeplanung auch nur als Möglichkeit der Schwankung aufgezeigt werden. Der Pflegebericht ist das geeignete Instrument, um die jeweilige Tagesform und die für den einzelnen Tag erkennbaren Probleme, Pflegeanforderungen, Auswirkungen von Maßnahmen deutlich zu machen. In der Begutachtungsrichtlinie findet sich hierzu folgender Hinweis: »Mit Einverständnis der antragstellenden Person sollen auch Pflegepersonen, Lebenspartner oder sonstige Personen oder Dienste, die an der Pflege der antragstellenden Person beteiligt sind, befragt werden.« (BRi 2017: 22)

Beurteilung der Selbstständigkeit: »Dabei muss die Gutachterin oder der Gutachter sowohl die eigenen Befunde als auch anamnestische Angaben von Betroffenen, Pflegepersonen, Pflegekräften oder anderen Stellen (z. B. behandelnden Ärzten) bei der Feststellung der Pflegebedürftigkeit berücksichtigen.« (BRi 2017: 36). Es sind ein bis zwei pflegebegründende Diagnosen darzustellen (vgl. BRi 2017: 34) Pflegebegründend ist eine Diagnose dann, wenn die zugrunde liegende Erkrankung zu Veränderungen führt, die einen Pflegebedarf erzeugen. Im Pflegebericht können diese entsprechenden Auswirkungen beschrieben werden. So kann der Gutachter, die in der Realität sich zeigenden Pflegebedarfe auch dann nachvollziehen, wenn der Betroffene aufgrund einer kognitiven Einschränkung seine Leistungsfähigkeit anders darstellt (»die Fassade wahrt«). Gleiches gilt für unterschiedliche Tagesformen, Tagesschwankungen, situative Unterschiede oder dem phasenhaften Auftreten spezifischer Problemlagen wie etwa einer bipolaren Störung mit Phasen manischen wie auch depressiven Stimmungslagen. Insbesondere wenn verschiedene Pflegekräfte an unterschiedlichen Tagen den Umfang der Selbstständigkeit darstellen, lässt sich ein realistisches Bild zeichnen. Bei der MDK-Begutachtung wird der Gutachter in Grenzfällen oder wenn der Betroffene oder seine Angehörigen eine unrealistische Fassade darstellen, darauf hingewiesen, dass er den Zustand des Betroffenen nur dann in angemessener Weise beurteilen kann, wenn er den Pflege- und Betreuungsbericht einsieht. Lehnt der Gutachter dieses ab, so klärt ihn die begleitende Pflegekraft darüber auf, dass das im Pflegebericht dokumentieren wird. Dokumentiert werden dann die Aufforderung seitens der Pflegekraft, die berichtende Darstellung zu lesen, und ebenso die darauffolgende Ablehnung des Gutachters unter Angabe seines Namens. Ein solcher Eintrag kann im Falle eines Widerspruchs genutzt werden.

Wichtige Fragen

- Wann zeigen sich bestimmte Einschränkungen der Selbstständigkeit?
- Wie sehen diese konkret aus? Welcher Art sind die Probleme? (Konkrete Angaben entsprechend der Module, der Merkmale und des konkreten Umfangs der Selbstständigkeit, Umfang der vorhandenen Fähigkeit, Häufigkeit des Auftretens von Problemlagen oder Erfordernisse im Umgang mit Krankheiten und therapiebezogenen Verrichtungen)
- Wie oft entstehen Hilfebedarfe?
- Wie reagiert der Betroffene auf seine Defizite und auf die Hilfe?
- Im Vorfeld der MDK-Begutachtung sollten diese Fragen schriftlich ausgearbeitet und ggf. ein gesondertes Positionspapier dazu erstellt werden.

Das neue Begutachtungsinstrument bezieht sich auf eine umfassende Vorstellung von Pflegebedürftigkeit

»Als pflegebedürftig im Sinne des SGB XI gelten Personen, die gesundheitliche Beeinträchtigungen der Selbstständigkeit oder der Fähigkeiten aufweisen und deshalb der Hilfe durch andere bedürfen. Es muss sich um Personen handeln, die körperliche, kognitive oder psychische Beeinträchtigungen oder gesundheitlich bedingte Belastungen oder Anforderungen nicht selbstständig kompensieren oder bewältigen können. Die Pflegebedürftigkeit muss auf Dauer, voraussichtlich für mindestens sechs Monate, und mit mindestens der in § 15 SGB XI festgelegten Schwere bestehen. (BRi 2017: 34)

Die Erfassung der verschiedenen Beeinträchtigungen, die zur Pflegebedürftigkeit führen, wird in sogenannten Modulen vorgenommen. Es finden sich hier jeweils mehrere Items (Fragenbereiche oder Kategorien). Diese werden dann jeweils in einer graduierten, also abgestuften Einteilung eingeschätzt. Je nachdem, wie schwerwiegend der Betroffene eingeschränkt ist oder wie häufig ein Problem oder eine Abhängigkeit bei ihm auftritt, wird eine bestimmte Anzahl von Bewertungspunkten pro Merkmal berechnet, diese für jedes Modul addiert und in sogenannte gewichtete Punkte umgerechnet. Sie geben dann an, in welchem Pflegegrad der Betroffene eingeordnet wird (BRi: 2017).

Die Module in der Einschätzung der Pflegebedürftigkeit

Nachfolgend werden die acht Module aufgezeigt und die Kernmerkmale benannt. Auf diese sollte sich dann der Pflegebericht im Vorfeld einer Begutachtung beziehen. Von den acht genannten Modulen werden nur die ersten sechs mit Punkten berechnet, die beiden übrigen werden lediglich eingeschätzt.

Modul 1: Mobilität

Hierbei handelt es sich um den Beschreibungsbereich, in dem die Mobilität der pflegebedürftigen Person begutachtet wird. Die entsprechenden Items/Kriterien lauten:

1. Positionswechsel im Bett
2. Halten einer stabilen Sitzposition

3. Umsetzen
4. Fortbewegen innerhalb des Wohnbereichs
5. Treppen steigen

Bewertet wird die Selbstständigkeit beim Fortbewegen und Lageveränderungen des Körpers – gemessen in Schweregraden in vier Abstufungen (vgl. BRi 2017: 37): selbstständig, überwiegend selbstständig, überwiegend unselbstständig, unselbstständig.

Bei der Einschätzung der Pflegebedürftigkeit wird also geprüft, wie umfangreich der Betroffene Hilfe benötigt oder wie viel er selber umsetzen kann.

Beschreibungsmuster im Pflegebericht – selbstständig

Kann ein Bewohner die komplette Handlung alleine umsetzen, gilt er als selbstständig. Dies ist auch der Fall, wenn er zwar ein Hilfsmittel benötigt, damit aber die Handlung alleine bewältigen kann. Ist er also selbstständig, darf keine Handlung/Unterstützung durch eine andere Person notwendig sein.

Fazit: Er kann alles, er macht alles, er benötigt keine Hilfe.

Beispiele:

- »Frau K. kann im Bereich der Mobilität alle Handlungen alleine ausführen, benötigt keinerlei Hilfestellung.«
- Herr T. ist in der Mobilität vollständig selbstständig, bewältigt alle Erfordernisse alleine ohne Einschränkungen.«
- Frau Z. gibt ein leichtes Unsicherheitsgefühl beim Laufen an, dieses verschwindet nach eigener Aussage durch den Rollator. Sie benötigt also keine Hilfe, ist selbstständig.«

Beschreibungsmuster im Pflegebericht – überwiegend selbstständig

Bezogen auf eine abgegrenzte Handlung kann der Betroffene den größeren Teil (mehr als 50 %) der Handlung alleine ausführen. Lediglich in Teilbereichen benötigt er eine Unterstützung (Bereitlegen von Materialien, Anleitung als Impulsgabe, Übernahme von Teilhandlungen).

Fazit: Der Betroffene übernimmt selbst noch größere Bereiche der Handlung und erhält nur dort Hilfe, wo er eingeschränkt ist.

Beispiele:

- »Frau K. kann sich selbst vom Bett in den Rollstuhl setzen (umsetzen), wenn der Rollstuhl vor das Bett gestellt und festgehalten wird. In seltenen Fällen, muss sie beim Drehen des Körpers mit einem Impuls in die richtige Richtung unterstützt werden.«
- Herr B. kann für die Dauer einer Mahlzeit selbst im Stuhl sitzen, korrigiert seine Haltung (Seitwärtsneigung nach links) selbst. Bei längerem Sitzen fehlt ihm die Kraft und er benötigt eine Positionskorrektur.«

Beschreibungsmuster im Pflegebericht – überwiegend unselbstständig
Hier überwiegt der Anteil der Handlung, den der Betroffene nicht selbst übernehmen oder ausführen kann. Es sind also mehr als 50 % betroffen. Oder anders gesagt: Der Betroffene benötigt für mehr als 50 % der Handlung eine Unterstützung oder Übernahme durch eine andere Person.

Fazit: Der Betroffene ist in mehr als 50 % seiner Handlungen eingeschränkt. Es sind aber noch kleine Kräfte und Ressourcen vorhanden.

Beispiele:

- »Herr D. kann kleine Positionswechsel im Bett selbst durchführen, er kann sich von der Seitenlage in die Rückenlage rollen. Einen umfassenden Positionswechsel, auch von der Rücken- in die Seitenlage kann er nicht selbst vornehmen.«
- »Die Pflegeperson muss beim Aufstehen/Umsetzen erheblichen Kraftaufwand einsetzen damit Frau W. zum Stehen kommt. Das kann sie dann jedoch nur kurzfristig leisten.«

Beschreibungsmuster im Pflegebericht – unselbstständig
Kann ein Bewohner im Rahmen einer genannten Handlung überhaupt nichts umsetzen, sich nicht oder nur minimal beteiligen, gilt er als unselbstständig.

Fazit: Der Betroffene kann nichts oder so gut wie nichts selbst übernehmen. Jeder Schritt dieser Handlung muss durch eine andere Person übernommen werden.

Beispiele:

- »Frau L. ist das Treppensteigen oder eine Beteiligung daran nicht möglich. Sie muss getragen oder mit dem Aufzug befördert werden.«
- »Herr C. kann nicht, auch nicht für kurze Zeit, in einem normalen Rollstuhl oder Stuhl aufrecht sitzen.«

Tabelle 9: Beispiele für geeignete oder ungeeignete Beschreibungen im Pflegebericht

Ungeeignete Beschreibungen	Geeignete Beschreibungen
Frau K. war eingeschränkt ...	Frau K. konnte »dies oder jenes« nicht selbst übernehmen, weil ...
Teilweise musste bei Herr J. ...	Die Handlung XY musste bei Herr J. übernommen werden, weil ...
Teilweise war Frau W. nicht in der Lage »dies oder jenes« selbst auszuführen.	Frau W. konnte die Handlung XY nicht selbst durchführen, weil ...

Modul 2: Kognitive und kommunikative Fähigkeiten

Im Modul 2 werden alle Fähigkeiten begutachtet, die für eine selbstständige Lebensführung vonnöten sind. Es handelt sich eigentlich um Funktionen. Die entsprechenden Items/Kriterien lauten:

1. Erkennen von Personen aus dem näheren Umfeld
2. Örtliche Orientierung
3. Zeitliche Orientierung
4. Erinnern an wesentliche Ereignisse oder Beobachtungen
5. Steuern von mehrschrittigen Alltagshandlungen
6. Treffen von Entscheidungen im Alltagsleben
7. Verstehen von Sachverhalten und Informationen
8. Erkennen von Risiken und Gefahren
9. Mitteilen von elementaren Bedürfnissen
10. Verstehen von Aufforderungen
11. Beteiligen an einem Gespräch

Bemessen wird der Grad der Funktionsfähigkeit oder der Auswirkungen in vier Abstufungen (vgl. BRi 2017: 42): Fähigkeit vorhanden, Fähigkeit größtenteils vorhanden, Fähigkeit in geringem Maße vorhanden, Fähigkeit nicht vorhanden.

Die Logik ist ähnlich wie beim Begriff der Selbstständigkeit:

- Fähigkeit vorhanden = unbeeinträchtigt, Fähigkeit ist nahezu vollständig vorhanden.
- Fähigkeit größtenteils vorhanden = Fähigkeit ist überwiegend (die meiste Zeit, in den meisten Situationen) aber nicht durchgehend vorhanden. Die Person hat Schwierigkeiten, höhere oder komplexere Anforderungen zu bewältigen.
- Fähigkeit in geringem Maße vorhanden = Die Fähigkeit ist stark beeinträchtigt, aber erkennbar vorhanden. Die Person hat häufig oder in vielen Situationen Schwierigkeiten. Sie kann nur geringe Anforderungen bewältigen. Es sind Ressourcen vorhanden.
- Fähigkeit nicht vorhanden = Die Fähigkeit ist nicht oder nur in sehr geringem Maße (sehr selten) vorhanden.

Die vorhandenen Fähigkeiten nehmen also in der Hierarchie der Beschreibungen ab.

Beschreibungsmuster im Pflegebericht
Auch hier gilt die Beschreibung zum Ausmaß der Fähigkeit, die bei einem Betroffenen vorhanden sind. Konkrete Beschreibungen der tatsächlich vorhandenen Fähigkeiten sind erforderlich, einmal im Hinblick auf das Ausmaß (etwa 50 %) beachten und auf die Häufigkeit oder Dauer der vorhandenen Fähigkeiten (etwa 50 %).

Beispiel Örtliche Orientierung: Hierzu gehört die »Fähigkeit, sich in der räumlichen Umgebung zurecht zu finden, andere Orte gezielt anzusteuern und zu wissen, wo man sich befindet« (MDS 2016: 43). Das kann das Zurechtfinden im eigenen Zimmer, das Zurechtfinden im Wohnbereich (oder der eigenen Wohnung), das Zurechtfinden in der Einrichtung oder das Zurechtfinden (und wieder Zurückfinden) außerhalb der Wohnung oder des Wohnbereichs betreffen.

Beispiele:

- Fähigkeit in geringem Maße vorhanden: »Frau B. findet sich nur noch in ihrem eigenen Zimmer zurecht. Bereits im Wohnbereich fragt sie immer wieder, so sie hin soll.«

- Fähigkeit nicht vorhanden: »Herr F. denkt immer, dass er im Krankenhaus ist. Er moniert, dass er die Möbel in seinem Zimmer nicht kenne und es nicht seine seien.«

Tabelle 10: Beispiele für geeignete oder ungeeignete Beschreibungen im Pflegebericht

Ungeeignete Beschreibungen	Geeignete Beschreibungen
Herr G. ist bei der Handlung XY teilweise eingeschränkt.	Herr G. kann dies und das (konkrete Angaben mit ZDF) nicht.
Überwiegend hat Frau I. die Fähigkeit nicht mehr, sich zu orientieren.	Frau I. findet sich nur noch in ihrem eigenen Zimmer zurecht, in allen anderen Räumen ist sie desorientiert.

Modul 3: Verhaltensweisen und psychische Problemlagen

Hierunter zählen Aussagen zur Stimmungslage und zum Verhalten.

Die Module 2 und 3 entsprachen früher der Einschätzung der Alltagskompetenz und ergeben jetzt zunächst eine getrennte Erhebung, später in der Bewertung jedoch einen gemeinsamen Block.

Die entsprechenden Items/Kriterien lauten:

1. Motorisch geprägte Verhaltensauffälligkeiten
2. Nächtliche Unruhe
3. Selbstschädigendes und autoaggressives Verhalten
4. Beschädigung von Gegenständen
5. Physisch aggressives Verhalten gegenüber anderen Personen
6. Verbale Aggression
7. Andere pflegerelevante vokale Auffälligkeiten
8. Abwehr pflegerischer und anderer unterstützender Maßnahmen
9. Wahnvorstellungen
10. Ängste
11. Antriebslosigkeit bei depressiver Stimmungslage
12. Sozial inadäquate Verhaltensweisen
13. Sonstige pflegerelevante inadäquate Handlungen

Bemessen wird die Häufigkeit des Auftretens: nie oder sehr selten, selten (d.h. ein- bis dreimal innerhalb von zwei Wochen), häufig (d.h. zweimal bis mehrmals wöchentlich, aber nicht täglich), täglich.

Es ist wichtig, eine konkret Angabe zur Häufigkeit des Auftretens zu machen. So sollte das Team ca. ein bis zwei Wochen nach der Neuaufnahme eines Bewohners entsprechende Beobachtungen vornehmen und Hinweise dokumentieren. Alternativ kann eine Fallbesprechung vor der Begutachtung durchgeführt werden, in der die Beobachtungen und Erfahrungen der einzelnen Mitarbeiter erfasst und dann zusammenfassend beschrieben werden.

Tabelle 11: Beispiele für geeignete oder ungeeignete Beschreibungen im Pflegebericht

Ungeeignete Beschreibungen	Geeignete Beschreibungen
Frau M. zeigte häufig, dass	Frau M. zeigte im Frühdienst dreimal, dass ...
Herr K. hatte heute öfter ...	Herr K. hatte heute viermal ...
Mehrmals zeigte sich bei Frau Z in dieser Woche, dass	Frau Z. hatte in dieser Woche zweimal ...

Wichtig für die Berechnung

Zeigt sich bei einem betroffenen ein Phänomen aus diesem Bereich, das aber nicht zu einem Handlungsbedarf führt, ist das Auftreten nicht zu berechnen.

Leidet z.B. ein Bewohner unter Angstzuständen, die er aber inzwischen selber kontrolliert und bewältigt, besteht kein Handlungsbedarf durch eine andere Person. Folglich entfällt die Berechnung.

Dies bedeutet für die Beschreibungen im Pflege- und Betreuungsbericht: Es reicht nicht aus, nur das Phänomen (z.B. Angst, Halluzinationen) zu beschreiben. Es muss auch erkennbar sein, dass ein Handlungsbedarf besteht – eine Handlung durch eine andere Person übernommen wird.

Modul 4: Selbstversorgung

Hierzu gehören die Aktivitäten der Körperpflege, das Kleiden, Essen und Trinken, das Ausscheiden (alte Kategorien zur Einschätzung der Pflegebedürftigkeit). Die entsprechenden Items/Kriterien lauten:

1. Waschen des vorderen Oberkörpers
2. Körperpflege im Bereich des Kopfes: z. B. Kämmen, Zahnpflege, Prothesenreinigung, Rasieren
3. Waschen des Intimbereichs
4. Duschen oder Baden einschließlich Waschen der Haare
5. An- und Auskleiden des Oberkörpers
6. An- und Auskleiden des Unterkörpers
7. Mundgerechte Zubereitung der Nahrung und Eingießen von Getränken
8. Essen
9. Trinken
10. Benutzen einer Toilette oder eines Toilettenstuhls
11. Bewältigen der Folgen einer Harninkontinenz und Umgang mit Dauerkatheter und Urostoma (gemeint ist hier das eigenständige Wechseln und Entsorgen von Inkontinenzmaterial)
12. Bewältigen der Folgen einer Stuhlinkontinenz und Umgang mit Stoma

Bemessen wird der Grad der Selbstständigkeit in vier Abstufungen: selbstständig, überwiegend selbstständig, überwiegend unselbstständig, unselbstständig.

Hier entsprechen die Voraussetzungen und Anforderungen denen, die im Modul 1 Mobilität beschrieben sind.

Modul 5: Umgang mit krankheits- und therapiebedingten Anforderungen und Belastungen

Hier geht es um die Selbstständigkeit eines Menschen bei der Bewältigung von Gesundheitsproblemen, etwa der Wundversorgung, des Alltagserlebens bei Krankheit, dem Umgang mit körperlichen Hilfsmitteln, der Durchführung zeitaufwendiger Therapien innerhalb und außerhalb der häuslichen Umgebung sowie Maßnahmen bei Hautproblemen oder Störungen der vitalen Funktionen (z. B. Kontrolle und Bewertung von RR, BZ). Die entsprechenden Items/Kriterien lauten:

1. Medikation
2. Injektionen (s.c./i.m.)
3. Versorgung intravenöser Zugänge (Port)
4. Absaugen und Sauerstoffgabe
5. Einreibungen oder Kälte- und Wärmeanwendungen
6. Messung und Deutung von Körperzuständen (z.B. RR, BZ, Gewicht)
7. Körpernahe Hilfsmittel (z.B. Prothesen, Brille, Hörgerät [Zahnprothese nicht, diese wird unter Punkt 4 berechnet] Kompressionsstrümpfe)
8. Verbandswechsel/Wundversorgung (z.B.: Dekubitus, chronische Wunden)
9. Versorgung mit Stoma (auch nässende Wunden bei PEG-/SPBDK-Einstichstellen)
10. Regelmäßige Einmalkatheterisierung und Nutzung von Abführmethoden
11. Therapiemaßnahmen in häuslicher Umgebung (z.B. Bewegungsmaßnahmen, Atemgymnastik). Hier erfolgt die Anrechnung nur, wenn eine ärztliche Anordnung vorliegt und im Rahmen einer Beratung eine konkrete Anweisung zur Umsetzung des Selbstlernprogramms durch eine Person übernommen wird.
12. Zeit- und technikintensive Maßnahmen in häuslicher Umgebung (z.B. Dialyse, Beatmung)
13. Arztbesuche (Begleitung auf dem Weg zum Arzt und Anwesenheit während des Arztbesuchs. In stationären Einrichtungen häufig auch dann erforderlich, wenn der Arzt ins Haus kommt, weil der Betroffene seine Probleme nicht selbst schildern oder die Anweisungen des Arztes dem Pflegepersonal gegenüber kommunizieren kann.)
14. Besuch anderer medizinischer oder therapeutischer Einrichtungen (bis zu 3 Stunden) (z.B. externe Physiotherapie, Strahlentherapie, kurzfristige Therapien in Krankenhäusern mit sofortiger Entlassung).
15. Zeitlich ausgedehnter Besuch medizinischer therapeutischer Einrichtungen (länger als 3 Std.) (z.B. Dialyse, Chemotherapie).
16. Besuch einer Einrichtung zur Durchführung von Frühförderung (nur bei Kindern)
17. Einhaltung einer Diät und anderer krankheits- oder therapiebedingter Verhaltensvorschriften (auch wenn der Arzt die Aufnahme einer bestimmten Nahrungs- oder Kalorien- oder Flüssigkeitsmenge anordnet und sich der Betroffene nicht daran hält).

Bemessen wird die Häufigkeit des Auftretens in vier Abstufungen: entfällt oder selbstständig, überwiegend selbstständig (Erinnerung/Anleitung ist mindestens einmal taglich notwendig), überwiegend unselbstständig (benötigt meistens Anleitung/Beaufsichtigung, mehrmals täglich), unselbstständig (benötigt immer Anleitung/Beaufsichtigung).

Anzugeben sind die Häufigkeiten der Unterstützung in der Anzahl pro Tag, Anzahl pro Woche oder Anzahl pro Monat (Wichtig! Es werden nur ärztlich angeordnete Maßnahmen bewertet!).

Modul 6: Gestaltung des Alltagslebens und sozialer Kontakte

Hier werden Bereiche des Alltagslebens abgebildet, die nach dem bisherigen Pflegebedürftigkeitsbegriff größtenteils nicht berücksichtigt wurden: zeitliche Strukturierung des Tages, Zeitempfinden, Einhaltung eines Rhythmus' von Wach-Sein und Schlafen, sinnvolles Ausfüllen von Zeit und die Gestaltung sozialer Beziehungen. Die entsprechenden Items/Kriterien lauten:

1. Gestaltung des Tagesablaufs mit Anpassung an Veränderungen (Gestaltung nach eigenen Vorstellungen und Bedürfnissen umsetzen können)
2. Ruhen und Schlafen
3. Sich beschäftigen
4. Vornehmen von in die Zukunft gerichteten Planungen
5. Interaktion mit Personen im direkten Kontakt
6. Kontaktpflege zu Personen außerhalb des direkten Umfeldes

Bemessen wird der Grad der Selbstständigkeit in vier Abstufungen: selbstständig, überwiegend selbstständig, überwiegend unselbstständig, unselbstständig.

Die Voraussetzungen und Anforderungen entsprechen denen, die im Modul 1 Mobilität beschrieben sind.

Wichtig!

Es ist unerheblich, ob die Beeinträchtigung der Selbstständigkeit aufgrund von Schädigungen somatischer oder mentaler Funktionen bestehen oder ob Teilaspekte bereits in anderen Modulen berechnet wurden.

Modul 7: außerhäusliche Aktivitäten

Dieses Modul umfasst die Teilnahme an sozialen und weitesten Sinne kulturellen Aktivitäten, an Bildung, Arbeit sowie Gemeinschafts-, sozialem und staatsbürgerlichem Leben.

1. Fortbewegen im außerhäuslichen Bereich
2. Verlassen des Bereichs der Wohnung oder der Einrichtung
3. Fortbewegen außerhalb der Wohnung oder Einrichtung
4. Nutzung öffentlicher Verkehrsmittel im Nahverkehr
5. Mitfahren in einem Kraftfahrzeug
6. Teilnahme an Aktivitäten (kulturell, religiös, sportlich) (Beurteilung ohne Berücksichtigung der Wegstrecke)
7. Besuch von Arbeitsplatz, einer Werkstatt für behinderte Menschen oder einer Einrichtung der Tages- und Nachtpflege oder eines Tagesbetreuungsangebots
8. Teilnahme an sonstigen Aktivitäten mit anderen Menschen

Das Modul 7 wird nicht mit Punkten berechnet, ist nicht pflegegradrelevant, sondern dient eher der Prognose der künftigen Entwicklung von Pflegebedürftigkeit.

Modul 8: Haushaltsführung

Dieses Modul umfasst hauswirtschaftliche Tätigkeiten, das Führen eines Haushalts und die Fähigkeit im Bedarfsfall Dienstleistungsangebote nutzen zu können (hauswirtschaftliche und soziale Hilfebedarfe). Dieser Bereich ist eher in der ambulanten Pflege wichtig, da hier die Frage geklärt wird, ob eine Person weiterhin alleine in der eigenen Wohnung verbleiben kann.

Das Modul 8 wird nicht mit Punkten berechnet, ist nicht pflegegradrelevant, sondern dient eher der Prognose der künftigen Entwicklung von Pflegebedürftigkeit.

Beurteilung von Selbstständigkeit (BRi 2017: 117)

Die nachfolgende Darstellung zeigt, welche Abstufungen der Selbstständigkeit in der Begutachtungsrichtlinie benannt werden und welche Handlungen sinnhaft zu welcher Art von Einschränkung zählt.

»Für die Zwecke der Beurteilung ist eine Person selbstständig, die eine Handlung bzw. Aktivität alleine, d.h. ohne Hilfe durch andere Personen oder unter Nutzung von Hilfsmitteln durchführen kann.«

Dementsprechend liegt eine Beeinträchtigung von Selbstständigkeit nur vor, wenn personelle Hilfe erforderlich ist. Unter personeller Hilfe versteht man alle unterstützenden Handlungen, die eine Person benötigt, um die betreffenden Aktivitäten durchzuführen. Ob personelle Hilfe durch Pflegepersonen oder Pflegekräfte erbracht wird, ist für die Bewertung nicht relevant. Diese Frage spielt allerdings für die Pflege- und Hilfeplanung eine Rolle. Zu bewerten ist, ob die Person die jeweilige Handlung bzw. Aktivität praktisch durchführen kann. In der Regel sind dazu sowohl somatische als auch mentale Fähigkeiten erforderlich.

Selbstständigkeit wird in den Modulen 1, 4 und 6 mittels einer vierstufigen Skala mit folgenden Ausprägungen bewertet:

Kategorie »selbstständig« – keine Handlung ist durch andere Personen erforderlich

Die Person kann die Handlung bzw. Aktivität in der Regel selbstständig durchführen. Möglicherweise ist die Durchführung erschwert oder verlangsamt oder nur unter Nutzung von Hilfs-/Pflegehilfsmitteln möglich. Entscheidend ist jedoch, dass die Person keine personelle Hilfe benötigt. Vorübergehende oder nur vereinzelt auftretende Beeinträchtigungen sind nicht zu berücksichtigen.

Hinweise im Pflege- und Betreuungsbericht

Hier finden sich dann entweder keine Einträge, z.B. in der Verwendung der SIS® oder die Erklärungen belegen, dass der Betroffene etwas alleine gemacht hat.

Beispiele

- »Frau K. hat heute Morgen allein ihr Brötchen geschmiert und das Frühstück eigenständig gegessen.«
- »Herr M. hat sich heute Morgen selbst angezogen, dafür 30 Minuten benötigt, dann aber die gesamte Handlung ohne Hilfe erledigt.«
- »Frau T. hat mit dem Spezialbecher die Suppe allein getrunken.«

Kategorie »überwiegend selbstständig«

Die Person kann den größten Teil der Aktivität selbstständig durchführen. Dementsprechend entsteht nur ein geringer, mäßiger Aufwand für die Pflegeperson. Überwiegend selbstständig ist jemand also dann, wenn lediglich folgende Hilfestellungen erforderlich sind:

- Unmittelbares Zurechtlegen/Richten von Kleidung o. Ä. Das Richten von Gegenständen meint die Vorbereitung einer Aktivität durch Bereitstellung sächlicher Hilfen, damit die Person die Aktivität dann selbstständig durchführen kann. Dabei wird vorausgesetzt, dass die Umgebung der antragstellenden Person so eingerichtet wird, dass die Person so weit wie möglich selbstständig an alle notwendigen Utensilien herankommt und diese nicht jedes Mal angereicht werden müssen. Wenn dies aber nicht ausreicht (z. B. die Seife nicht von der Ablage am Waschbecken genommen werden kann, sondern direkt in die Hand gegeben werden muss), führt diese Beeinträchtigung zur Bewertung überwiegend selbstständig.
- Die Aufforderung (früher bezeichnet als Anleitung) bedeutet, dass die Pflegeperson (ggf. auch mehrfach) einen Anstoß geben muss, damit die oder der Betroffene die jeweilige Tätigkeit allein durchführt. Auch wenn nur einzelne Handreichungen erforderlich sind, ist die Person als überwiegend selbstständig zu beurteilen (punktueller Hilfebedarf, der lediglich an einzelnen Stellen des Handlungsablaufs auftritt). Einzelne Hinweise zur Abfolge der Einzelschritte meinen, dass zwischenzeitlich immer wieder ein Anstoß gegeben werden muss, dann aber Teilverrichtungen selbst ausgeführt werden können.
- Die Unterstützung bei der Entscheidungsfindung (früher bezeichnet als Anleitung) bedeutet, dass z. B. verschiedene Optionen zur Auswahl angeboten werden, die Person danach aber selbstständig handelt.

- Die partielle Beaufsichtigung und Kontrolle (früher bezeichnet als Beaufsichtigung) meint die Überprüfung, ob die Abfolge einer Handlung eingehalten wird (ggf. unter Hinführung zu weiteren Teilschritten oder zur Vervollständigung) sowie die Kontrolle der korrekten und sicheren Durchführung. Hierzu gehört auch die Überprüfung, ob Absprachen eingehalten werden.
- Die punktuelle Übernahme von Teilhandlungen (früher bezeichnet als Teilübernahme) der Aktivität bedeutet, dass nur einzelne Handreichungen erforderlich sind, die Person den überwiegenden Teil der Aktivität aber selbstständig durchführt.
- Die Anwesenheit aus Sicherheitsgründen (früher als Beaufsichtigung bezeichnet): Wenn eine Person eine Aktivität selbstständig ausführen kann, aber aus nachvollziehbaren Sicherheitsgründen (z. B. Sturzgefahr, Gefahr von Krampfanfällen) die Anwesenheit einer anderen Person benötigt, trifft die Bewertung »überwiegend selbstständig« zu.

Kategorie »überwiegend unselbstständig«

Die Person kann die Aktivität nur zu einem geringen Anteil selbstständig durchführen. Es sind aber Ressourcen vorhanden, sodass sie sich beteiligen kann. Dies setzt ggf. ständige Anleitung oder aufwendige Motivation auch während der Aktivität voraus, oder Teilschritte der Handlung müssen übernommen werden: Das Zurechtlegen und Richten von Gegenständen, wiederholte Aufforderungen oder punktuelle Unterstützungen reichen nicht aus.

Alle der oben genannten Hilfen können auch hier von Bedeutung sein, reichen allerdings alleine nicht aus. Die weitergehende Unterstützung umfasst vor allem:

- Die ständige Motivation im Sinne der motivierenden Begleitung einer Aktivität (notwendig vor allem bei psychischen Erkrankungen mit Antriebsminderung).
- Die ständige Anleitung (früher beschrieben als kleinschrittige und kontinuierliche Anleitung) bedeutet, dass die Pflegeperson den Handlungsablauf nicht nur anstoßen, sondern die Handlung demonstrieren oder lenkend begleiten muss. Dies kann insbesondere dann erforderlich sein, wenn die oder der Betroffene trotz vorhandener motorischer Fähigkeiten eine konkrete Aktivität nicht in einem sinnvollen Ablauf durchführen kann.

- Die ständige Beaufsichtigung und Kontrolle unterscheidet sich hier von der oben genannten »partiellen Beaufsichtigung und Kontrolle« nur durch das Ausmaß der erforderlichen Hilfe: Es ist ständige und unmittelbare Eingreifbereitschaft in die Handlung erforderlich.
- Die Übernahme von Teilhandlungen der Aktivität bedeutet, dass ein erheblicher Teil der Handlungsschritte durch die Pflegeperson übernommen wird.

Kategorie »unselbstständig«

Die Person kann die Aktivität in der Regel nicht selbstständig durchführen bzw. steuern, auch nicht in Anteilen. Es sind kaum oder keine Ressourcen vorhanden. Ständige Motivation, Anleitung und Beaufsichtigung reichen auf keinen Fall aus. Die Pflegeperson muss alle oder nahezu alle Teilhandlungen anstelle der betroffenen Person durchführen. Eine minimale Beteiligung ist nicht zu berücksichtigen (z. B. wenn sich die antragstellende Person im geringen Umfang an Teilhandlungen beteiligt)« (BRi 2017: 37 f.).

In Modul 2 (Kommunikation und Kooperation) wird das Ausmaß der Beeinträchtigung ermittelt und berechnet.

In anderen Modulen (Modul 3: Psychische Problemlagen und Verhaltensauffälligkeiten und Modul 5: Umgang mit Krankheiten und therapiebezogenen Verrichtungen) wird die durchschnittliche Häufigkeit des Auftretens, bzw. der Notwendigkeit von Handlungen bewertet. Hierzu müssen dann klare Angaben vorliegen, wie oft das Phänomen, bzw. die Einschränkung der Kompetenz pro Tag, Woche oder Monat auftritt.

12.8 Der Pflegebericht im Handlungsfeld der Sozialen Betreuung

In den verschiedenen Einrichtungen zeigen sich heterogene Verfahren und Dokumente. Indes besteht Einigkeit darüber, dass auch im Handlungsfeld der Sozialen Betreuung eine Wirkungskontrolle der Angebote und durchgeführten Leistungen vorgenommen werden sollte. Schließlich handelt es sich auch hier um eine professionelle Maßnahme.

Zusammen mit den Mitarbeitern der Pflege soll ein gemeinsamer Handlungsprozess entstehen, indem beide Berufsgruppen darum bemüht sind, für den Bewohner die bestmögliche Situation und ein seinen Bedürfnissen entsprechendes Angebot zu erstellen. So ist zunächst zu prüfen, ob für die Mitarbeiter der Sozialen Betreuung ein eigenes Berichtsblatt besteht oder ob sie ihre gewonnenen Erkenntnisse auch im Pflegebericht beschreiben. Letzteres hätte den Vorteil, dass die Wirkungsbeschreibungen ineinander greifen. EDV-gestützte Systeme bieten hier bei der Evaluation und Auswertung der einzelnen Handlungsfelder den Vorteil, dass die Beschreibungen der einzelnen Berufsgruppen beim Eintrag kategorisiert (einer Gruppe zugeordnet werden), später durch gezielten Filtereinsatz extrahiert und separat im Verlauf gelesen werden können.

Insbesondere die drei Themenbereiche Kommunikation und Kooperation, psychische Verhaltensweisen und Problemlagen sowie die soziale Gestaltung des Alltags müssen berufsgruppenübergreifend thematisiert werden, da sich der Bewohner im Kontext pflegerischer Handlungen durchaus anders verhalten kann als in Betreuungsangeboten.

12.8.1 Wirkung der Aktivitäten der Sozialen Betreuung

Wie bereits Kapitel zum neuen Begutachtungsverfahren (Kap. 12.7) angeführt, werden Beschreibungen zu den Aktivitäten der Sozialen Betreuung immer wichtiger. Die Soziale Betreuung wird nicht mehr ausschließlich zur Beschäftigung der Bewohner durchgeführt, obgleich dieses Ziel natürlich auch weiterhin für Menschen mit ausgeprägten Ressourcen bestehen bleibt. Eine deutlich erhöhte Priorität haben Ziele, die im Kontext sogenannter Globalziele aufgestellt werden. Das sind beispielsweise:

- Wiederherstellung bereits verlorener Fähigkeiten
- Erhalt noch vorhandener Fähigkeiten
- Vermeidung weiterer Verluste
- Soziale Integration
- Beschäftigung
- Kommunikation
- Tagesstrukturierung

- Begleitung und Betreuung im Sterben
- Trauerarbeit
- Angehörigenarbeit
- Beratung

Je nach Konzept und Zielsetzung der Einrichtung können sich die Ziele und die folgend angebotenen Handlungen auf alle AEDLs bzw. Themenbereiche der SIS® beziehen. Aufgrund der zu erwartenden Veränderungen hinsichtlich Art und Zusammensetzung der Bewohnerklientel, die sich durch das PSG II und die Auswirkungen der neuen Pflegebegutachtung (Pflegegrade) ergeben, werden künftig mehr schwerkranke und sterbende Menschen in den Einrichtung aufgenommen werden. Stationäre Pflegeeinrichtungen werden auch zu »erweiterten Hospizen«. Hierauf müssen sich alle Berufszweige ausrichten und ihr Angebot überprüfen. Die Begleitung und Betreuung sterbender Menschen wird zu einer zentralen Aufgabe aller Mitarbeiter.

Wichtige Fragen

- Welche Entwicklungen lassen sich im Rahmen der Integrationsphase (in der Regel sechs Wochen) feststellen? Hat sich der Betroffene nach eigener Aussage eingewöhnt? Was gefällt ihm gut, was vermisst er?
- Wie hat sich die Beziehung zwischen dem Mitarbeiter der Sozialen Betreuung und dem Bewohner entwickelt?
- Welche Ressourcen konnten durch entsprechende Maßnahmen erhalten werden (Wie zeigt sich die erhaltene Ressource)?
- Welche Probleme konnten beseitigt oder reduziert werden? Welche haben sich neu entwickelt oder zeigen eine Tendenz zur Veränderung?
- Welche Anforderungen, Bedürfnisse konnten in den Bereichen Begleitung eines sterbenden Menschen oder in der Begleitung der Angehörigen erkannt und erfüllt werden?
- Welche Ziele wurden erreicht?
- Welche Reaktionen zeigte der Bewohner in der Angebotssituation?
- Lassen sich Abweichungen im Vergleich zu den Verlaufsbeschreibungen der Pflegenden erkennen?
- Wie ist das Befinden des Betroffenen?
- Wurden andere Mitarbeiter über wichtige Erkenntnisse informiert (z. B. die Bezugspflegefachkraft)?

Wichtig!

Grundsätzlich gilt: Alle Maßnahmen, die nicht vorgeplant wurden, müssen in jedem Fall im Pflegebericht benannt werden. Keine Maßnahme wird ohne Begründung oder ohne Ziel durchgeführt. Wie auch bei den pflegerischen Handlungen hat das Ziel eine handlungsleitende Funktion. Dies bedeutet: Die Wirkung und die Eignung der eingesetzten Maßnahmen wird immer im Hinblick auf das aufgestellte Ziel evaluiert, um ihre Eignung für weitere ähnliche Situationen erkennen zu können. Entsprechende, durch Reflexionen gewonnene Erkenntnisse werden hierbei im Verlaufsbericht beschrieben.

Beispiele:

- »Unruhiges Verhalten mit ständiger Lauftendenz gegen 11:00 Uhr. Validierendes Gespräch (über den Dackel Waldi) und begleiteten Sparziergang in den Garten wurden durchgeführt. Wirkung: eintretende Beruhigung. Frau K. setzte sich gegen 12:00 Uhr zum Essen an den Tisch und aß selbst die aufgegebenen Speisen mit ausgeglichenem Gesichtsausdruck.«
- »Herr L. weinte gegen 10:00 Uhr, äußerte Traurigkeit über den Verlust des eigenen Zuhauses und seines bisherigen selbstständigen und selbstbestimmten Lebens. Frage: ›Gibt es denn hier auch etwas, was Ihnen gefällt oder gut tut?‹ ›Ja, ich muss mir keine Sorge mehr haben, dass ich nichts zu essen habe und es sind nette Menschen hier. Das tut gut.‹ Das Weinen ließ dann nach.«

12.8.2 Beschreibung der Maßnahmen und Wirkungen der zusätzlichen Betreuungskräfte/Alltagsbegleiter

In den Richtlinien nach Paragraf 53c SGB XI (vom 23.11.2016) finden sich die aktuellen Anforderungen, die an die Betreuungskräfte gestellt werden, sowie eine Beschreibung der Leistungen, die durch sie erbracht werden sollen) (GKV 2016, Betreuungskräfte-RI). Seit dem 23.11.2016 werden diese Mitarbeiter als Mitarbeiter nach Paragraf 43b SGB XI oder entsprechend ihrer Funktion als Alltagsbegleiter, zusätzliche Betreuungskraft, Präsenzkraft bezeichnet.

Ziele zusätzlicher Betreuungsmaßnahmen

Entsprechend sollen die Betreuungskräfte den Pflegebedürftigen »betreuen und aktivieren«. […] Es kommen hier »Maßnahmen und Tätigkeiten in Betracht, die das Wohlbefinden, den physische Zustand oder die psychische Stimmung der betreuten Menschen positiv beeinflussen können.« (a. a. O.: 3)

Maßnahmen, welche die entsprechenden Mitarbeiter anwenden, werden als sogenannte Betreuungsleistungen, als niederschwellige Angebote bezeichnet. Jedes Angebot wird mit der bewusst reflektierten Zielsetzung durchgeführt, die Fähigkeiten des Bewohners im Bereich von Beschäftigung oder Tagesstrukturierung zu erhalten, das Wohlbefinden zu fördern, das Gefühl des Alleingelassen-Seins oder andere Probleme zu reduzieren oder zu beheben oder sogar zu vermeiden. Folgend findet sich in der Betreuungskräfterichtlinie eine Aufzählung verschiedener Angebote, die durch diese erbracht werden können.

Ferner sollen die Betreuungskräfte: »den Pflegebedürftigen für Gespräche über Alltägliches und ihre Sorgen zur Verfügung stehen, ihnen durch ihre Anwesenheit Ängste nehmen sowie Sicherheit und Orientierung vermitteln […].

Betreuungs- und Aktivierungsangebote sollen sich an den Erwartungen, Wünschen, Fähigkeiten und Befindlichkeiten der Pflegebedürftigen unter Berücksichtigung ihrer jeweiligen Biographie, ggf. Einschließlich ihres Migrationshintergrundes, dem Geschlecht sowie dem jeweiligen situativen Kontext orientieren.« (Betreuungskräfte-RI § 2, 3)

Was sollen Betreuungskräfte beschreiben?

Wie es sich in der Betreuungskräfterichtlinie erkennen lässt, werden bestimmte Handlungen unter bestimmten Zielsetzungen bei bestimmten Problemen oder Situationen angeboten. Entsprechend können sich die Beschreibungen in den Pflegeberichten genau auf diese Bereiche beziehen:

Beschreibung des Bewohners in seiner spezifischen Situation:

- Welche Bedürfnisse hat er heute? Was will er selbst? (Vgl. Kap. 12.2.1)
- Wie ist sein Befinden (im körperlichen, seelischen oder kognitiven Bereich)? (Vgl. Kap. 12.3)

- Wie lässt sich sein Wohlbefinden einschätzen?
- Gibt es biografische Prägungen (Vorlieben, Abneigungen, Gewohnheiten, Rituale), die er im Gespräch oder während der Durchführung einer Maßnahme äußert oder zeigt?
- Welches Verhalten zeigte er heute (gab es ggf. Verhaltensauffälligkeiten auch im Sinne des BI, Modul 2,3 oder 6)? (Vgl. Kap. 12.4.2 u. 12.4.4)

Beschreibung der angebotenen oder durchgeführten Maßnahme:

- Welche Maßnahme wurde mit welcher Begründung durchgeführt?
- Warum wurde die Maßnahme als geeignet angesehen?
- Wurde vorher schon eine andere Maßnahme durchgeführt, die jedoch keine positive Auswirkung hatte?
- Musste eine geplante Maßnahme abgebrochen und aktuell eine andere angewendet werden? (Vgl. Kap. 12.4.5)

Wirkung der Maßnahme und Entwicklung des Betroffenen

- Wirkung der angebotenen oder angewendeten Maßnahme? (Vgl. Kap. 12.4.6 u. 12.4.7)
- Woran wurde die Wirkung erkannt? (Vgl. Kap. 12.2.1/12.3/12.3.1)
- Eignung der Wirkung? (Vgl. Kap. 12.4.8)
- Werden ggf. auch andere Mitarbeiter oder eine bestimmte Unterstützung durch Hilfsmittel erforderlich? Wenn ja warum und welche?

Im Pflege- und Betreuungsbericht sollte nach der Anwendung einer zielgerichtet durchgeführten Maßnahme die Wirkung der Maßnahme beschrieben werden. Nur auf diese Weise lässt es sich erkennen, ob sie bei diesem Bewohner richtig und gut ist oder eher ein anderes Angebot gemacht werden sollte. Zudem lassen sich die Angebote nicht immer vollständig vorplanen. Tritt nun ein aktuelles Problem wie z. B. Unruhe auf, entscheidet die Betreuungskraft aktuell, wie sie jetzt handeln, welche Maßnahme sie anwenden wird. Hier gilt der Pflegebericht zudem als Nachweis, wann was mit welcher Wirkung gemacht wurde. Retrospektiv, also rückblickend, kann dann zudem festgestellt werden, welche Probleme wann oder wie oft auftreten und wie diese behoben oder reduziert werden können. Ist eine Maßnahme bereits in der Handlungsplanung vorgeplant und nicht mehr neu, reicht eine Wirkungsbeschreibung in größeren Abständen im Sinne einer Evaluation aus.

Weitere wichtige Fragen

- Trat ein Problem oder Zustand ein, eine Situation, die die zusätzliche Betreuungsleistung erforderte? War das ein aktuelles/akutes Geschehen oder war es vorhersehbar?
- Welche Reaktionen zeigte der Betroffene auf die durchgeführte Maßnahme? (Was sagte er? Welche Anzeichen waren zu beobachten?)
- Wie war das Befinden des Betroffenen in der Betreuungssituation sowie ggf. auch vorher und/oder nachher? (Achtung! Befinden ist immer ein Gefühlszustand, der im Inneren des Menschen liegt und nicht ohne weiteres von außen zu erkennen ist. Daher ist es wichtig, immer nur Anzeichen, die auf ein bestimmtes Befinden hinweisen können, zu beschreiben oder konkret die Aussagen des Betroffenen zu dokumentieren.)
- In welchem Zusammenhang/Kontext entstand das Problem? Wurde es dadurch ausgelöst, dass der Bewohner sich allein in einer Situation befand und sich hier nicht orientieren konnte oder trat es in einer Gruppensituation auf?
- Lassen sich eindeutige Ursachen/Verhalten erkennen, die das Problem auslösten?
- Welche Maßnahmen wurden in der konkreten Situation angewendet? (Nur beschreiben, wenn die Maßnahme nicht ohnehin vorgeplant war.)
- Welche Wirkung zeigte sich daraufhin? (Einen roten Faden beschreiben.)
- In festgelegten Abständen wird in der Evaluation/Bewertung auch die Frage gestellt und schriftlich im Bericht beantwortet: Haben sich die von mir geplanten und durchgeführten Maßnahmen bewährt? Konnten die auftretenden Probleme, Situationen reduziert oder vermieden werden? Oder muss mein Vorgehen durch jetzt, in der Rückschau erkennbar werdende Erkenntnisse künftig verändert werden?
- Hatten die durchgeführten Maßnahmen auch Auswirkungen auf den weiteren Tagesverlauf und auf weitere Situationen? Konnte der Betroffene. z. B. besser pflegerisch versorgt werden oder war er zugänglicher?

Tabelle 12: Beispiele für geeignete oder ungeeignete Beschreibungen im Pflegebericht

Ungeeignete Beschreibungen	Geeignete Beschreibungen
»Herr T. ist unglücklich.«	»Herr T. sagt, dass er unglücklich ist, weil ... »Herr T. wirkt unglücklich, weint immer wieder und sagt,Ich will nach Hause.«
»Frau T. ist aggressiv«	»Frau T. beschimpft andere Mitbewohner, wenn ...«
»Frau K. hatte Freude beim Kaffeetrinken.«	Frau K. hatte ein entspanntes, offenes Gesicht beim Kaffeetrinken. Frau K. sagte: »Was ist das schön hier mit Euch.«
»Aromaanwendung durchgeführt.«	»Bei Frau K. Handmassage mit Rosenöl durchgeführt (biografische Vorliebe).«
»Herr W. war unruhig, validierendes Gespräch durchgeführt.«	»Herr W. lief über den Flur und rief immer nach seiner Frau. Nach validierendem Gespräch über seine Ehe mit ihr wurde er ruhiger.«
»Frau P. hat gut mitgemacht«	»Frau P. hat aktiv beim Bingo mitgespielt, alle Zahlen alleine kontrolliert.«
»Herr S. wollte nicht mitsingen«	»Herr S. sagte bei der Singrunde, das sei nichts für ihn. Er habe noch nie gerne gesungen. Dann ging er.«

Zusätzlich sind die Betreuungskräfte bei Modul 2 und 3 und 6 zum BI (vgl. Kap. 12.7) einzubeziehen. Denn sie erleben den Bewohner in einer anderen Situation als die Pflegekraft. Damit ein ganzheitliches Bild vom Bewohner entstehen kann, sollte der Blickwinkel auf die entsprechenden Fragen gelegt werden. Hier ist insbesondere Modul 6 wichtig.

Folgende Aspekte sollten Beachtung finden:

- Gestaltung des Tagesablaufs mit Anpassung an Veränderungen (Gestaltung nach eigenen Vorstellungen und Bedürfnissen umsetzen können)
- Kann der Bewohner seinen Alltag entsprechend seiner Vorlieben und Abneigungen und seiner biografischen Prägung selbst strukturieren, weiß er, wann er sich wie beschäftigen möchte? Kann er diese Handlungen auch planen und umsetzen? Wie geht er hier mit aktuellen Veränderungen um, d.h. wenn der Tag nicht »so wie üblich läuft« (z.B. Feiertage, Geburtstag)? (Vgl. BRi 2017: 63)

Beispiele

Selbstständig

»Frau K. kann ihren Tagesablauf selbst gestalten und kann auch mit Veränderungen in aktuellen Situationen umgehen, wenn z. B. weitere Bewohner in den Tagesraum kommen und mitspielen wollen, passt sich dann an.«

Herr W. benötigt keine Unterstützung, kann alle Handlungsschritte in der Tagesgestaltung selbstständig planen und umsetzen.«

Überwiegend selbstständig

»Frau W. organisiert ihren Tag selbst. Sind mehr als drei Bewohner im Tagesraum wird sie unruhig, benötigt dann personelle Unterstützung (Anleitung).«

»Herr X. organisiert seinen Alltag selbst, benötigt jedoch aufgrund der starken Sehbeeinträchtigung ein Vorlesen der aktuellen Tagesangebote. Wählt dann selbst aus.«

Überwiegend unselbstständig

»Frau S. hat keine zeitliche und situative Orientierung mehr, plant den Tag nicht mehr selbst, kann Planungen nicht mehr einhalten, benötigt ständig eine zeitnahe Information über stattfindende Angebote.«

»Herr A. kann seinen Alltag noch planen, benötigt aber aufgrund seiner Tetraplegie (vollständige Lähmung beider Arme und Beine) für alle Umsetzungsprozesse eine personelle Unterstützung (Begleitung zu den Aktivitäten, Übernahme von Teilhandlungen, die er selbst nicht ausführen kann durch Mitarbeiter).«

Auf diese Weise werden alle anderen Bereiche auch beschrieben. Wichtig ist es immer, möglichst konkret zu beschreiben, was der Betroffene noch kann oder macht oder was nicht mehr geht (vgl. Kap. 12.7).

- Ruhen und Schlafen
  Kann der Bewohner selbstständig einen normalen Tag-Nacht-Rhythmus aufrechterhalten? Oder schläft er tagsüber oft und/oder weitgehend? Ist er nachts oft wach und aktiv? Kann er selbst für ausreichend Ruhepausen sorgen oder ist er ständig umtriebig und motorisch unruhig? (Vgl. BRi 2017: 63)

- Sich beschäftigen
  Kann er die zur Verfügung stehende Zeit nutzen, um Aktivitäten durchzuführen, die den eigenen Vorstellungen und Interessen entsprechen? (Vgl. BRi 2017: 63)
- Vornehmen von in die Zukunft gerichteten Planungen
  Kann er längere Zeitabschnitte über den Tag hinausplanen? Kann er z. B. planen, ob er an einem Ausflug teilnehmen möchte oder wie er seinen Geburtstag gestalten will? Verfügt er über ausreichende kognitive Fähigkeiten selbst zu entscheiden, zu planen, zu strukturieren und über die benötigten körperlichen Ressourcen? Oder: Welche Einschränkungen zeigen sich konkret? Wo und wie benötigt er Unterstützung?
- Interaktion mit Personen im direkten Kontakt
  Kann er im direkten Kontakt mit Angehörigen, Pflegepersonen, Mitbewohnern oder Besuchern umgehen, Kontakt aufnehmen, Personen ansprechen, auf Ansprache reagieren? Im direkten Kontakt bedeutet, dass die Person zur gleichen Zeit im gleichen Raum ist. Hierbei kann der Betroffene sie unmittelbar wahrnehmen. (Vgl. BRi 2017: 65)
- Kontaktpflege zu Personen außerhalb des direkten Umfeldes
  Bestehende Kontakte zu Freunden, Bekannten, Nachbarn? Kann der Betreffende die Kontakte aufrechterhalten, beenden oder zeitweise ablehnen? (vgl. BRi 2017: 85)

Die Betreuungskraft kann sich jederzeit mit einem Mitarbeiter der Sozialen Betreuung oder der Pflege austauschen, um ihre eigene Einschätzung zu überprüfen oder gemeinsame Formulierungen vorzunehmen. Jeder in Kap. 12 genannte Bereich gilt auch für Betreuungskräfte.

12.9 Pflegeberichte im Kontext der Expertenstandards

In den vergangenen Jahren wurden durch das Deutsche Netzwerk zur Qualitätssicherung in der Pflege (DNQP) sogenannte »Expertenstandards« erarbeitet und veröffentlicht. Hierbei handelt es sich um Standards, die komplexe Organisationsabläufe regeln. Das unterscheidet diese Expertenstandards von den sogenannten »Pflegestandards«, die seit den 1990er-Jahren in den Einrichtungen selbst entstanden sind. Expertenstandards machen daher keine genauen Angaben über die Art der einzusetzenden Materialien und geben keine differenzierten Anweisungen zu den einzelnen Maßnahmen im Mikrobereich.

Zurzeit gibt es Expertenstandards im Kontext folgender Themen:

1. Dekubitusprophylaxe in der Pflege
2. Entlassungsmanagement in der Pflege
3. Schmerzmanagement in der Pflege
4. Sturzprophylaxe in der Pflege
5. Förderung der Harnkontinenz in der Pflege
6. Pflege von Menschen mit chronischen Wunden
7. Ernährungsmanagement zur Sicherstellung und Förderung der oralen Ernährung in der Pflege
8. Expertinnenstandard: Förderung der physiologischen Geburt
9. Schmerzmanagement in der Pflege bei chronischen Schmerzen
10. Erhaltung und Förderung der Mobilität in der Pflege (in der Implementierungsphase)
11. Beziehungsgestaltung in der Pflege von Menschen mit Demenz (erscheint voraussichtlich April 2018)

Das Beispiel des Expertenstandards Schmerzmanagement soll hier des Weiteren als Anschauungsmaterial dienen:

Berichtseinträge im Hinblick auf die Standardaussage oder Zielsetzung

Jeder Expertenstandard enthält eine sogenannte Standardaussage, in der in komprimierter Form der Kernprozess des entsprechenden Standards dargelegt wird.

Beispiel: »Jeder Patient/Betroffene mit chronischen Schmerzen erhält ein individuell angepasstes Schmerzmanagement, das zur Schmerzlinderung, zu Erhalt oder Erreichung einer bestmöglichen Lebensqualität und Funktionsfähigkeit sowie zu einer stabilen und angepassten Schmerzsituation beiträgt oder schmerzbedingten Krisen vorbeugt.« (Vgl. Expertenstandard Schmerzmanagement in der Pflege bei chronischen Schmerzen nach dem DNQP.)

»Jeder Patient/Betroffene mit akuten oder zu erwartenden Schmerzen erhält ein angemessenes Schmerzmanagement, das dem Entstehen der Schmerzen vorbeugt, sie auf ein erträgliches Maß reduziert oder beseitigt.« (Vgl. Expertenstandard Schmerzmanagement in der Pflege bei akuten Schmerzen. 1. Aktualisierung 2011.)

An dieser Stelle wird bereits deutlich, dass dieser Expertenstandard in der Standardaussage die zu erreichende Schmerzstärke bzw. die Qualität der Schmerzen nicht genau benennt. Auf eine normierte Angabe wird hierbei verzichtet, weil eine Schmerzfreiheit nicht in jedem Fall zu erreichen ist. Die genannte Zielsetzung »dem Entstehen von Schmerzen« vorzubeugen, »sie auf ein erträgliches Maß« zu reduzieren oder zu beseitigen ermöglicht es, Zielpunkte mit einer flexiblen Spannweite zu erreichen. Der Schmerzzustand sollte für den Betroffenen dabei wenigstens erträglich sein. Die Ziele sind am Zustand und unter der Berücksichtigung der individuellen Ziele des Betroffenen auszurichten. Ob die Ziele mit den geplanten und durchgeführten Maßnahmen später erreicht werden, wird im Pflegebericht dokumentiert. Auf diese Weise lassen sich Erkenntnisse sichern, welche die Bezugspflegefachkraft später zur Evaluation der Maßnahmen benötigt.

Innerhalb des Expertenstandards werden in den Spalten »Struktur«, »Prozess« und »Ergebnis« folgende Bereiche beschrieben:

- Vorhandenes Wissen der Pflegefachkraft (das im Prozess eingesetzt wird).
- Zielgruppenspezifische Einschätzungsinstrumente, die von der Einrichtung zur Verfügung gestellt werden und von der Pflegefachkraft in festgelegten bzw. spezifischen Situationen angewendet werden.
- Vorhandenes Wissen der Pflegefachkraft über Verfahren zur medikamentösen Schmerztherapie (das sie im Prozess des Schmerzmanagements nutzt).
- Bestehen einer interprofessionell geltenden Verfahrensregelung zur medikamentösen Schmerztherapie, welche bei vorhandenen oder zu erwartenden Schmerzen eingesetzt wird (die Pflegefachkraft managt den entsprechenden Prozess).
- Wissen der Pflegefachkraft über mögliche Nebenwirkungen der Schmerztherapie (das sie zur Prophylaxe und Behandlung entsprechender Nebenwirkungen in Absprache mit dem Arzt einsetzt).
- Wissen der Pflegefachkraft über nicht-medikamentöse Maßnahmen zur Schmerzlinderung sowie deren mögliche Kontraindikationen (das sie in

Absprache mit den beteiligten Berufsgruppen und in Absprache mit dem Betroffenen und oder seinen Angehörigen/Betreuern anwendet).
- Vorhandene Beratungskompetenz, die die Pflegefachkraft zur Beratung des Betroffenen und oder seinen Angehörigen/Betreuern einsetzt.
- Durchführung des Pflegeprozesskreislaufs mit allen Teilschritten zur Planung, Umsetzung und Evaluation der eingeleiteten Strategien sowie eine professionelle Reflexions- und Evaluationsleistung, mit der die Pflegefachkraft die Wirkung des eingeleiteten und durchgeführten Schmerzmanagements überprüft.

Folgende Fragen werden daher im Pflegebericht beantwortet (für Teilbereiche stehen inzwischen bei verschiedenen Dokumentationssystemen Spezialdokumente oder entsprechende EDV-Masken zur Verfügung): Zeigt der Betroffene bei Aufnahme Schmerzen oder schmerzverursachende Probleme (z.B. Krankheiten, die mit einer bestimmten Wahrscheinlichkeit Schmerzzustände auslösen können)?

Beispiel

»Aussage von Frau D: Aktuell und auch sonst keine Schmerzen, keine schmerzverursachenden Probleme. Eine weitere Einschätzung ist daher nicht erforderlich.«

Dieser Eintrag kann auch in der Anamnese vorgenommen werden. Wenn keine Schmerzen vorhanden sind, ist das Schmerzmanagement an dieser Stelle beendet. Die Pflegefachkraft entscheidet hier im Rahmen der pflegerischen Expertise, dass keine weitere, tiefergehende Einschätzung erforderlich ist. Die entsprechende Erkenntnis »Frau/Herr leidet zurzeit und nach eigenen Angaben auch sonst nicht unter Schmerzen, keine schmerzerzeugenden Probleme erkennbar« sollten in der Pflegeplanung oder in der Informationssammlung/Erhebung Pflegebedarf schriftlich fixiert werden.

Die Frage wird in individuell festgelegten Abständen erneut gestellt. Wenn der Betroffene die Frage bejaht, wenn er also aktuell Schmerzen oder schmerzbedingte Probleme hat, werden weitere erkenntnisleitende Fragen gestellt.

- Wie zeigt sich ein im Rahmen einer initial gestellten Frage nach Schmerzen (z. B. Haben Sie Schmerzen oder Krankheiten, die zu Schmerzen führen können?) ein erkannter, differenziert beschriebener Schmerzzustand (Stärke, Lokalisation, Ausmaß, Art, Qualität, Abhängigkeit von Aktivitäten, Verlauf im Zusammenhang mit Maßnahmen, Auswirkungen auf die Lebensaktivitäten usw.)?

Beispiel

»Herr M.: ›Ich habe besonders morgens nach dem Aufstehen stärkere Schmerzen (Einschätzung 5/10 in Bewegung oder bei Aktivität)* in allen großen Gelenken, besonders in den Knien. Ich kann mir, ehe ich mich nicht eingelaufen habe, nicht selbst die Strümpfe, Hose und Schuhe anziehen. Nach einer Stunde dann geht es langsam besser.‹«

* Erhoben wird die Schmerzstärke bei Menschen, die zur Selbsteinschätzung fähig sind, mit der Numerischen Rangskala = NRS. Hier wird auf einer Zahlenskala in der Graduierung 0 = kein Schmerz bis 10 = maximaler vorstellbarer Schmerz vom Betroffenen selbst eine Einschätzung vorgenommen. Bei Menschen mit Kommunikationseinschränkungen wird ein Beobachtungsverfahren genutzt, indem Signale, die auf Schmerz hinweisen, erfasst werden (z. B. ECPA und BESD).

- Welche Ergebnisse zeigen diese Einschätzungen zu verschiedenen Tages- oder Erhebungszeiten?

Beispiele

»Auswertung der Schmerzerhebung bei Herrn M: Schmerzen vor allem morgens zwischen 8:00 und 9:00 Uhr in den Knien, rückläufig nach Bewegung. Benötigt nach eigener Aussage keine Schmerzmedikamente.«

»Bei Frau L. entstehen stärkere Schmerzen (mehr als 5/10) wenn sie länger als zwei Stunden in Bewegung ist, entweder nach unruhigem Hin- und Herlaufen oder bei wiederholtem Aufstehen vom Stuhl und beim Hinsetzen.«

- Wie stark ist der Schmerz?

Eine Schmerzstärke von über 3/10 in Ruhe oder 5/10 in Bewegung erfordert die umgehende Information des Arztes oder die sofortige Umsetzung der Bedarfsmedikation. Solche hohen Werte dürfen nicht einfach nur dokumentiert werden. Hier ist immer eine reaktive Handlung erforderlich. In jedem Fall muss der weitere Verlauf beschrieben werden. Eine Ausnahme ist gegeben, wenn der Betroffene eine angebotene Schmerzmedikation ablehnt, sich sozusagen selbst für den stärkeren Schmerz entscheidet. Dieses muss dann jedoch entsprechend dokumentiert werden. Eine derartige Verlaufsbeschreibung kann entweder auf einem spezifischen Schmerz-Verlaufsprotokoll, ähnlich einem Wundbericht, oder im allgemeinen Pflegebericht geführt werden.

Sollte der Betroffene Aussagen zur Schmerzstärke machen, die mit den eigenen Beobachtungen nicht deckungsgleich erscheinen, werden beide Einschätzungen dokumentiert. Ein solcher Eindruck könnte z.B. entstehen, wenn der Betroffene selbst Schmerstärken von über 8/10 angibt, er aber bei der Beobachtung gelöst und fröhlich wirkt, mit anderen Bewohnern scherzt oder sonstige Anzeichen von Freude und Wohlbefinden zeigt.

Beide Einschätzungen werden dann dokumentiert und bei wiederholtem Auftreten nach Ursachen gesucht.

Beispiel

»Frau K. gibt wiederholt bei der Frage nach Schmerzen, Schmerzstärken von 8 oder 9/10 an. Die Schmerzen seien kaum auszuhalten. Fühlt sie sich unbeobachtet, scherzt sie mit anderen Bewohnern, lacht und singt und machte heute mit Herrn K. beim Tanztee ein Tänzchen.«

- Welche Anordnungen werden vom Arzt vorgenommen (teilweise werden diese Daten auf einem Blatt/einer Maske »Ärztliche Kommunikation« oder »Anordnungen« dokumentiert)? Ist dies nicht der Fall, wird der Eintrag im Pflegebericht vorgenommen und kategorisiert.
- Welche Aussagen werden durch ihn gemacht? Welche Einschätzung hat z.B. der Arzt zu den im zweiten Punkt genannten Fragestellungen?

Beispiel

»Visite Dr. Ö.: Es wurden 3 x 20 Tropfen Novalgin® angeordnet, wobei die morgendliche Verabreichung bereits 30 Minuten vor dem Beginn der Morgenpflege erfolgen soll. Zusätzlich wurde eine Bedarfsmedikation von 1 Tablette Ibuprofen® 400 mg (Achtung: Dosis angepasst!) angeordnet, die Frau D. bei Schulterschmerzen mit einer Schmerzstärke von mehr als 3/10 NRS in Ruhe bekommen soll. Näheres siehe Bogen ›Ärztliche Anordnungen‹.«

Lässt sich ein nicht akzeptabler Schmerzustand beim Betroffenen erkennen, auf den der Arzt in einer nicht angemessenen Weise reagiert (indem er z. B. keine entsprechende Schmerztherapie einleitet und das Schmerzphänomen dem Alter zuschiebt), sollte die Aussage des Arztes wortwörtlich, d. h. als Zitat, im Pflegebericht notiert werden. Der Arzt ist darüber hinaus über diesen Eintrag zu informieren. Im Bedarfsfall kann auch ein Fax mit einer entsprechenden Information an die Praxis gesendet werden, weil so der Arzt später den Nachweis nur schwer erbringen kann, keine entsprechenden Kenntnisse gehabt zu haben.

- Pflegetherapeutische Maßnahmen und biografischer Umgang mit Schmerzen

Neben den medikamentösen Maßnahmen sollten dem Betroffenen laut Expertenstandards auch pflegetherapeutische Methoden angeboten werden. Es bietet sich die Frage nach biografischen Vorgaben, Vorlieben und Abneigungen an. Entsprechende Informationen können im Pflegebericht beschrieben werden, ehe sie nach einer Auswertung in den Handlungsplan aufgenommen werden. Folgende Fragen eignen sich:

- Was haben Sie denn bislang gemacht, um den Schmerz zu lindern?
- Was hat Ihnen geholfen?
- Was hat Ihnen nicht gut getan?
- Welche Auswirkungen hat der Schmerz bei Ihnen? (ggf. konkrete Fragen stellen im Hinblick auf die AEDLs oder auf die Themenbereiche in der SIS®

Weiterhin können pflegetherapeutische Maßnahmen angeboten werden, die der Betroffene vielleicht noch nicht kennt. Seine Reaktionen darauf und ggf. im Aushandlungsprozess gemeinsam getroffene Entscheidungen sind zu dokumentieren.

Beispiel

»Habe Frau K. Kühlkompressen für ihr schmerzendes Knie angeboten. Ablehnung: »Das ist alles unnützer Kram. Nur die Tabletten helfen.«

- Welche Wirkung haben die eingeleiteten Maßnahmen?

Nach Verabreichung von intravenös verabreichten Medikamenten wird die Wirkung nach 30 Minuten, nach oral verabreichten Medikamenten nach einer Stunde und bei transdermaler Anwendung, d.h. bei Schmerzmittelverabreichung mit einem Pflaster, nach 12–16 Stunden überprüft und dokumentiert. Nach der Umsetzung nicht-medikamentöser Maßnahmen ist der Betroffene ebenfalls in einem angemessenen zeitlichen Abstand zu fragen, ob er eine Wirkung verspürt.

Beispiel

»1:30 Uhr: Frau V. klagte über Schmerzen in der rechten Schulter (Stärke 4/10 in Ruhe). Sie konnte nicht mehr schlafen, weil bei jedem Drehen ein stechender Schmerz einschoss. 20 Tropfen Novalgin® als Bedarfsmedikation gegeben.

2:00 Uhr: Kontrolle: Frau V. gab eine nur noch geringe Schmerzproblematik an (Stärke 2/10). Sie würde nun immer wieder einnicken und glaubte, bald fest schlafen zu können.

4:00 Uhr: Beim Kontrollgang wirkte Frau V. schlafend (geschlossene Augen, ruhige, gleichmäßige Atmung).«

- Welche Nebenwirkungen haben medikamentöse und nicht-medikamentöse Maßnahmen?

Verschiedene Maßnahmen zur Schmerztherapie oder -linderung erzeugen nicht nur eine schmerzmildernde Wirkung, sondern können auch zu

Nebenwirkungen führen. Zum Teil sind diese ggf. sogar gravierender als der Schmerz selbst. Der Betroffene wird hinsichtlich entsprechender Reaktionen beobachtet und die gewonnenen Erkenntnisse im Berichtsblatt eingetragen.

Beispiel

»Herr T. entwickelte nach Einnahme der Schmerzmedikamente zunehmend Übelkeit und gab ein ›Bauchdrücken‹ an. Dr. Y. wurde angerufen, da Voltaren® im Einsatz ist. Die Praxis wird sich noch melden und das weitere Vorgehen durchgeben.«

- Welche Maßnahmen werden zur Vermeidung oder Linderung entsprechender Nebenwirkungen durchgeführt?

Beispiel

»Ab sofort soll Herr T. dreimal täglich ein Glas lauwarme Milch bekommen. Herr T. möchte keine zusätzliche Tablette für den Magenschutz. »Ich will es erst einmal mit Milch probieren.« Bitte drei Tage lang beobachten. Danach erneute Rücksprache mit Herrn T. und ggf. mit Dr. Y.«

- Welche Wirkung zeigen Maßnahmen, die Nebenwirkungen reduzieren oder vermeiden sollen?

Eingesetzte Maßnahmen werden hinsichtlich ihrer Wirkung ebenfalls im Pflegebericht beschrieben.

Beispiel

»Herr K. hatte nach Einnahme der Ibuprofen®-Tablette Magenschmerzen. Nach einem Glas warmer Milch mit Honig besserten sich diese nach seiner Aussage deutlich.«

- Mit welcher Begründung werden entsprechende Maßnahmen nicht durchgeführt, die prinzipiell zur Verfügung stünden?

Einträge in den Pflegebericht zu Maßnahmen, die der Prophylaxe oder Linderung von Nebenwirkungen dienen, die aber aufgrund verschiedener Probleme nicht durchgeführt werden können, weisen nach, dass die Unterlassung aufgrund professioneller Entscheidungen erfolgte.

Beispiel

»Frau K. gab an, nach der weißen Tablette (Novalgin®) immer Schwindel und Übelkeit zu verspüren. Sie wolle die Tablette abends nicht mehr einnehmen. Der Hausarzt solle – laut ihrer Aussage – erst morgen gerufen werden, weil sie zurzeit keine stärkeren Schmerzen habe. Daher Montag bitte Dr. X anrufen und das weitere Vorgehen besprechen.«

- Werden ggf. Maßnahmen zur Schmerzlinderung oder zur Vermeidung schmerzmittelbedingter Nebenwirkungen eingesetzt, die nicht dem fachlichen Standard entsprechen, auf die der Betroffene aber aufgrund existenzieller fördernder Erfahrungen zurückgreifen möchte?

Beispiel

»Herr U. klagte heute wiederholt über ›Bauchzwicken‹ (Aussage des Bewohners). Er wolle eine Hand voll Pfefferkörner mit einem Glas Coca-Cola einnehmen. Das habe ihm früher auch immer geholfen. Nach Absprache mit der Küche hat er diese Mischung um 13:00 Uhr eingenommen. Gegen 15:00 Uhr ging es ihm nach eigener Aussage deutlich besser.!«

- Wurden der Betroffene und/oder seine Angehörigen/Betreuer informiert bzw. beraten? Welche Zielsetzung hatte das Beratungsgespräch, welche Inhalte, welches Resultat wurde gewonnen?

Beispiel

»Frau X., Tochter von Herrn B., wurde angerufen. Habe ihr die neue Medikation durchgegeben und ihr erklärt, dass ihr Vater am Montag zum Röntgen ins Krankenhaus gebracht wird, wenn sich der Schmerzzustand bis dahin nicht geändert hat. Sie ist damit einverstanden.«

- Wie entwickelte sich das Schmerzphänomen im Vollzug der einzelnen Schritte des Schmerzmanagements? Konnte ein zufriedenstellender Schmerzzustand erreicht werden oder bedarf es weiterer, korrigierender Schritte?

Beispiel

»Evaluation Problem Schmerz: Der Schmerzzustand von Frau K. hat sich nach der Veränderung der Medikamentation am 3.3.2016 deutlich verbessert. Lediglich nachts treten laut Frau K. noch Spitzen der Stärke 4/10 NRS in Ruhe auf. Diese seien aber für sie tolerabel. Sie möchte nach eigener Aussage keine Erhöhung der Dosis, da ihr davon immer übel wird. Der Schmerzzustand sei für sie akzeptabel. Die vorhandene Planung wird daher weiter umgesetzt.«

In den übrigen Expertenstandards finden sich ähnliche Fragestellungen, die themenspezifisch sind. Entsprechende Erkenntnisse lassen sich in nahezu allen Fällen entweder auf spezifischen Protokollen oder im Pflegebericht festhalten.

Weiterhin kann der Expertenstandard dazu dienen, die aufgrund eines systematisch durchgeführten Schmerzmanagements erkannten, in der Pflegeplanung aufgeführten Ressourcen und Probleme zu thematisieren und eine entsprechende Verlaufsinformation zu geben.

Der Pflegebericht dient hier auch der Gesamtevaluation. Hierbei wird die Frage: Konnte durch das bestehende pflegerische und soziale Angebot, sowie durch die Kooperation mit anderen Berufsgruppen das Risiko reduziert oder ein Schaden verhindert werden? Wenn diese Fragen mit Ja beantwortet werden können, ist davon auszugehen, dass der bestehende Handlungsplan sinnvoll war. In diesen Fällen wird ein positives Resümee im Pflegebericht gezogen:

Beispiel

»In den vergangenen zwei Monaten kam es nach der Umsetzung der medikamentösen und nicht-medikamentösen Maßnahmen nicht mehr zu Schmerzen von mehr als 3/10 in Ruhe und 4/10 in Bewegung. Die Maßnahmen zeigen also eine positive Wirkung.«

Nicht zu erreichende Ziele – weiter bestehende Schmerzsituation

In jedem Fall muss hier weitergehend mit dem Arzt das weitere Vorgehen besprochen werden. Im Rahmen der modernen Schmerztherapie lassen sich die Schmerzzustände in der Regel so weit reduzieren, dass der Schmerz für den Betroffenen zu tolerieren ist (weniger als 3/10 in Ruhe oder 5/10 in Bewegung. Gelingt dieses nicht, besteht bei einem palliativ betroffenen Menschen die Möglichkeit der terminalen Sedierung, bei dem er höhere Dosen Morphin und sedierende Medikamente erhält, sodass er seine Schmerzen nicht mehr wahrnehmen muss. Es handelt sich hierbei nicht um eine Form der Euthanasie.

Weiterhin kann es aber auch andere Einwirkungsbegrenzungen dafür geben, dass der Schmerzzustand nicht auf das angestrebte Maß reduziert werden kann:

- Bewohner lehnt die Einnahme oder Anwendung der angeordneten Medikamente ab.
- Therapie erzeugt andere, für den Bewohner noch wenig zu tolerierende Beschwerden (z. B. Wahrnehmungseinschränkungen), sodass er eine Erhöhung der Dosis oder eine Ergänzung der Schmerztherapie durch andere Wirkstoffe ablehnt.

- Der Arzt ist nicht bereit, eine angemessene Therapie zu verordnen. Das bedeutet, dass die vorhandenen Medikamente und die aktuell angeordnete Dosis nicht zu einer angemessenen Linderung führen. Sollte der Arzt nach einer Information durch die Pflegefachkraft einer Optimierung der Therapie nicht zustimmen, wird in jedem Fall ein Eintrag im Pflegebericht vorgenommen (worüber wurde der Arzt informiert, welche Aussage/Entscheidung wurde durch ihn getroffenen und mit welcher Begründung?). Außerdem werden die Angehörigen informiert und gebeten, selbst mit dem Arzt zu sprechen.

13 WAS GEHÖRT NICHT IN DEN PFLEGEBERICHT?

Der Pflegebericht ist keine erweiterte Leistungsdokumentation. Durchgeführte Leistungen werden im Leistungsnachweis dokumentiert. Im Pflegebericht finden sich nur dann Hinweise auf Leistungen, wenn sie von den in der Pflegeplanung geplanten Leistungen hinsichtlich Häufigkeit, Art, Zeitpunkt, Dauer oder Umfang abweichen.

13.1 Konflikte und Organisationsanweisungen zwischen den Berufsgruppen oder Mitarbeitern

In den Pflegebericht gehören keine kritischen Äußerungen einer Pflegekraft über andere oder Korrekturvorschläge zum Umgang mit der Dokumentation von der PDL für eine Pflegekraft. Derartige Informationen werden zunächst im persönlichen Gespräch geklärt und nach Lösungen gesucht.

Beispiele

- »Frau P. war heute sehr unruhig. Wahrscheinlich hat der soziale Dienst sie nicht ausreichend beschäftigt.«
- »Ab morgen muss der Nachtdienst Frau J. spätestens um 2:00 Uhr in der Früh auf die Toilette bringen, auch wenn sie das nicht will. Ansonsten ist am Morgen das ganze Bett nass.« (In diesem Fall ist eine kurze Fallanalyse erforderlich, in der zwischen den Beteiligten und unter der Beachtung des Willens des Betroffenen geklärt wird, welche Handlungen sinnvoll und gewünscht sind.)

13.2 Unangemessene, nichtssagende Äußerungen

Äußerungen wie »alles wie gehabt«, »o. B.« (ohne Befund), »wie gestern«, »keine Änderung«, »Zustand stabil«, »Allgemeinzustand so und so«, »Ernährungszustand reduziert« etc. lassen keine Reflexion des Pflegenden erkennen und geben keine genauen Auskünfte über den Zustand des Bewohners.

Beispiel

»Während des Inkontinenzmaterialwechsels hatte Frau K. im Vergleich zu heute Morgen keine Atemprobleme mehr.« (Nicht nur schreiben »Zustand stabil«!).

Auch Begriffe, die einer bestimmten Generation zugeordnet werden können, für die jedoch kein allgemeines Verständnis zugrunde liegt, sind zu vermeiden.

Beispiele

- »Frau B. war heute abgespaced.«
- »Herr Y. zog sich zum Chillen auf sein Zimmer zurück.«
- »Frau Z. war heute gut drauf.«

Was gehört nicht in den Pflegebericht?

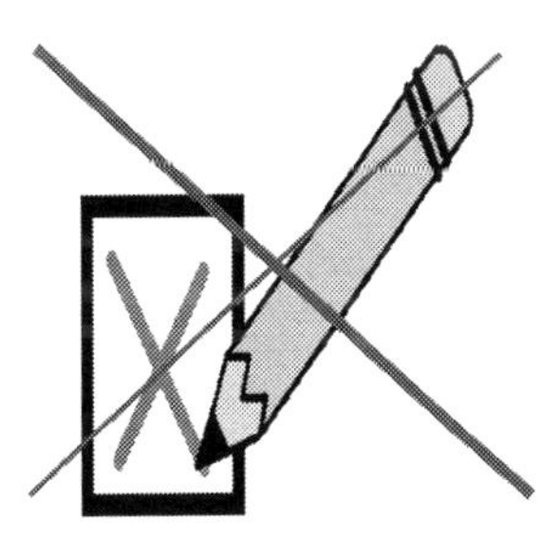

1. Keine Leistungen, die in den Leistungsnachweisen bereits dokumentiert sind, die nicht verändert wurden!
2. Keine kritischen Äußerungen einer Pflegekraft gegenüber einer anderen!
3. Keine allgemeinen Äußerungen wie »alles wie gehabt ...«, »alles ok«, »Zustand stabil ...«
4. Keine Beschreibung einer unterlassenen Hilfeleistung ohne fachliche Begründung

Abb. 15: Was gehört nicht in den Pflegebericht?

13.3 Verallgemeinernde, stigmatisierende Beschreibungen

Verhaltens- oder Zustandsbeschreibungen, die einen verallgemeinernden und stigmatisierenden Charakter haben, sind im Pflegebericht ungeeignet.

Beispiele

- »Bewohner ist aggressiv.«
- »Bewohner ist depressiv.«
- »Bewohner ist ungepflegt.«
- »Bewohner zeigt ein auffälliges Verhalten.«
- »Bewohner ist verwirrt.«

Bei allen Beispielen bedarf es eher der Beschreibung von Beobachtungsergebnissen, die einen solchen Eindruck entstehen lassen.

Statt »Bewohner ist aggressiv« sollte es konkret heißen:
- »... schlägt ihre Mitbewohnerin mit dem Stock, wenn diese ...«
- »... beschimpfte mich heute mit den Worten ..., als ich ...«
- »... reißt wiederholt alles vom Tisch, schaut dabei mit einem zurückweisenden Blick und ruft: ›Hau ab, Du ..., wenn... das so und so ist‹.«
- »... schreit, wenn ...«
- »... spuckt, wenn Pflegehandlungen durchgeführt werden.«
- »... schlägt die Hand der Pflegeperson weg, wenn ...«
- »... reißt sich los, versucht wegzulaufen, wenn das und das so und so ist ...«
- »... erhebt drohend die Stimme ...wenn ....«

Prinzipiell ist immer zu prüfen, ob es sich wirklich um eine Aggressivität handelt oder ob der Bewohner ein Verhalten einsetzt, um sich selbst zu schützen oder um etwas abzuwehren. Eine Abwehr entsteht z. B. besonders oft, wenn der Betroffene in seiner Bedürfnissituation nicht erkannt und nicht ausreichend darauf eingegangen wurde.

Statt »Bewohner ist depressiv« sollte es konkret heißen:

- »... weint leise vor sich hin.«
- »... lehnt den Kontakt zu anderen Menschen ab.« (Angeben wie: Hat er dies geäußert oder zeigt er es durch sein Verhalten? Dann angeben, welches Verhalten sich zeigte.)
- »... zeigt kein Interesse an Leistungen der sozialen Arbeit.« (Wodurch erkennbar? Auf welche Leistungen bezog sich die Ablehnung?)
- »... zieht sich wiederholt in ihr Zimmer zurück. Was heiß wiederholt und in welchen Situationen«
- »... zeigt ein trauriges Gesicht.« (Immer oder nur bei bestimmten Handlungen oder zu bestimmten Uhrzeiten?)
- »... lässt alles über sich ergehen, zeigt keine Reaktion.«
- »... zeigt keinen Appetit, isst nur wenig. « (Wie viel und von was?)
- »... möchte keine Bilder im Zimmer aufhängen, lehnt eine Gestaltung mit privaten Gegenständen ab, sagt: Ich gehe sowieso bald wieder.‹«.

Insbesondere nach dem Einzug ist zu prüfen, ob der Bewohner nicht ein Recht auf Traurigkeit hat, ob er die neue Situation nicht erst einmal verarbeiten muss. Zudem sind die Begriffe »depressiv sein« oder »Depression« von »traurig sein« oder »Traurigkeit« zu unterscheiden. Die ersten Begriffe werden bevorzugt im Kontext pathologischer und ggf. sogar behandlungsbedürftiger Zustände verwendet, während die zweiten normalen menschlichen Reaktionen entsprechen und eher Zuwendung erfordern.

Statt »Bewohner ist ungepflegt« sollte so konkret heißen:

- »... hat ständig Flecken auf der Kleidung, lehnt einen Wäschewechsel ab.«
- »... lässt sich nicht rasieren, wirkt ungepflegt.«
- »... hat fettige Haare, schuppige Kopfhaut, wirkt ungepflegt.«
- »... riecht nach Urin oder alten Schweiß, wirkt ungepflegt.«
- »... hat lange, ungepflegte, weil schwarz unterränderte Fingernägel.«
- »... hat wiederholt Speisereste im Gesicht, wirkt ungepflegt.«
- »... Zähne sind wiederholt mit einer dicken Schicht von Speiseresten behaftet, wirkt ungepflegt, hat unangenehmen Mundgeruch.«

Es ist immer zu bedenken, ob der eigene Maßstab für die Bewertungsparameter »gepflegt« oder »ungepflegt« wirkt oder ob der beobachtete Zustand den biografischen Gewohnheiten des Betroffenen entspricht. Zudem sollte immer genau beschrieben sein, was bzw. welcher Bereich ungepflegt wirkt, damit der Eindruck nicht auf den Menschen in seiner Ganzheit übertragen wird.

Statt »Bewohner zeigt ein auffälliges Verhalten« sollte es konkret heißen:

- »... reagierte heute im Gegensatz zu ihrem sonstigen Verhalten so und so ...«
- »... lief von 1:00 bis 4:50 Uhr auf dem Flur unruhig hin und her. « (Zeiten, zu denen der Betroffene sonst schläft.)
- »... hat heute nur ca. 1/8 ihrer normalen Portion gegessen.«
- »... hat heute Mittag erbrochen.« (wenn dies sonst nicht auftritt)
- »... fragte in der Nacht wiederholt nach ihrer Mutter. Diese ist seit 18 Jahren verstorben.«
- »... meinte heute Nacht, dass die Nachtschwester sie umbringen will, erzählte heute Morgen ganz aufgeregt davon«.

Ein auffälliges Verhalten wird immer als eine Abweichung vom sonstigen Verhalten erfasst. Daher ist immer die Abweichung zu beschreiben. Nur so lässt sich erkennen, auf welchen Bereich der Aktivitäten sich diese bezieht, wie die Abweichung sich zeigt und welches Ausmaß sie hat.

Statt »Bewohner ist verwirrt« sollte es konkret heißen:

Der Begriff »Verwirrung« ist inadäquat, ungenau. Sinnvoll ist es konkret anzugeben, auf welche Bereiche sich die Desorientierung bezieht: situative, zeitliche, örtliche oder personelle Desorientierung. Konkrete Angaben hierzu sind auch im Hinblick auf das neue Begutachtungsverfahren zur Pflegebedürftigkeit sinnvoll (vgl. Kap. 12.7):

- »... hat sich heute mehrere Schichten Kleidung übereinander angezogen.« (Situative Desorientierung)
- »... fragt wiederholt, wie spät es sei, dachte, es wäre schon Nacht.« (Zeitliche Desorientierung)
- »... hat heute ihre Tochter nicht erkannt, hielt sie für ihre Nachbarin.« (Personale Desorientierung)

- »... sagte beim Blick in den Spiegel während der Grundpflege: ›Nehmen Sie diese fremde Frau weg, die schaut mich immer so böse an‹.« (Personale Desorientierung)
- »... fand heute wiederholt den Speiseraum nicht. Kam zu allen Mahlzeiten und fragte, wo sie hinsolle.« (Räumliche Desorientierung)

Auch hier ist immer zu beschreiben, in welcher Hinsicht der Bewohner verwirrt ist und wie sich die angenommene Verwirrung genau zeigt. Auch sollte die Pflegekraft stets nach ursächlichen Faktoren forschen. Das erste Beispiel, in dem die Bewohnerin mehrere Schichten Kleidung übereinander angezogen hat, kann auch ein Hinweis darauf sein, dass ihr kalt war, dass sie einen Infekt entwickeln wird, oder dass die Temperatur im Zimmer für sie in ihrer Inaktivität zu niedrig ist. Für die Pflegekraft scheint die Reaktion der Bewohnerin auf den ersten Blick unverständlich, da ihr selbst ggf. aufgrund der körperlichen Aktivität eher zu warm ist.

Sinnvoll ist es hierbei zu beschreiben:

1. Was sehe ich?
2. Was höre ich?
3. Was rieche ich?
4. Was fühle ich?

Jede Wahrnehmung basiert auf einer Einschätzung, die der Beobachtende aus einem bestimmten Blickwinkel vornimmt. Jede Situation lässt sich aus verschiedenen Blickwinkeln betrachten. Zudem wendet der Beobachter Unterscheidungskriterien an, die auf sogenannten binären Codes, also Gegensätzen beruhen (laut oder leise, unruhig oder ruhig). Die Einschätzung wird zudem vom eigenen Befinden beeinflusst. Nach einer unruhigen Nacht empfindet der Mitarbeiter den Betroffenen möglicherweise eher als unruhig. Bei Abweichungen von der Norm sollte er zudem nach Ursachen forschen.

Immer sind hier die Zusammenhänge, die Uhrzeit, auslösende oder verstärkende Bedingungen zu klären und zu benennen. Auf diese Wiese wird nach Möglichkeiten gesucht, die Situation oder das Angebot zu verbessern (vgl. auch Kap. 11.4).

14 DER ZUSAMMENFASSENDE PFLEGEBERICHT ALS INSTRUMENT ZUR META-EVALUATION

Der zusammenfassende Pflegebericht wird in der Papierdokumentation bei Abschluss des beschriebenen (»gefüllten«) Pflegeberichtdokuments geschrieben.

Neben der täglichen Evaluation (Überprüfung) bei der Pflege und der daraus resultierenden Dokumentation wird das Lesen des letzten Pflegeberichtblattes als Meta-Evaluation verstanden. Die Pflegekraft prüft hierbei, ob sich der Betroffene verändert hat und ob die Pflegeplanung in der vorliegenden Art und Weise weitergeführt werden kann oder ob eine Modifikation erforderlich ist. In vielen Papier-Dokumentationssystemen gibt es in der Kopfzeile des Berichtsblatts hier den sogenannten zusammenfassenden Bericht. In etlichen EDV-Systemen ist dies leider nicht immer der Fall. Hier könnte die zusammenfassende Evaluation genutzt werden.

14.1 Ziel der Zusammenfassung

Beim Lesen nur weniger Zeilen sollen sich Pflegekraft oder MDK, Hausarzt oder andere Personen einen schnellen, aber erkenntnisreichen Eindruck zum Verlauf und zur Entwicklung des letzten Pflege- und Betreuungszeitraums machen können.

Das Lesen mehrerer, hintereinander geschriebener Zusammenfassungen soll einen Einblick über die Veränderung der Pflegebedürftigkeit ermöglichen.

Der Mitarbeiter, der die Zusammenfassung schreibt, soll sich einen Eindruck darüber verschaffen können, ob er die Planung in einem oder in mehreren Punkten verändern muss (auch wenn das Evaluationsdatum noch nicht gekommen ist).

14.2 Vorgehen

Das letzte Berichtsblatt wird gelesen. Hier lassen sich Erkenntnisse zu wiederholt auftretenden Problemen oder zu Veränderungen des Bewohners erkennen. Sollten solche Geschehnisse erkennbar sein, müssen sie ggf. in die Pflegeplanung hinübergezogen werden (zusammenfassender Eindruck).

Der Gesamteindruck wird nun mit dem vorhergehenden Berichtsblatt bzw. mit der dort nachlesbaren Zusammenfassung verglichen. Lässt sich hier eine Veränderung erkennen? Zeigen die Eintragungen in der Spalte »Zusammenfassungen«, dass die Abhängigkeit von pflegerischen Handlungen zunimmt? Nimmt der Bewohner zunehmend mehr Hilfe in Anspruch? Ein solcher **vergleichender Eindruck** wird ebenfalls in dieser Spalte dokumentiert (z. B.: »Frau M. ist wesentlich häufiger als vor vier Wochen nachts unruhig [durchschnittlich 4x/Woche] und zieht dann das Bett ab. Sie benötigt häufiger und zeitintensiver Hilfe beim Zubettgehen, versteht oft nicht, dass sie noch einmal schlafen soll«).

14.3 Häufig genannte Punkte in der Zusammenfassung

- »Herr/Frau N. zeigt zunehmend/häufiger ...« (Problem genau benennen! Nach Möglichkeit durchschnittliche Häufigkeit des auftretenden Problems nennen)
- »Herr/Frau N. leidet zunehmend unter ...« (Symptomatik benennen!)
- »Es wird immer schwieriger, ...« (Was genau? Inwiefern wird es schwieriger?)
- »Herr/Frau N. kann wieder mehr ... oder häufiger ...« (Fähigkeit beschreiben! Nach Möglichkeit durchschnittliche Häufigkeit der Fähigkeit nennen)
- »Es zeigt sich eine Abnahme (oder Zunahme) folgender Fähigkeiten in den vergangenen ... Wochen: ...« (Fähigkeiten oder Probleme beschreiben! Was kann er/sie nun [nicht] mehr? Wie häufig zeigt sich das Phänomen?)

Es werden also immer häufiger oder immer seltener auftretende Probleme oder Ressourcen, erkennbare Zustandsverschlechterungen oder -verbesserungen im Verlauf von mehreren Wochen oder erreichte Ergebnisse aufgezeigt.

Wenn sich nichts verändert

Wenn der Evaluationsblick sich auf die vorhandene Problem-, Ressourcen- oder Risikosituation bezieht:

- »Der Zustand, die Fähigkeiten im Bereich XY, die Probleme XY haben sich nicht verändert.« (kurze Beschreibung des Zustands)
- »Es sind keine neuen Pflegeprobleme aufgetreten.«
- »Die ... (genaue Probleme nennen!) haben sich nicht verschlechtert.«
- »Es konnte kein steigender Aktivitätsgrad erreicht werde.:« (beschreiben, im Bereich welcher Fähigkeiten!)

Wenn der Evaluationsblick auf die Maßnahmen gerichtet ist:

- »Maßnahme XY bleibt bestehen, da keine anderen wirksameren Maßnahmen zur Verfügung stehen.« Eintrag kann genutzt werden, auch wenn das angestrebte Ziel nicht vollständig erreicht wurde.
- »Maßnahme XY bleibt bestehen, obwohl das Ziel XY nicht erreicht wurde, weil Frau K. darauf besteht und die Maßnahme weiter haben möchte.«
- »Maßnahme XY bleibt bestehen, weil Herr K. alle weiteren möglichen Maßnahmen ablehnt (z. B. im Hinblick auf die Sturzprophylaxe: nächtliche Begleitung beim Toilettengang, Nutzung des Rollators).«

Wenn der Evaluationsblick auf die Ziele gerichtet ist:

- »Das Ziel XY ist erreicht, Maßnahmen werden fortgesetzt, da sie effektiv sind.« (Erhaltungsziel)
- »Ziel AB ist erreicht, bleibt weiter bestehen, höhere Ziele sind unrealistisch.« (Erhaltungsziel)
- »Ziel YZ und entsprechende Maßnahmen bleiben unverändert. Es stehen keine andere Maßnahmen zur Verfügung« (Erhaltungsziel)

Einträge wie »alles ok«, »unverändert«, »wie gestern« sind nicht angemessen, da sie eine genaue Überprüfung und Reflexion des Zustandes des Betroffenen nicht erkennen lassen. Es muss stets angegeben werden, was genau analysiert und evaluiert wurde.

14.4 Wer schreibt den zusammenfassenden Bericht?

Den zusammenfassenden Bericht sollte die Bezugspflegekraft schreiben, da sie den Bewohner und seine jeweilige Pflegeplanung am intensivsten kennt. Sie ist auch zuständig und trägt Verantwortung für die Prozesssteuerung. Möglich ist aber auch, dass jene Pflegefachkraft die Zusammenfassung schreibt, die das neue Berichtsblatt einheftet. Dieser Punkt muss betriebsintern geklärt und eindeutig festgelegt werden. Insbesondere, wenn ein Antrag zur Bewertung eines höheren Pflegegrades geplant ist, wenn ein Bewohner sich zunehmend zurückzieht oder wenn keine wirklich gute Pflege- und Betreuungssituation für den Betroffenen zu erzielen ist, sollte eine berufsgruppenübergreifende Zusammenfassung zwischen dem Mitarbeiter der Sozialen Betreuung und der Pflege vorgenommen werden. Ist der Bericht gut geführt, findet die Bezugspflegefachkraft allerdings entsprechende Hinweise auch der anderen Berufsgruppen und kann dann die komplexe Situation auswerten.

In komplexen, gefährlichen Situationen, bei Beschwerden, bei fraglicher Notwendigkeit zur Höhergruppierung des Pflegegrades oder wenn eine ethische Fallbesprechung angezeigt wäre, könnte die Zusammenfassung aber auch im Rahmen einer kurzen Fallanalyse vorgenommen werden.

15 DER PFLEGE- UND BETREUUNGSBERICHT UND SEINE BEDEUTUNG INNERHALB DER DOKUMENTATIONSBLÄTTER/-MASKEN

Der Pflege- und Betreuungsbericht (ebenso wie alle übrigen Dokumente) ist kein für sich stehendes Instrument. Losgelöst aus dem Gesamtprozess und aus der gesamten Dokumentation ist er weniger aussagefähig als in der Verknüpfung mit den übrigen Formularen/EDV-Seiten. Der Bericht zeigt einen Teil innerhalb des Regelkreismodells des Pflegeprozesses.

15.1 Der Pflege- und Betreuungsbericht als Instrument im Pflegeprozess

Während in der Prozessplanung (in der Ressourcen- und Problemformulierung, in der Zielfestlegung und in der Maßnahmenbeschreibung) eine möglicherweise geeignete Versorgung geplant wird (als Soll bezeichnet), lässt sich die tatsächliche Situation und damit die Eignung der Interventionen erst im Bericht erkennen (als Ist bezeichnet). Hier werden die Reaktionen des Betroffenen auf die angebotenen und durchgeführten Maßnahmen, neu auftretende Probleme, sich verändernde Ressourcen, die Auswirkungen von Unterlassungen, Begründungen für das Vorgehen beschrieben.

Im Bericht lassen sich auftretende Bedürfnisse, Art, Entscheidungen und Begründung vom Betroffenen, Umfang und Aufwand der Versorgung des Betroffenen, seine Zufriedenheit und der Prozess von Pflege, Versorgung, Betreuung und Therapie erkennen. Dies ist die Seite des Betroffenen. Auf der anderen Seite lässt sich aber auch die Qualität der pflegerischen oder sozial-betreuender Leistungen erkennen. Ob ein Angebot in einer Einrichtung mit professioneller Kompetenz stattfindet, eingebunden in ein interprofessionelles Team und unter ständiger Berücksichtigung der Bewohnerbedürfnisse, seiner Ressourcen und Probleme, lässt sich im Bericht erkennen und auch nachweisen. Der Bericht steht nicht allein für sich. Er ist eingebunden in das gesamte Handlungsplanungs- und Dokumentationssystem und weist Schnittstellen zu anderen Dokumentationsformularen auf.

15.2 Schnittstelle zur Pflege- und Betreuungsplanung

Der Bericht hat eine Schnittstelle zur Pflege- und Betreuungsplanung. Hier werden neu auftretende Bedarfe und Bedürfnisse, Veränderungen im Befinden des Bewohners, Zusammenhänge zwischen verursachenden Faktoren und den erkennbaren Auswirkungen beschrieben. Der Bericht ist das Kerndokument für die Darstellung der Bewohnersituation an einem bestimmten Tag bzw. auch über einen längeren Zeitraum.

Diese Daten sind wichtig, weil aus ihnen abgeleitet werden kann, ob die Handlungsplanung in der vorliegenden Form geeignet ist, ob Ziele erreicht wurden, ob sich die Situation des Betroffenen verändert hat und ob neue oder andere Maßnahmen erforderlich werden. Ohne vorangehende Informationen (die in diesem Fall dem Bericht entnommen werden) kann keine Planung erfolgen. Der Bericht sollte wie eine Art Tagebuch wirken (ohne die Notwendigkeit tatsächlich jeden Tag Eintragungen vorzunehmen, wenn es keine besonderen Vorkommnisse oder wichtige Erkenntnisse gibt). Er ermöglicht die Reflexion und die manchmal erforderliche Anpassung an den kommenden Zeitraum. Die folgenden Fragen werden im Pflegebericht geklärt.

- Welche Pflegemaßnahmen sind in der Abweichung zur Planung wirklich notwendig geworden?
- Welche Maßnahmen weichen möglicherweise von der Planung ab?

Fazit

Die Pflegeplanung zeigt das »Soll« der Pflege- und der Betreuungsbericht das »Ist«!

Wenn das »Ist« wiederholt oder dauerhaft vom »Soll« abweicht, muss die Pflegeplanung geändert werden.

Schnittstelle des Pflegeberichts in der Verwendung der SIS®

Hier werden sich nur dann Eintragungen finden, wenn es Abweichungen beim Bewohnerverhalten oder -zustand bzw. Veränderungen in der Maßnahmendurchführung gab.

15.3 Schnittstelle zu den Leistungsnachweisen

Ausgehend von der Maßnahmenplanung in der Pflege- und Betreuungsplanung werden die Art und Häufigkeit der durchzuführenden Maßnahmen in den Leistungsnachweisen quittiert. Je nach Dokumentationssystem handelt es sich um die Quittierung einzelner Handlungen oder um das zusammenfassende Quittieren, bei dem ein Leistungskomplex (hier verstanden als zusammengefasste Pflegemaßnahmen, die in einem Block abgearbeitet werden) abgehakt wird. Dabei ist immer noch zu erkennen, wer die entsprechenden Leistungen ausgeführt hat.

Seit 2009 gibt es die Möglichkeit der tagesstrukturierten Pflegeplanung. Hierbei kann dann mit einem Handzeichen eine ganze Schicht quittiert werden, also als wie in der Handlungsplanung vorgesehen »durchgeführt« gekennzeichnet werden. Das Handzeichen der quittierenden Person steht hier nicht mehr dafür, dass sie selbst alle Leistungen durchgeführt hat, sondern als Nachweis, dass alle Handlungen so durchgeführt wurden, wie sie in der Planung vorgeplant waren.

In der Verwendung der SIS® wird dieses Vorgehen noch radikaler reduziert. Entsprechend des »Immer-So-Prinzips« wird davon ausgegangen, dass eine Quittierung und ein beschreibender Hinweis im Bericht nur dann erforderlich ist, wenn eine Abweichung vom geplanten Vorgehen notwendig wurde und erfolgt ist. In beiden Dokumentationsformen muss also im Bericht erklärt werden:

- Welche Veränderung der Handlungsausführung wurde vorgenommen?
- Welche Gründe gab es?
- Welche Wirkung zeigte sich?

Vorgeplante Leistungen werden in der Verwendung der SIS® nur noch im Bereich behandlungspflegerischer Leistungen dokumentiert sowie bei nicht vorgeplanten Leistungen der Pflege und der Sozialen Betreuung. Jede Leistung, die nicht in der schriftlichen Vorplanung aufgezeigt ist, entspricht einer Abweichung und muss daher im Bericht beschrieben werden.

15.4 Schnittstelle zu den Reitern

Die Reiter stellen ein spezifisches und besonderes Informationssystem dar. Sie haben Signalcharakter. Je nachdem, welcher farbliche Reiter gezogen wurde, werden wichtige Kerninformationen signalisiert. So können besondere Vorkommnisse, Arztvisiten, Änderungen der Medikamentenverordnung etc. im Pflegebericht dokumentiert werden. Bei einem derartigen Eintrag wird sofort der entsprechende Reiter gezogen. Dieser signalisiert jetzt den anderen Mitarbeitern, dass in dieser Dokumentationsmappe und bei diesem Bewohner etwas geändert wurde, dass etwas Wichtiges vermerkt ist.

Fazit

Immer wenn im Pflegebericht eine wichtige Nachricht dokumentiert wurde, wird ein bestimmter farbiger Reiter gezogen.

Bevor die Pflegeperson mit der Pflegedurchführung beginnt, kann sie sich anhand der Position der Reiter (gezogen oder nicht gezogen) einen Eindruck zu Besonderheiten verschaffen. Auch bei der Übergabe kann ein gezogener Reiter signalisieren: »Hier wurde etwas Wichtiges vermerkt. Hier stehen Informationen, die in jedem Fall weitergegeben werden müssen!« Wenn die Reiter wirklich konsequent eingesetzt und benutzt werden, kann die Übergabe darauf aufbauen. Es ist darauf zu achten, dass die Reiter nach Informationsweitergabe möglichst wieder zurückgeschoben werden. In den verschiedenen EDV-Systemen kann der Bericht kategorisiert werden mit dem Hinweis »übergaberelevant«. Diese Funktion ähnelt der des Reiters.

15.5 Schnittstelle zum Flüssigkeitsprotokoll/ Trinkplan/Bilanzierungsbogen

Der Pflegebericht ist eine Schnittstelle zu dem spezifischen Dokument, das die Flüssigkeitsversorgung, das Trinkverhalten des Bewohners und dessen Vermögen, Flüssigkeit auszuscheiden, darstellt. Während im Flüssigkeitsprotokoll jede Anreichung, jede kleine einzelne Trinkmenge aufgenommen und dokumentiert wird, kann im Pflegebericht der Verlauf dargestellt werden.

Beispiel

»Frau M. hat heute 400 ml mehr getrunken als gestern (Gesamtmenge 1 800 ml). Bitte weiter alle zwei Stunden Getränke anreichen.«

Oder: »Herr K. verschluckt sich häufiger. Er hatte heute drei Hustenanfälle beim Trinken. Aspirationsgefahr! Herrn K. zum Trinken bitte immer in die 90-Grad Oberkörperhochlage bringen.«

Die Zusammenfassungen im Pflegebericht ermöglichen es so, z.B. bei der Übergabe oder vor der Durchführung einer Pflegemaßnahme, alles Wichtige auf einen Blick zu erkennen. Wenn die Schnittstelle »Pflegebericht« nicht genutzt wird, muss der Pflegende vor der Übernahme der Pflege alle entsprechenden Dokumente lesen (Pflegebericht, Trinkprotokoll, Bewegungsprotokoll, Ausscheidungsprotokoll). So aber findet er die wichtigsten Informationen gebündelt.

Fazit

Im Pflegebericht wird die Zusammenfassung der vielen Einzelangaben aus dem Flüssigkeitsprotokoll vom aktuellen Tag vorgenommen. Insbesondere wenn sich aus einem Verhalten des Betroffenen die Notwendigkeit ergibt, dass die Mitarbeiter der folgenden Schichten besondere oder mehr Leistungen erbringen müssen, um ein Defizit auszugleichen.

15.6 Schnittstelle zum Bewegungsplan

Der Bewegungsplan stellt ähnlich wie das Trink- und Flüssigkeitsprotokoll ein Dokument zur isolierten Darstellung einer bestimmten, isoliert zu sehenden Maßnahme dar. Auf ihm werden die jeweiligen Positionswechsel mit Uhrzeit, Position und ggf. erkennbaren Veränderungen im Hautzustand oder Allgemeinbefinden des Bewohners notiert. Die Zusammenfassung, eine erkennbare Tendenz oder Empfehlungen, die sich aus den beobachtbaren Resultaten ergibt, sollten bei erkannter Gefährdung im Pflegebericht eingetragen werden.

Tabelle 13: Beispiel »Dokumentation im Bewegungssplan«

Uhrzeit	Position	Beobachtung	Handzeichen
8:00	Linksseitenlage 30 Grad	Keine Hautrötung	AL
10:00	Rechtsseitenlage 30 Grad	Auf der linken Schulter leichte Hautrötung, 2–2,5 cm, nach 3 Min. rückläufig	AL
12:00	Rückenlage	Keine Hautrötung, Hautbefund ohne pathologische Kennzeichen	AL
14:30	Linksseitenlage 30 Grad	Rötung am Steiß und an den Schulterblättern. (je ca. 2 cm im Durchmesser) Symptome nur flüchtig, Haut leicht feucht, wurde abgetrocknet.	AL

Dokumentation im Pflegebericht: »Entstehende Neigung zu Hautrötungen bei Aufliegen der Haut bei Lagerungsintervallen von ca. 2 Stunden. Herr Z. zeigt nach Rückenlage Bildung von Feuchtigkeit auf der Haut. Lagerungsintervalle nicht länger als 2 Stunden, Haut trocken tupfen, ggf. frischen Schlafanzug anziehen.«

15.7 Schnittstelle zum Nachweis »Freiheitsentziehende Maßnahmen« (FEM)

Immer wieder geben die sogenannten Freiheitsentziehenden Maßnahmen (FEM) Anlass zur Klage durch Angehörige: »Warum ist meine Mutter schon wieder fixiert?« Umgekehrt verlangen diese manchmal auch, dass beim Vater oder bei der Mutter das Bettgitter hochgezogen oder ein Therapietisch zur Vermeidung eines eigenständigen Aufstehens eingesetzt wird.

Generell sollten Freiheitsentziehende Maßnahmen nur in absoluten Ausnahmefällen, nur nach einem intensiven Abwägen der Situation, aller denkbaren Alternativen und der möglichen Unterlassung bedacht werden, denn sie greifen gravierend in die Persönlichkeits- und Freiheitsrechte des Betroffenen ein. Laut Expertenstandard Sturzprophylaxe darf eine Fixierung niemals nur mit dem Grund der Vermeidung von Stürzen eingesetzt werden. (DNQP 2013, Sturzprophylaxe: 34) Immer ist eine richterliche Genehmigung einzuholen, wenn der Betroffen gehindert wird, einen Ort zu verlassen, obwohl er dies könnte und auch wollte.

Bei einer Bettgitterversorgung bei einem Menschen mit vollständiger Bewegungsunfähigkeit, z. B. beim Zustand des Wachkomas, handelt es sich nicht um eine Freiheitsentziehende Maßnahme/Fixierung, da er weder alleine das Bett verlassen könnte noch wollte. Trotzdem ist die Notwendigkeit einer solchen Maßnahme hier zu hinterfragen.

Im Fixierungsbogen werden die Zeitpunkte für das Anlegen und Entfernen der Fixierung vermerkt. Auch muss die Begründung für die Fixierung aufgezeigt werden, damit deutlich und verstehbar wird, dass es sich bei dieser Maßnahme nicht um ein »einfaches Festbinden« des Bewohners handelt, sondern um eine reflektiert eingesetzte Maßnahme, die dem Grund in der richterlichen Anordnung entspricht. In den Fixierungsprotokollen ist für die beschreibende Begründung jedoch vielfach nur sehr wenig oder sogar gar kein Platz vorhanden. Hier lässt sich der Pflegebericht als ideales Ergänzungsinstrument nutzen. Der Zustand des Betroffenen, der die Fixierung bedingt, kann ausführlich beschrieben werden.

Im zusammenfassenden Bericht kann dann eine Tendenz in der Notwendigkeit oder eine Entwicklung im Verhalten des Betroffenen zusammenfassend dokumentiert werden.

Diese Notwendigkeit, einen Menschen zu fixieren, muss immer wieder neu geprüft und die entsprechende Maßnahme in ihrem Einsatz dann ggf. geändert oder möglichst abgesetzt werden. Die Auswirkungen der Maßnahme auf sein Wohlbefinden und auf die Beachtung seiner Selbstbestimmung sind immer zu überprüfen und zu beschreiben. Entsprechende Einträge werden im Pflegebericht vorgenommen. Die Folgen eines Bewohnerverhaltens dürfen nicht nur im Hinblick auf die körperliche Sicherheit geprüft werden. Es müssen auch solche für die Seele und Möglichkeiten, sich am sozialen Leben zu beteiligen, evaluiert und gewichtet werden.

Verschiedene pflegerische Versorgungskonzepte werden heute genutzt, um die Notwendigkeit der Fixierung zu verhindern, z. B. der Werdenfelser Weg im Bereich der Sturzprophylaxe oder Empfehlungen zum Umgang mit forderndem Verhalten, um freiheitsentziehende Maßnahmen im Bereich des Medikamenteneinsatzes zu minimieren.

Fazit

Im Pflegebericht wird der Gesamteindruck zu aufgetretenen Sicherheitsrisiken und -einschränkungen des Bewohners, die Anwendung bestimmter Fixierungsmaßnahmen sowie sein Verhalten während und nach der Fixierung dokumentiert. Auch werden Beschreibungen vorgenommen, wenn trotz bestehender Risiken auf eine freiheitsentziehende Maßnahme verzichtet wurde (Angabe: Situation, Begründung für den Verzicht der Maßnahme, ggf. Kompromiss oder Alternativangebot, Wirkungen).

Beispiel:
»Frau K. zeigte eine zunehmende Unruhe nachdem das Bettgitter hochgezogen wurde. Immer wieder versuchte sie mit den Beinen über das Gitter zu gelangen und rief ›Hilfe, Hilfe‹. Nachdem das Bettgitter heruntergezogen, das Bett auf 30 cm Höhe gesenkt, eine Sturzmatte vor das Bett gelegt wurde, wirkte sie ruhiger, schien nach einer halben Stunde schlafend.«

Die Überlegungen des Pflegenden – das kritische Hinterfragen, ob die geplante Pflege, Betreuung und Versorgung für diesen Bewohner geeignet ist; das Prüfen, ob die vorgeplanten Maßnahmen, wie in der Pflegeplanung und in den Leistungsnachweisen ersichtlich, durchgeführt werden können oder ob eine Modifikation erforderlich ist – dieses Hin- und Hergleiten zwischen der Planung und der heutigen tatsächlichen Versorgungsrealität, zwischen den einzelnen Spezialbögen, der Handlungsplanung und dem Bericht, kann als professionelle Handlung verstanden werden. Hier entsteht eine individuelle, sich stets an den aktuellen Bewohnerbedürfnissen orientierende Pflege, Versorgung oder Betreuung, hier entsteht der erkennbare und nachvollziehbare Pflegeprozess. Dieser ist zu dokumentieren.

16 WIE WIRD MIT DEM PFLEGEBERICHT GEARBEITET?

Ein Pflegebericht gehört zum Handwerkszeug der Pflegenden. Vor der Pflege muss sich die aktuell den Bewohner versorgende Pflegekraft über den Zustand und die Entwicklung des Bewohners in der letzten Schicht orientieren. Hierzu werden einerseits die Übergaben durchgeführt. Aktuelle und wichtige Informationen über die verschiedenen Bewohner werden zwischen der übergebenden und der übernehmenden Schicht ausgetauscht. Belanglose Informationen über routinemäßig und geplant durchgeführte Maßnahmen (»Herr K. wurde wie geplant zur Toilette begleitet«, oder: »Frau P. bekam wie immer um 3:00 Uhr zu trinken«) sind unsinnig und überflüssig.

Die Übergabe sollte sich auf nicht regelhafte, auf besondere und wichtige Informationen beschränken. Als Informationssystem werden hierbei die Reiter benutzt. Bei der Übergabe kann sofort erkannt werden, in welcher Dokumentationsmappe etwas Wichtiges vermerkt ist. Bei einem EDV-System können verschiedene Signalmarkierungen wie z. B. »übergaberelevant« benutzt werden. Vor der Übergabe wird dann das Übergabeprotokoll ausgedruckt, welches alle als relevant markierten Einträge aller Bewohner beinhaltet.

Nachdem sich die übernehmende Pflegekraft über den aktuellen Bewohnerzustand informiert hat, wird das Dokumentationssystem sinnvollerweise mit in die Pflege genommen. Jetzt kann während der Pflege überprüft werden, ob bestimmte Beobachtungsparameter kontrolliert werden müssen, ob Abweichungen von der geplanten Pflege notwendig sind. Nach Abschluss der Pflege wird möglichst direkt im Pflegebericht dokumentiert. Dabei wird besonders geachtet auf Einträge zu Besonderheiten in der vergangenen Schicht, damit jetzt daran angeknüpft werden kann, auf Abweichungen von der geplanten Pflege (Angabe der Gründe und Art der Abweichung) und auf Empfehlungen für die kommende Schicht. Steht das Dokumentationssystem im Dienstzimmer sollte möglichst zeitnah dokumentiert werden, damit die Dokumentation von wichtigen Informationen nicht vergessen wird. Gleiches gilt für die Mitarbeiter der Sozialen Betreuung.

Das sollten Sie tun

1. Vor dem Beginn der Pflege den Pflegebericht lesen (möglichst die letzten beiden Einträge).
2. Prüfen, ob erforderliche Beobachtungen oder Handlungen stattgefunden haben oder noch stattfinden müssen.
3. Erforderliche Anschlusseinträge möglichst bald nach der Pflege in den Pflegebericht schreiben. Den roten Faden aus dem bisherigen Bericht aufnehmen und weiterknüpfen.
4. Prüfen, ob weitere Spezialdokumente wie Assessments oder Protokolle eingesetzt werden sollten oder ob weitere Kommunikations-, Kooperationsprozesse mit anderen Personen erforderlich sind.
5. Bei SIS®: bevorzugt nur dokumentieren, wenn es eine Abweichung oder etwas Besonderes gab. (Vgl. Kap. 6)

16.1 Vorbereitung und Nutzung des Pflegeberichts zu vernetzten Prozessen

Der Bericht ist das ideale Instrument, um in bestimmten Prozessen über ausreichende und qualifizierte Informationen zu verfügen, damit die Versorgung des Bewohners möglichst angemessen und professionell gestaltet werden kann. Beispiele hierfür werden im Folgenden aufgezeigt.

16.1.1 Bei der Übergabe

Vorausgesetzt, dass im Pflege- und Betreuungsbericht eine Beschreibung des aktuellen Bewohnerbefindens, möglicherweise aufgetretener Probleme, Veränderungen von Ressourcen, Erreichung von Zielen, Modifikationen durchgeführter Pflegemaßnahmen oder besondere Vorkommnisse dokumentiert sind, kann der Pflegebericht bei der Übergabe genutzt werden. In ihm lassen sich in gebündelter und konzentrierter Form alle wichtigen Informationen finden. Für das weitere Vorgehen können hier wichtige Informationen entnommen und dann Entscheidungen getroffen werden.

Besondere Form: Die »umgedrehte Übergabe«

Bei der »umgedrehten Übergabe« nimmt sich die Pflegefachkraft des Spätdienstes die Dokumentationsmappen und schlägt das Berichtsblatt auf oder sie loggt sich in das EDV-Pflegedokumentationssystem ein. Nun liest sie die beiden letzten Einträge zu jedem Bewohner vor. Auf diese Weise werden alle an der Übergabe beteiligten Mitarbeiter aktuell über Aktuelles informiert. Die entsprechende Pflegefachkraft des Spätdienstes fragt nun Informationen ab, die nicht im Bericht stehen, die sie aber für die weitere Arbeit benötigt.

Beispiel (Inhalte der letzten beiden Einträge):

1.3.2017	7:30	Frau K. klagte über Übelkeit und Erbrechen, lehnt das Frühstück mit den Worten ab: Mir ist schlecht. Das Essen lasse ich lieber, vielleicht esse ich später etwas.«
1.3.2017	11:00	Milchsuppe angeboten, wurde nicht angenommen, ihr sei immer noch übel.

Nun fragt die Pflegefachkraft: Wie entwickelte sich die Übelkeit bis jetzt? Wie zeigte sie sich zum Mittagessen? Hat Frau K. dann wieder normal ihr Mittagessen gegessen oder ergab sich noch etwas Aktuelles?

Hinweis der Pflegefachkraft aus dem Frühdienst: »Nein, sie hat auch das Mittagessen nicht gegessen, Dr. XY wird später ein Rezept für Vomex A® gegen Übelkeit vorbeibringen. Sie hat aber im Frühdienst 800 ml getrunken.

Die Pflegefachkraft des Spätdienstes fordert nun die Mitarbeiterin aus dem Frühdienst auf, diesen Eintrag noch vorzunehmen, sodass der »rote Faden« zustande kommt. Sie selbst ist nun informiert über den aktuellen Stand des Problems bei Frau K., über die Entwicklungen und sie weiß, dass heute Mittag noch ein Rezept über das Medikament geliefert wird. Auch kann sie erkennen, dass im Bereich der Flüssigkeitszufuhr zurzeit kein Problem besteht.

Die »umgedrehte Übergabe« hat folgende Vorteile:

- Der/die Mitarbeiter/In aus dem Frühdienst ist durch das Abfragen der Pflegefachkraft aus dem Spätdienst leichter in der Lage, wichtige Informationen abzurufen und wieder zu geben
- Der »rote Faden« im Pflegebericht wird hergestellt
- Unwichtige Informationen, wie ein Bett bezogen oder wer geduscht wurde, entfallen
- Die Übergabezeit wird verkürzt, da solche epischen Geschichten entfallen
- Die gewonnene/frei werdende Zeit kann für kleine Fallbesprechungen oder für Soll-Ist-Vergleiche genutzt werden. Hierbei soll ein Mitarbeiter berichten, wie er die Morgenpflege bei einem best. Bewohner durchgeführt hat. Die entsprechenden Schilderungen werden dann mit den Handlungsanweisungen in der Pflegeplanung/Tagesstruktur verglichen. Stimmen beide Prozesse nicht überein, wird nun überlegt, ob die Planung angepasst werden soll oder ob der Mitarbeiter künftig entsprechend der vorliegenden Planung arbeiten soll. Dieser Prozess erscheint insbesondere in der Anwendung der SIS® sinnvoll, da hier fast ausschließlich Abweichungen oder Besonderheiten dokumentiert werden sollen. Kennt ein Mitarbeiter die Inhalte der entsprechenden Prozessplanung nicht, kann er seine abweichende Pflegedurchführung nicht als Abweichung erkennen.
- Der Mitarbeiter des Spätdienstes erfährt für ihn wesentliche Informationen

Kooperation der verschiedenen Berufsgruppen im Pflege- und Betreuungsbericht mit Blick auf die Pflegebegutachtung

Möglicherweise zeigt ein Bewohner im Rahmen von Pflegemaßnahmen deutlich andere Verhaltensweisen als im Rahmen der Beschäftigungsangebote der Sozialen Betreuung. Im Rahmen einer Fallbesprechung sollte hier geklärt werden, ob dieses an der Art der Angebote, an der anbietenden oder durchführenden Person liegt oder welche Gründe sich sonst erkennen lassen. Entsprechende Zusammenhänge sind aufzuzeigen und es muss nach möglichen Ursachen gesucht werden. In einer kurzen Fallbesprechung könnten solche Analysen vorgenommen und die Ergebnisse dann in der Pflegeplanung benannt werden.

16.1.2 Beim Widerspruch gegen eine MDK-Eingruppierung

Wenn der Gutachter dieser Empfehlung nicht nachkommt und dies schriftlich dokumentiert wurde, lässt sich das Vorgehen des Gutachters als »Jokerkarte« beim Widerspruch nutzen.

Formulierung beim Widerspruch

»Der MDK-Gutachter, Herr N. N., hat sich trotz Aufforderung der betreuenden Pflegekraft, Frau X., den Pflegebericht nicht angesehen. Hier hätte er das Ausmaß und die Häufigkeit von Einschränkungen im Bereich der Selbstständigkeit oder die Beeinträchtigungen, die bei dem Betroffenen XY vorliegen, erkennen und die entsprechend notwendig werdenden Hilfebedarfe erkennen können. Zudem ließen sich anhand des Gesprächs und der Inaugenscheinnahme während der Begutachtung nicht die starken Tages- und tageszeitlichen Schwankungen erkennen. Wir beantragen daher eine Überprüfung der Eingruppierung und senden jetzt die kompletten Unterlagen mit.«

16.1.3 Bei der Arztvisite

Im Rahmen einer Arztvisite kann der Arzt durch den Pflegebericht über den prozesshaften Verlauf bestimmter Probleme informiert werden:

- Wie entwickelt sich der Bewohner insgesamt?
- Wie entwickeln sich bestimmte Probleme oder Ressourcen?
- Zeigen sich gehäuft auftretende besondere Vorkommnisse?
- Welche Wirkung zeigen verordnete Medikamente?
- Welche Wirkung zeigen andere Maßnahmen? Wie soll in möglicherweise auftretenden Notfallsituationen vorgegangen werden? Welche Informationen sollten für den Notarzt oder Rettungsdienst bereitgestellt werden? Lasen sich im Pflegebericht Begründungen für Unterlassungen von Maßnahmen erkennen (Bewohnerwille, Ablehnung, vorliegende Patientenverfügung oder Vorsorgevollmacht, Bedarf weiterer Gespräche mit einem Betreuer oder einer Betreuerin)?
- Wie entwickeln sich Wunden oder Hautveränderungen, Schmerzen oder andere medizinische Probleme?

- Haben sich neue medizinische Probleme entwickelt, die jetzt einer Intervention bedürfen?
- Ist es ratsam, einen Palliativmediziner hinzuzuziehen oder kann der Hausarzt die erforderlich werdende Versorgung selbst gewährleisten (hier werden die aktuellen und die sich wahrscheinlich entwickelnden Probleme besprochen)
- Sollte eine Versorgungsplanung für die letzte Lebensphase vorgenommen werden? Wer ist bei diesem Gespräch einzubeziehen?
- Welche Hinweise zum mutmaßlichen Willen ist den Pflegeberichten zu entnehmen?

Diese Fragen können durch den Pflegebericht beantwortet werden (Voraussetzung: eine regelmäßige und angemessene Dokumentation).

Am Pflegebericht lässt sich auch erkennen, wann, d. h. in welchem Abstand, zu welcher Uhrzeit oder zu welcher Tageszeit, eine Information oder die Anforderung eines Arztbesuches an die Arztpraxis weitergegeben wurde und wann die Reaktion des Arztes stattfand. Hier können Pflegende nachweisen, ob (oder hoffentlich besser: dass) sie in angemessener Weise reagiert und die Bedürfnisse des Bewohners professionell vertreten haben. Im Falle einer Angehörigenklage kann die juristische Situation so einwandfrei geklärt werden.

Beispiel

»21.1.2017/9:00 Uhr Frau K. ist gestürzt (nähere Beschreibung der Umstände wie in Kap. 12.4 dargestellt), 9:10 Uhr Dr. B. informiert.

21.1.2017/14:00 Uhr Dr. B. kommt zum angeforderten Arztbesuch.«
(Vgl. Kap. 12.4.4)

Hier wird deutlich, dass der erst am Mittag stattfindende Arztbesuch nicht durch die verzögerte Meldung der Pflegenden verursacht wurde.

16.1.4 Bei der Pflegevisite

Auch bei der Pflegevisite kann der Pflegebericht wertvolle Informationen geben, die eine eventuelle erforderliche Modifikation der Pflegeplanung erkennbar machen.

Bei der Pflegevisite anhand der Dokumentation wird zuerst der Pflegebericht gelesen. Dabei wird der Fokus insbesondere auf die Veränderung von Ressourcen und Problemen, auf erkennbare Zielerreichungen, auf besondere Vorkommnisse, auf das beschriebene Befinden des Bewohners und auf seine Zufriedenheit gelegt.

Die Angaben im Pflegebericht werden nun in Verbindung zu den Angaben in den Leistungsnachweisen (Art der Maßnahmen, Häufigkeit) und zu den zugrunde liegenden Angaben in der Pflegeplanung gesetzt (Hinweis auf den Standard mit Nummer und Bezeichnung oder Angaben zu den W-Fragen der Maßnahmenplanung).

Wichtige Fragen

- War die Planung angemessen oder gab es wiederholte Abweichungen von der Planung?
- Konnten die Probleme reduziert oder bestehende Ressourcen ausgebaut werden?
- Sind neue Probleme aufgetreten?
- Gab es wiederholt auftretende besondere Vorkommnisse? Wenn ja, wie sahen diese aus und welche Ursachen lassen sich erkennen (Ursachenausschluss in der nächsten Planung bietet die größtmögliche Aussicht auf Erfolg!)
- Wurden Ziele erreicht oder lässt es sich eher erkennen, dass die Ziele zu hoch gesteckt waren oder dass der Bewohner die Ziele nicht erreichen wollte?
- Wurden Maßnahmen wiederholt durchgeführt, die nicht vorgeplant waren? Wenn ja, warum und welche waren dies?
- Hat sich der Bewohner während der Pflege wohlgefühlt? War seine beobachtbare Lebensqualität angemessen hoch?

Entsprechende Visiten können auch im gemeinsamen Evaluationsprozess zwischen den Mitarbeitern der Pflege und der Sozialen Betreuung vorgenommen werden. Neben den traditionellen Beobachtungsbereichen und Fragestellungen werden künftig ggf. auch spezifische Fragen zur Palliativsituation und zu den entsprechenden Zielen erforderlich werden. Diese Fragen könnten dann anhand des Pflegeberichts geklärt werden?

Beispiele für die Pflegevisite in der Palliativsituation

- Wurde die radikale Orientierung am Sterbenden umgesetzt? Lässt es sich erkennen, dass das Handeln immer an den Bedürfnissen und Entscheidungen des Sterbenden ausgerichtet war?
- Konnte das Symptommanagement erfolgreich umgesetzt werden? Konnten durch gezielt eingesetzte medizinische, pflegerische, psychosoziale oder spirituell-religiöse Maßnahmen Symptome oder Probleme, die für den Betroffenen belastend wären, verhindert, behoben oder wenigstens auf ein für den Betroffenen erträgliches Maß reduziert werden?
- Konnten mit den Netzwerkpartnern erforderliche und für deren Arbeit wie auch für das gemeinsame Tun wichtige Informationen ausgetauscht werden? Konnte gemeinsam das beste Angebot für den Betroffenen gemacht werden?
- Wurden in kurzen Intervallen Evaluationen oder andere Strategien eines gezielten Qualitätsmanagements angewendet, um immer wieder die Zielerreichung zu prüfen und ggf. Handlungsanpassungen vorzunehmen?
- Konnte der Betroffene seine Trauer und Traurigkeit zeigen, ggf. darüber sprechen? Wurden ihm Angebote gemacht, sich mit dieser Trauer auseinander zu setzen, sich gut begleitet zu fühlen und das eigene Leben ggf. anzunehmen? Galt dieses auch für die Angehörigen?
- Wurden Bedarfe der Angehörigen (z. B. wiederholte Gespräche) erkannt und geeignete Angebote gemacht? Fühlen sich diese auch verstanden und gut begleitet?

Der Pflege- und Betreuungsbericht als Spiegel der realistischen Ist-Situation an jedem Tag wird damit zur Grundlage für die nächste Planung. Die hier erkennbaren Beschreibungen müssen grundlegend für eine gleichbleibende

Aufrechterhaltung, Veränderung der bestehenden Planung, Neuplanung vorher nicht vorhandener Probleme oder sogar für die Aufhebung von Maßnahmen sein.

Der Pflegebericht ist hier als eine Aussichtsplattform zu sehen. Auf diesem Punkt stehend, wird der zurückgelegte Weg betrachtet, seine Eignung hinterfragt, der in der nahen Zukunft zurückzulegende, weitere Weg (hier wieder nach unten) auf seine Eignung überprüft und ggf. ein Alternativweg gesucht. Dabei wird das Ergebnis, das der noch zu begehende Weg erbringen soll, quasi vorweggenommen (»Das will ich erreichen, so soll es sein ...«) Der Blick geht also immer in die Zukunft und ist auf eine möglichst gute Entwicklung gerichtet. Er wendet sich nicht nur zurück und ist einseitig auf Vermeidung erkennbarer Defizite und Fehler gerichtet.

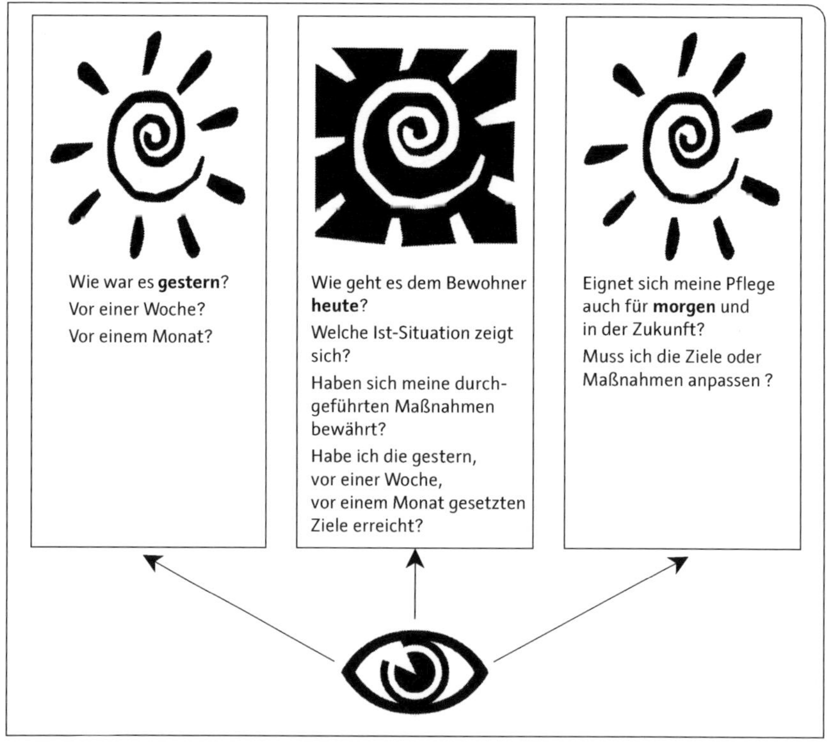

Abb. 16: Der zwischen den Zeiten schweifende Blick.

16.1.5 Bei Beschwerden von Angehörigen – Vernetzung zum Beschwerdemanagement

Immer häufiger kommt es zu Klagen und Beschwerden durch Angehörige. Sie leiden oft an einem schlechten Gewissen (schließlich wollte die Mutter nie ins Heim, sie hat ihre eigenen Eltern zu Hause gepflegt und wäre auch gerne zu Hause bis zu ihrem Tod betreut worden) und unter der Nicht-Durchschaubarkeit der Prozesse in der Einrichtung. Damit sie vor sich selbst bestehen können, müssen sie nun gut aufpassen, »dass es Mutter gut geht, dass ihr nichts passiert …« Mit wachen Augen überprüfen sie alles in der Einrichtung und sind stets auf der Suche nach erkennbaren Defiziten (Phänomen: Sich selbst aufbauen durch Abbau von anderen). Sie passen auf …

Erkennen sie nun scheinbar nicht erklärbare Zustände oder wird etwas nicht genau so gemacht, wie sie es gewünscht haben, ist der Anlass zur Beschwerde gegeben.

Beispiel

Aussage von Frau K. (Tochter von Frau L.): »Mutter soll bis 16:00 Uhr im eigenen Lehnstuhl sitzen. Sie soll morgens angezogen werden, ihr Frühstück dann in diesem Stuhl einnehmen und dort, mit kleinen Positionswechseln bis nachmittags sitzen.«

Auf meine Hinweise, dass ihre Mutter dies kräftemäßig nicht mehr schafft, drohte Frau K.: »Dann gehe ich eben zur Heimleitung. Sie werden schon sehen …« Es zeigte sich bei ihr keine Bereitschaft zum Einsehen.

Habe dann zusammen mit ihr den Beschwerdemanagementbogen ausgefüllt und an die PDL weitergeleitet.

Zu dieser Zeit will »Mutter« auch nicht spazieren gehen oder mit den anderen in der gemütlichen Ecke im Flur sitzen. Sie ist einfach nur müde. Die Pflegenden legen »Mutter« daher bei Auftreten dieser Symptome immer auf oder ins Bett. Dort schläft »Mutter« bald ein.

Kommt die Tochter dann gegen 13.30/14:00 Uhr, liegt »Mutter« immer nur im Bett. Die Tochter beschwert sich. Was soll werden, wenn »Mutter« immer nur im Bett liegt? Sind die Pflegenden zu faul, um »Mutter« aus dem Bett zu holen? Das kann doch wohl nicht wahr sein! Nach Tagen endloser Wut, gemischt mit Traurigkeit, macht sich die Tochter auf zur Pflegedienstleitung. Dort beschwert sie sich über die »unhaltbaren« Zustände im Wohnbereich, in dem man sich um »Mutter« gar nicht kümmert.

Was im Pflegebericht steht

»11.03.2017–13:00 Uhr: Frau M. sitzt schlafend im Sessel. Ihr Oberkörper ist stark nach vorne gebeugt. Sie droht aus dem Sessel herauszufallen. Bei Nachfrage gibt sie an, sehr müde zu sein und ins Bett zu wollen, habe ihr beim Zubettgehen geholfen.«

»12.03.2017–13:15 Uhr: Frau M. fragt, ob ich sie ins Bett bringen kann. Sie fühlt sich sehr müde und kraftlos. Habe beim Hinlegen geholfen. (Genaueres steht in der Planung)«

»13.03.2017–12:50 Uhr: Frau M. liegt mit dem Oberkörper quer über der Armlehne des Sessels, halb verdreht. Habe sie geweckt. Sie sagt, sie kann nicht mehr sitzen, sie ist zu kraftlos. Hilfe beim Zubettgehen.«

Die Pflegedienstleitung lässt die Tochter die Berichte lesen und fragt: »Wie würden Sie entscheiden, wenn Sie Ihre Mutter so vorfinden? Geben Sie uns einen Rat! Wir können gut verstehen, dass Sie sich Sorgen um Ihre Mutter machen und sich fragen, ob es ihr bei uns auch gut geht. Wir bemühen uns hier immer, die Bedürfnisse des Menschen in den Mittelpunkt unser Handlung zu stellen, wir sind jedoch auch bereit, ihre Vorstellungen einzubeziehen.«

Sollte es hier zu einer Einigung kommen, ist der Prozess beendet und ein Beschwerdeprotokoll ist nicht mehr erforderlich.

Die Tochter kann nun die Situation verstehen. Die Tatsache, dass im Pflegebericht mehrere verschiedene Pflegende dokumentiert haben, dass der Zustand von »Mutter« in der Mehrheit der Tage ähnlich ist, lässt eine gewisse Objektivität vermuten. Ohne den Pflegebericht wäre der Nachweis und die Darstellung der Situation nicht möglich und die Tochter könnte der Einrichtung nur schwer zu entkräftende Vorwürfe machen.

16.1.6 Bei juristischen Fragestellungen

Eine weitere, in der Zukunft zunehmend wichtiger werdende Bedeutung des Pflegeberichts, ist die dort erkennbare Dokumentation der Vorgänge, der Nachweis pflegerischer Leistungen als Antwort auf auftretende Probleme, die Darstellung professionellen Handelns.

Auch die Unterlassung von ansonsten in Expertenstandards des DNQP, einrichtungsinternen Verfahrensanweisungen, Leitlinien oder Standards oder anderen fachspezifischen Handlungsempfehlungen kann im Pflegebericht begründet werden (vgl. Kap. 12.9). So lässt sich erkennen, dass hier nicht fahrlässiges sondern professionell wohlbedachtes, begründetes und nachweisbares Handeln vorliegt.

So findet sich im Expertenstandard Sturzprophylaxe der Hinweis: »Der Patienten-/Bewohnerwille muss auch dann respektiert werden, wenn die Entscheidung nicht der Vorstellung und Fachexpertise der Pflegefachkraft entspricht (DNQP 2013, S. 29). Außerdem: »Die Präferenz des Betroffenen muss dabei [bei der Auswahl und beim Einsatz der Interventionen] handlungsleitend sein.« (Vgl. DNQP 2013. S. 34)

Im Expertenstandard Ernährungsmanagement (2016) heißt es z. B. »Selbstbestimmung und Autonomie des Patienten/Bewohners haben stets Vorrang vor Bedarfszielsetzungen.« (Vgl. DNQP 2016, E 6, Konsultationsfassung 2016, S. 31)

Immer häufiger werden juristisch geführte Prozesse angestrebt. Angehörige sehen die Bedürfnisse ihrer pflegebedürftigen Eltern verletzt, vermuten eine unzureichende oder unqualifizierte Betreuung und Versorgung; Kranken- und Pflegekassen fordern zum Nachweis einer professionellen Pflege zur Vermeidung von Pflegefehlern auf.

Immer sind es hier die Pflegenden, die den Nachweis erbringen müssen, dass sie entsprechend geeignete Maßnahmen erbracht haben und dass Professionalität die Grundlage ihrer Entscheidungen und ihres Handelns ist.

Zeigt der Bericht, dass reflektiertes Verhalten, der Einsatz professioneller Maßnahmen als Reaktion auf auftretende und erkennbare Probleme, die Weiterleitung von nicht pflegerischen Problemen an die anderen Mitglieder des interprofessionellen Teams stattgefunden hat, wird der Nachweis möglich. Auch die Beschreibungen der Präferenzen des Betroffenen, also seine Prioritäten und Entscheidungen oder seine Bedürfnisse als das subjektiv gewünschte und seine Bedarfe – also das was er objektiv benötigen würde –, können im Bericht dargestellt und die Entscheidung für entsprechendes Handeln abgewogen werden.

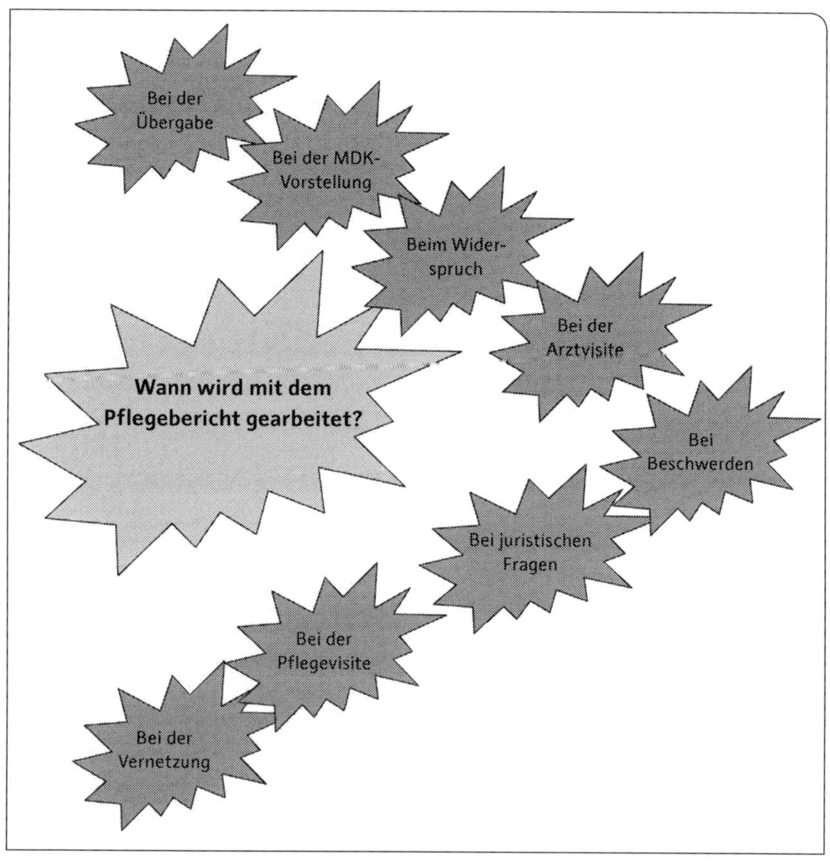

Abb. 17: Wann wird mit dem Pflegebericht gearbeitet?

Beispiel 1:
Die Pflegenden erkennen, dass Frau R. in den letzten 3 Monaten 7 kg Körpergewicht abgenommen hat. Laut BMI bewegt sie sich damit auf die Entstehung eines Untergewichts zu. Zurzeit wird sie mit 2 Flaschen hochkalorischer Sondenkost (je 500 kcal) über PEG versorgt. Wegen starker Schluckstörungen und bereits mehrfach vorgekommener Aspiration darf sie oral keine Nahrung zu sich nehmen.

Die Pflegenden informieren den Hausarzt. Laut BMI mit Berechnung des Energiebedarfs benötigt die Bewohnerin mindestens 3 Flaschen der Sondenkost, zum Aufbau von Körpermasse sogar 4 Flaschen. Sie geben die Gewichtsveränderungen durch und fordern ein Rezept für die Sondenkost an. Eine höhere Verordnung wird vom Arzt abgelehnt.

Die Pflegenden informieren den Arzt darüber, dass sie den Vorgang (Information an den Arzt, Anforderung von 2000 ml/2000 kcal Sondenkost, Ablehnung durch den Arzt mit folgender Begründung etc.) im Pflegebericht dokumentieren.

Bei Vorwurf einer Nahrungsunterversorgung können die Pflegenden nun nachweisen, dass sie alle in ihrem Bereich möglichen Schritte unternommen haben, dass der Missstand durch die Reaktion des Arztes bedingt ist.

Fazit

Vor Gericht gilt z. B. beim Auftreten von Besonderheiten, Veränderungen, Ergebnissen von Absprachen der Grundsatz: Was nicht dokumentiert ist, gilt als nicht gemacht!

Nur das schriftlich Dokumentierte kann als Nachweis eingesetzt werden!

Beispiel 2:
Eine Bewohnerin, die sich in der fortgeschrittenen Sterbephase befindet und die nach Einschätzung von Arzt und Pflegenden wohl in den nächsten Tagen oder Stunden sterben wird, entwickelt beim Positionswechsel auf die Seite (rechts wie auch links) Atemnot, Anzeichen von Angst, indem sie nach den Händen der Pflegekraft greift. Nachdem sie wieder in die Oberkörperhochlage/Rückenlage zurück positioniert wird, sind die Beschwerden rückläufig, es entwickelt sich ein entspannter Gesichtsausdruck. Die Gefahr eines drohenden Dekubitus wird hier bewusst in Kauf genommen, da jetzt das Ziel »Liegen ohne Luftnot und Schmerzen ist möglich« Vorrang hat. Werden die sich entwickelnden Probleme im Vollzug der Positionsmaßnahme beschrieben, folgend die Entscheidung benannt und begründet, handelt es sich nicht um einen Pflegefehler. Selbst wenn sich ein Dekubitus in den letzten Tagen entwickeln würde, ließe sich begründen, dass hier keine Handlungsalternative bestand. Lediglich Mikrolagerungen mit einer kleinen Handtuchrolle können als Kompromiss eingesetzt werden.

Beispiel für diesen Eintrag

»Frau K. bekam beim Positionswechsel auf die rechte Seitenlage zur Dekubitusprophylaxe, später dann auch in der linken Seitenlage, sofort Anzeichen von Atemnot (Schnappatmung), Angst (groß aufgerissene Augen, Greifen nach meiner Hand). Nach Zurückverlagerung in die Rückenlage/Oberkörper 30 Grad hoch erfolgte ein Rückgang der Symptome. Kleine Rolle zur Mikrolagerung unter die linke Körperhälfte (Oberschenkel) gelegt. Die Dekubitusgefahr wurde hier in Kauf genommen, um Frau K. ein Liegen ohne Atemnot und Schmerzen zu ermöglichen (palliative Zielsetzung).«

17 BEOBACHTUNGSPARAMETER: WIE UND WAS SOLL BEOBACHTET WERDEN?

Unter Beobachtungsparametern versteht man verschiedene Möglichkeiten und Verfahren, Zustände zu bemessen und zu beurteilen. Immer gehen diese Verfahren mit einer Beobachtung einher, d.h. es wird gezielt ein Vorgang oder ein Ergebnis bewertet. Prinzipiell gibt es zwei unterschiedliche Verfahren:

1. Objektive Beobachtungsparameter
2. Subjektive Beobachtungsparameter

17.1 Objektive Beobachtungsparameter

Objektive Beobachtungsparameter sind solche, die mit Messinstrumenten zu bewerten sind. Die Ergebnisse können als objektiv angesehen werden, da die Geräte so eingestellt sind, dass sie – unabhängig von der messenden Person – die gleichen Werte erzeugen. In der Erhebung der Bewertungsergebnisse sind diese Verfahren also objektiv. In der Bewertung der erhobenen Ergebnisse können jedoch bei verschiedenen Menschen unterschiedliche, also subjektive Resultate entstehen.

Beispiel

Der Blutdruck – mit einem Blutdruckmessgerät von verschiedenen Menschen gemessen – dürfte zu einem festgelegten Zeitpunkt annähernd die gleichen Werte ergeben. Ob diese jedoch als »normal«, »zu hoch« oder »zu niedrig« eingestuft werden, hängt von den Normvorstellungen der bewertenden Person ab. Im Pflegebericht ist es daher sinnvoll, solche interpretationsfähigen Begriffe durch Angabe der Werte in einer objektiven Form zu ersetzen: RR 150/80 mm/HG ist ein Wert, der genau angibt, was ist – und nicht, was sein könnte.

Als objektive Beobachtungsparameter stehen z. B. zur Verfügung:
- Blutdruck
- Puls
- Temperatur
- Atemzüge pro Minute
- Urinausscheidung in Millilitern pro 24 Stunden
- Stuhlausscheidungsfrequenz
- Größen- und Tiefenangaben für Wunden
- Erkennbare Beimengungen in Sputum, Urin, Stuhl, Erbrochenem etc.

Immer lauten die Fragen, die hinter diesen Beobachtungsparametern stehen:
- Was?
- Wie viel?
- Wie oft?
- Wie lange?
- Wie hoch?
- Wie tief?
- Wie schwer?
- Wie intensiv?
- Wann?
- Evtl. wodurch?

17.1.1 Messinstrumente

Als geeignete Messinstrumente zur Analyse von Beobachtungsparametern gelten z. B.:
- Blutdruckmessgerät
- Fieberthermometer
- Blutzuckermessgerät
- Uhr mit Sekundenzeiger
- Messbecher mit Milliliter-Angabe
- Protokolle zur Erfassung quantitativer (mengenmäßiger) Daten
- EKG
- Waage zur Bestimmung des Körpergewichts

17.2 Subjektive Beobachtungsparameter

Unter subjektiven Beobachtungsparametern werden solche verstanden, die oft unter nicht wahrgenommener Mitwirkung der Gefühlsebene des Beobachtenden erhoben werden. Ihnen liegen Empfindungen, wahrgenommene Gefühle, Schätzungen, »Beurteilungen aus dem Bauch« zu Grunde. Derartige Erhebungen lassen sich nicht von einem Beurteilenden ohne Weiteres auf einen anderen übertragen. Immer bringt die bewertende Person bei der Bewertung ihren eigenen derzeitigen Bewertungshorizont, ihre eigene augenblickliche Stimmungslage mit ein. Dieses Phänomen kennen wir alle. Nach einer wegen Zahnschmerzen durchwachten Nacht beurteilt man am Morgen alles »schwärzer«. Da reicht schon ein wenig Kritik und die ganze Welt geht gleich unter. An einem besseren Tag würde die Kritik vielleicht gar nicht stören.

Bitte beachten

Subjektive Beobachtungsparameter werden in der Pflege dann gefährlich, wenn sie nicht als subjektiv kenntlich gemacht werden. Wenn dort nicht steht: »Meiner Meinung nach ist ...«, sondern: »Frau K. ist ...« Im letzteren Fall wird der Zustand von Frau K als Tatsache festgeschrieben; die Gefahr der Übernahme durch die anderen Pflegenden ist groß.

Besser ist es, nur die Indizien zu beschreiben, ohne eine Vermutung auszusprechen. Etwa: »Frau K. klopfte ständig mit dem Becher auf den Tisch. Nach einem Toilettengang zeigte sich das Verhalten nicht mehr.«

Subjektive Beobachtungen haben aber auch ihren Wert und ihre Bedeutung. Jeder Pflegende nimmt den einzelnen Bewohner eventuell unterschiedlich wahr. Der Austausch und die gemeinsame Diskussion der jeweils wahrgenommenen Stimmungen können bei der Erstellung eines möglichst ganzheitlichen Bildes über den Bewohner helfen.

17.2.1 Die Sinnesorgane als Messinstrumente

Der Einsatz der Sinnesorgane kann helfen, aus allzu subjektiven Einschätzungen nachvollziehbare und wenigstens teilweise objektive Daten zu machen. Von Natur aus besitzt jeder Pflegende diese kostbaren Messinstrumente. Folgende Fragen können hilfreich sein:

- Was **sehe** ich (Größe, Aussehen, Tiefe, Beschaffenheit von Wunden, Verhalten von Bewohnern, Prozessabläufe, Ergebnisse etc.)?
- Was **höre** ich (Atemrasseln oder normale Atemgeräusche, Geräusche von Darmbewegungen, Schreien, lautes Schimpfen, stilles In-sich-gekehrt-Sein, schlurfende Schritte etc.)?
- Was **rieche** ich (Schweißgeruch, Uringeruch, Acetongeruch, Geruch von Erbrochenem oder Stuhl, Geruch von fauligem Gewebezerfall bei tumorös zerfallendem Gewebe, den typischen Geruch einer Wundinfektion mit bestimmten Krankheitserregern etc.)?
- Was **fühle** ich (Temperatur der Haut, trockene Hautbeschaffenheit, exsikkierte Haut, die sich von der Unterfläche abheben lässt und sich nicht wieder zurückzieht, Nässe im Bett oder an der Wäsche etc.)?

Bei der Beschreibung derartiger Beobachtungen verpflichtet sich die betreffende Pflegekraft gleichzeitig, ihre Beobachtungen reflektierend zu überprüfen und dann so zu beschreiben, dass die anderen Pflegenden die Einträge nachvollziehen und ihre eigenen Beobachtungen daran anschließen können. Der Grad der Nachvollziehbarkeit eines Phänomens hängt von der Qualität der Beschreibung ab.

17.3 Einzelbeobachtungen

Zunächst einmal beobachtet und dokumentiert jeder Mitarbeiter für sich selbst. Der eigene, vereinzelt und isoliert stehende Eindruck wird durch die hier und jetzt beobachtenden und bewertenden Menschen vorgenommen. In der Situation muss er allein entscheiden, welche Beobachtungen er durchführt, wie er die gewonnenen Ergebnisse verwertet und wie und was er im Pflegebereicht beschreibt. Im Rahmen von Übergaben oder Fallbesprechungen kann die Gegenüberstellung mit der Perspektive eines anderen

Mitarbeiters dann helfen, »blinde Flecken« aufzudecken, eine Erweiterung der Sichtweise vorzunehmen oder sich bestätigt zu fühlen.

Wichtige Fragen

- Was erkenne ich (Aussage des Betroffenen, Indizien wie Mimik, Gestik, Verhalten, vegetative Symptome)?
- Kann oder muss ich Verfahren zur objektiven Messung meiner Beobachtung durchführen (z. B. Blutdruck-, Puls-, Blutzuckerkontrolle)?
- Kann oder soll ich ein Assessment einsetzen, um gezielt Risikofaktoren oder auslösende Faktoren zu prüfen?
- Wäre ein Protokoll sinnvoll, um bisher geschätzte Werte zu überprüfen und zu sichern?
- Sollte in der Übergabe das Team informiert werden, damit alle erforderlichen Mitarbeiter ein Phänomen je für sich beobachten und ihre Ergebnisse dann einbringen (mündlich in der Übergabe, schriftlich in Protokollen und im Bericht)?
- Wie dokumentiere ich die Ergebnisse? Liste ich sie nur auf oder versuche ich, ursächliche und bedingende Faktoren zu klären und das beobachtete Phänomen damit gleichzeitig in einem prozesshaften Zusammenhang zu sehen?

17.4 Vernetzung von Beobachtungen (Konstruktion, Kumulation, Analyse und Interdependenz)

Erst in der Diskussion, in der Weitergabe während der Übergabe oder auch im schriftlich festgehaltenen Appell an die übernehmenden Mitarbeiter, das beschriebene Phänomen weiter zu beobachten und zu dokumentieren, wird aus einzelnen Puzzlesteinen ein ganzes Bild. Die verschiedenen Eindrücke fügen sich wie die Puzzleteile zu einem Gesamteindruck zusammen. Es kommt zur Konstruktion.

Unter **Konstruktion** ist die Erstellung eines Gesamtbildes zu verstehen. Wie bereits eben aufgeführt werden die einzelnen Puzzleteile, die einzelnen Beobachtungen zu einem Gesamtbild zusammengefügt. Es entsteht ein ganzheitlicher Eindruck. Dieser Eindruck kann zum einen auf einen Mitarbeiter bezogen sein. Beobachtet er den Betroffenen über mehrere Tage und in verschiedenen Bereichen, so fügen sich die einzelnen Kriterien wie Teile eines Puzzles zu einem Bild. Aus vielen Einzelteilen entsteht ein Ganzes.

Die Konstruktion kann sich aber auch auf das Team beziehen: In der Diskussion während der Übergabe wird aus vielen einzelnen Bildteilen über einen Bewohner ein gemeinsames Bild, das die vielen verschiedenen Perspektiven zu vereinen versucht. Hilfreich ist hier die Frage: Wie seht Ihr (anderen) den Bewohner? Welche Eindrücke bestehen außerhalb meiner eigenen Beobachtung?

Dabei kumulieren die Eindrücke, d.h. möglicherweise werden von verschiedenen Pflegenden oder auch anderen Mitarbeitern, zu verschiedenen Tageszeiten und in verschiedenen Schichten ähnliche Eindrücke und Messergebnisse gewonnen und beschrieben. Der eigene einzelne Eindruck wird somit durch die Eindrücke der anderen Mitarbeiter bestätigt und bestärkt. Diese Anhäufung ähnlicher oder gleichartiger Eindrücke kann als **Kumulation** angesehen werden, die auch eine Verstärkung in Richtung auf eine mögliche Objektivität erlaubt.

Umgekehrt kann auch ein komplexes Bild, eine Voreingenommenheit im Team in einer Besprechung analysiert und hinsichtlich der Einzelteile zerlegt werden. Hierbei handelt es sich dann um eine Analyse.

Des Weiteren erlaubt eine intensive Beobachtung die Analyse einer interdependenten Wirkung. Unter **Interdependenz** versteht man eine sich gegenseitig verstärkende oder abschwächende Wirkung eines Beobachtungspunktes auf andere. Beobachtungen in einem Feld haben immer auch Auswirkungen in einem anderen. Festgestellte Veränderungen führen so zu überprüfenden Fragestellungen in einem anderen Bereich.

Beispiel

Der Pflegende erkennt eine erstmalig auftretende Orientierungsstörung in Form einer zeitlichen, örtlichen und situativen Desorientierung. Er überprüft, ob dieser Zustand ggf. mit einer Exsikkose, mit einer unzureichenden Flüssigkeitszufuhr, ursächlich in Verbindung steht. Hierzu kontrolliert er das Trinkprotokoll. Gleichzeitig kontrolliert er den Blutdruck und den Blutzucker. Der gemessene Blutdruck zeigt einen Wert von 180/120 mm/Hg. Der Pflegende prüft, ob die Einnahme der Antihypertensiva regelrecht erfolgt ist. Er erkennt, dass die Medikamente immer noch im Medikamentenschälchen liegen, obwohl es bereits fast Mittag ist. Hieraus schließt er, dass in den kommenden Tagen die selbstständige Tabletteneinnahme durch die Bewohnerin zu überprüfen ist und die Medikamente ggf. durch das Pflegepersonal angereicht werden müssen. Diese Erkenntnis wird als Empfehlung an die nächsten Pflegenden als Eintrag im Pflegebericht weitergegeben.

Diese Überlegungen werden alle im Pflegebericht dokumentiert und folgend, ggf. nach Absprache mit dem Arzt, eine Anpassung der Prozessplanung vorgenommen. – es lässt sich der Pflegeprozessverlauf erkennen.

18 FORMULIERUNGSHILFEN – BEISPIELE FÜR BESTIMMTE SITUATIONEN

Formulierungen werden vielfach als eines der Hauptprobleme von Pflegenden angesehen: »Wie schreibe ich es, damit es der andere versteht und es auch als das erkennt, was ich gemeint habe, was ich ausdrücken wollte?« Es ist oft nicht einfach, die Worte so zu wählen, dass der Inhalt unmissverständlich ist. »Die Sprache ist die Quelle aller Missverständnisse«, sagte schon der französische Schriftsteller Antoine de Saint-Exupéry. An dieser Erfahrung hat sich nichts geändert.

Sprache ist immer mehrdeutig. Das macht es so schwer, sich eindeutig und unmissverständlich auszudrücken.

Hoffnung machen kann hier die Erfahrung all derjenigen, die sich im sprachlichen Ausdruck, in der Formulierung von Zuständen und Entwicklungen schon geübt haben. Es wird immer einfacher. Nach einiger Zeit sind im Gehirn Formulierungshilfen abgespeichert, die dann unproblematisch und schnell abgerufen werden können.

Generell eignen sich zur leichteren Formulierung die Fragen, die schon in der Beobachtung hilfreich sind:

1. Was habe ich gesehen?
2. Was habe ich gehört?
3. Was habe ich gerochen?
4. Was habe ich mit meinen Händen gefühlt?
5. Was hat der Betroffene konkret gemacht? Wie lange? Wie intensiv? Wo? Wie oft hat er es gemacht?
6. Wodurch wurde etwas ausgelöst, verstärkt oder reduziert?
7. Wie ist es jetzt im Vergleich zu heute Morgen oder gestern Abend?
8. Was wurde anders gemacht oder unterlassen als es geplant war und warum (bei der SIS®)?

18.1 Formulierungshilfen bei wechselnden Situationen/Zuständen/Pflegezeiten

- »Immer häufiger zeigt sich, .../immer häufiger tritt ... auf« (wie oft im Durchschnitt?)
- »Immer seltener zeigt sich, .../immer seltener tritt ... auf« (wie oft im Durchschnitt?)
- »Je nach Tageszeit zeigt sich, .../je nach Tageszeit tritt ... auf« (zu welcher Tageszeit zeigt sich was?)
- »Je nach Tagesform/Befindlichkeit zeigt sich, .../je nach ...« (was zeichnet die Form aus, die zu ... führt?) Tagesform/Befindlichkeit tritt auf ...
- »Je nach Stimmungslage zeigt sich, .../tritt ... auf« (was zeichnet die Stimmungslage aus, die zu ... führt?)
- »Es wird weniger Zeit benötigt, wenn ...« (welcher Zustand ist gemeint? – Zustand beschreiben, welche Bedingung hilft Zeit zu sparen?)

Diese Beschreibungen finden sich bevorzugt bei der Ressourcen- und Problembeschreibung in der Pflegeplanung. Im Pflegebericht muss dann konkret die Situation beschrieben und ggf. verursachende Faktoren aufgezeigt werden:

- »Heute zeigte sich ein gehäuftes Auftreten von ... Insgesamt 6 Mal konnte Frau U nicht. ...«
- »Frau U. konnte heute die Körperpflege nicht durchführen, weil ...«
- »45 Minuten für die Körperpflege benötigt, weil Herr J. immer wieder zwischendurch weglaufen wollte.« (Verhaltensauffälligkeit/kognitive Einschränkung erkennbar?)
- »Heute im Frühdienst nur zweimal Positionswechsel durchgeführt. Frau Ö. litt unter Übelkeit, wollte auf dem Rücken liegen bleiben, lehnte häufigere Positionswechsel ab.«

18.2 Formulierungshilfen bei erhöhtem Pflegezeitaufwand

Eintrag in der Pflegeplanung: »Es wird mehr Zeit benötigt, wenn ...« (Zustand beschreiben! Begründen, warum mehr Zeit benötigt wird!)

Eintrag im Pflegebericht: »Heute 20 Minuten benötigt für die Körperpflege. Mehraufwand erforderlich, weil Frau B. (folgendes Verhalten/Problem) zeigte.«

»Insgesamt 45 Minuten für das Anreichen der Mahlzeit benötigt, weil Herr M. beim Anreichen immer wieder weglaufen wollte.« (Ursache für forderndes Verhalten immer analysieren, beschreiben.)

18.3 Formulierungshilfen bei langfristig gleichbleibenden Zuständen

Bei langfristig gleichbleibenden Zuständen wird die Entwicklung der Ressourcen- oder Problemsituation, der Grad der Zielerreichung oder die Befindlichkeit des Bewohners geschildert. Insbesondere auch positive Situationen sind zu vermerken (nicht nur negativ anmutende Veränderungen). Sie belegen, dass die bisherige Pflege sinnvoll und richtig ist und ihre Wirkung zeigt.

Beispiele

- »Frau F. fühlt sich nach dem Bad nach eigenen Angaben sehr wohl: ›Im warmen Wasser kann ich entspannen und meine Schmerzen lassen nach.‹«
- »Herr N. hat heute nicht nur Gesicht und Hände selbst gewaschen, sondern konnte nach Anleitung auch die Oberarme pflegen.«
- »Frau Z. hat heute das erste Mal an einer Gruppengymnastik teilgenommen. Nach anfänglichen Problemen, sich in die Gruppe einzufügen, fand sie die anderen Bewohner dort sehr nett und möchte auch nächste Woche dort hingebracht werden.«

In der Pflegeberichterstattung geht es nicht darum, immer nur spektakuläre, von der Normalität stark abweichende Zustände und Situationen zu beschreiben. Vielmehr sind es oft die kleinen Veränderungen oder (z. B. bei dementen Menschen) das gelungene Beibehalten einer Leistung. Diese Erfolge sind zu dokumentieren, denn sie belegen auch die positiven Auswirkung der professionellen Pflege. In Intervallen sollte die Entwicklung eines Problems oder Phänomens beschrieben werden.

19 IMPLEMENTIERUNG EINER ANGEMESSENEN PFLEGEBERICHTERSTATTUNG

Wie kann eine Einrichtung die Entwicklung von einer vielleicht noch unzureichenden Pflegeberichterstattung zu einer angemessenen bewältigen? Welche Strukturen sind zu organisieren, welche Prozesse zu ermöglichen und umzusetzen? Die gründliche Planung eines solchen Prozesses ist unabdingbar, soll als Ergebnis eine professionelle, prozessdarstellende und bewohnerorientierte Pflegeberichterstattung das Ergebnis sein.

Hierzu kann der PDCA-Kreislauf, der von Deming erstmals beschrieben wurde (siehe Kap. 3.2), genutzt werden. Er stellt ähnlich wie der Pflegeprozesskreislauf einen ständig wiederkehrenden Zyklus von Planung (P), Durchführung (D), Analyse-Check (C) und daraus resultierender Aktion (A) dar. Hierdurch ermöglicht er eine permanente Adaptation an das stets neu zu formulierende Ziel unter Berücksichtigung der bei der jeweiligen Evaluation (C) gewonnenen Ergebnisse. Wichtig ist eine genaue Projektplanung, die die einzelnen Ziele, Schritte (Maßnahmen), Zuständigkeiten und Zeiträume festlegt.

19.1 Zielbeschreibung

Vor jeder Prozessplanung ist eine möglichst genaue Zieldefinierung erforderlich. Ohne ein bestimmtes Ziel vor Augen zu haben, wird man überall ankommen, aber nicht unbedingt dort, wo der Weg hinführen sollte.

Das Ziel beschreibt eine vorweggenommene Ist-Situation. Es darf keine Begriffe enthalten, die auf eine Prozesshaftigkeit hinweisen (kein »sollte«, »soll lernen«, »soll sich verbessern«, »soll angemessener werden« etc.). Zur Zielformulierung wird gedanklich der Standpunkt eingenommen, der in einer bestimmten Prozessphase zu erreichen ist. Wie sieht dieser Punkt aus? Was führt der Mitarbeiter oder das Team dort aus? Was macht der Bewohner dann selbst? Was ist dann umgesetzt?

Ziele beinhalten immer Begriffe einer vorweggenommenen Ist-Situation:
- »... ist umgesetzt« (genau das Ergebnis der Umsetzung eines Prozessschrittes beschreiben!)
- »... wird vollzogen« (genau sagen, was gemacht wird!)
- »... lässt erkennen« (genau aufführen, was ersichtlich ist!)
- »... ist nachweisbar« (genau sagen, was wie nachgewiesen wird!)
- »... zeigt folgende Merkmale« (genau sagen, wie die Situation aussieht, was das Ergebnis ausmacht!)
- »Frau K. macht das und das ...« (konkret sagen, was sie macht)
- »Herr Ö. ist motiviert zu ... Er setzt ... um.«

Es ist sinnvoll, ein Endziel mit einem festgelegten Zeitpunkt zu formulieren, damit im Bewusstsein der Beteiligten verankert wird, dass der Prozess der Umsetzung nicht ewig dauern soll und nicht der Weg selbst das Ziel ist. Da dieses Ziel jedoch häufig nicht in kurzer Zeit erreichbar ist, werden Unterziele, sogenannte Nahziele, formuliert. Auch diese sind jeweils mit einem Datum zu versehen.

Fazit

Im »Ziel« wird festgelegt, was wann wie erreicht sein soll. Hierzu ist es sinnvoll, in einer Zeitschiene festzulegen, was am Ende des Weges oder in Etappen erreicht sein soll.

Ziele sind hierbei immer als dann erreichte Ist-Zustände zu beschreiben. »So oder so« ist es an dem Datum oder Zeitpunkt.

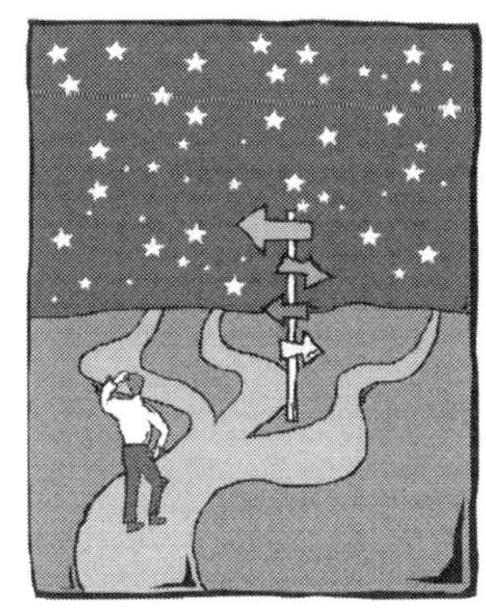

Was ist das Ziel?

Was wollen wir erreichen?

Wie genau sehen Zwischenziele aus?

Abb. 18: Was ist das Ziel?

19.2 Projektplanung

Bei der Projektplanung werden die einzelnen Phasen und die darin erforderlichen Schritte genau geplant. Hier eignen sich Protokolle, wie sie bei der Projektarbeit genutzt werden, da in diesen festgelegt wird, wer macht was, wann, wie, womit, ggf. mit wem? Hier bleibt kaum etwas dem Zufall überlassen. Alle beeinflussenden Faktoren werden im Vorfeld überlegt, die einzelnen Schritte genau geplant. Nur wenn alle Beteiligten wissen, welche Rolle sie in diesem Prozess haben und wie diese umgesetzt werden soll, besteht eine Chance auf eine angemessene Zielerreichung.

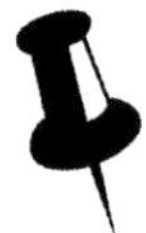

Projektplanung!

Wer macht? (konkreter Name)	Was? (genau sagen, was gemacht werden soll)	Wann? oder Bis wann?	Wie?	Womit? (Material, personelle?)	Wann wird wie und durch wen evaluiert?

Abb. 19: Projektplanung.

19.2.1 Schulung

Ehe nun mit der Gestaltung und Umsetzung des Prozesses durch den einzelnen Mitarbeiter begonnen werden kann, ist häufig eine Schulung, ein Seminar oder eine Informationsveranstaltung durchzuführen. Viele der derzeit in stationären Alteneinrichtungen tätigen Mitarbeiter haben vor langer Zeit ihre Ausbildung absolviert und verfügen über keine oder nur sehr geringe Kenntnisse zum Pflegeprozess. Die wenigen, die entsprechende Qualifikationen besitzen, können bei den heutigen Arbeitsanforderungen kaum die Zeit aufbringen, die anderen Mitarbeiter zu schulen und deren Lernprozess zu begleiten. Es fehlt ihnen auch häufig an einer entsprechenden pädagogischen Vorbildung (etwas selber machen können, bedeutet nicht zwingend, es anderen vermitteln zu können).

Es ist daher sinnvoll, zunächst allen einen gleichen Informationsstand zu ermöglichen. Hierzu eignet sich eine Inhouse-Veranstaltung, da so in kurzer Zeit alle Mitarbeiter erreicht werden können.

Inhalte der Schulung

1. Die Bedeutung des Pflegeberichts
2. Die Rolle des Pflegeberichts im gesamten Pflegeprozess
3. Anforderungen an eine professionelle und angemessene Pflegeberichterstattung
4. Kurz und knapp beschreiben: »Für Romane haben andere Zeit«
5. Inhalte des Pflegeberichts
6. Praxisübungen: Vergleiche konkreter Beschreibungen aus den realen Pflegeberichten: Stärken-Schwächen-Analyse
7. Mögliche Probleme bei der Pflegeberichtführung
8. Lösungsstrategien

Wichtig sind insbesondere die beiden letzten genannten Schulungspunkte. Häufig wird reine Theorie vermittelt. In der Praxis stoßen die Mitarbeiter dann auf Probleme, können diese nicht selbstständig lösen und kapitulieren vor der Anforderungssituation. So werden alle Anstrengungen bald fallen gelassen.

Probleme, die vorher bereits angesprochen werden und für die in der Gruppe gemeinsam Lösungsansätze erarbeitet werden, führen seltener zur Überforderung. Der Teilnehmer erkennt, dass Probleme möglich sind, dass diese aber auch lösbar sind.

Zum Abschluss des Seminars sollte ein vorliegender Pflegebericht gemeinsam (Trainer und Teilnehmer) auf vorhandene positive und optimierungsfähige Bereiche überprüft werden.

19.2.2 Evaluation von Pflegeberichten in angeleiteten Kleingruppen

Nach der Evaluation des »Prototyps« Pflegebericht in der Seminargruppe werden nun in Kleingruppen mit zwei bis vier Teilnehmern Pflegeberichte überprüft. Hierzu eignen sich die eigenen Dokumentationsmappen aus der Einrichtung. So findet das Lernen praxisorientiert statt und bezieht die

Arbeitswelt der Lernenden mit ein. In dieser Phase sind die Teilnehmer bereits selbst hochaktiv. Sie erhalten lediglich Unterstützung durch den Leiter der Gruppe.

Zunächst kann die Evaluation frei, d.h. ohne strukturierenden Fragebogen, erfolgen. Es zeigt sich in der Praxis jedoch häufig, dass vielen Mitarbeitern die Überprüfung leichter fällt, wenn sie einen Fragebogen oder eine Checkliste haben, auf der die wichtigsten Überprüfungskriterien aufgelistet sind.

Gemeinsame Überprüfung von Pflegeberichten

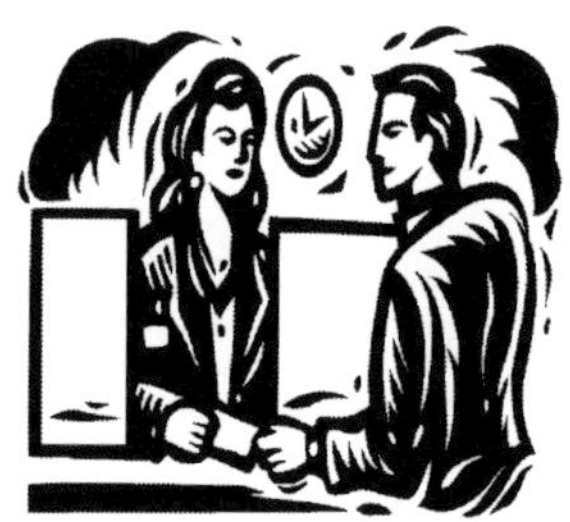

- Was erkenne ich? Was erkennst Du?
- Wo hat unsere Pflege eine gute Wirkung gezeigt?
- Wo lässt sich professionelles Handeln erkennen?
- Sind die Abstände zwischen den Eintragungen in Ordnung?
- Schätze ich das ... richtig ein oder gibt es eine andere Ansicht?
- Sind alle Eintragungen so, dass sie nachvollziehbar sind?
- Verstehen wir das Gleiche?
- Wo können wir noch besser werden?
- Und viele andere Fragen

Abb. 20: Gemeinsame Überprüfung eines Pflegeberichts.

19.2.3 Meta-Evaluation in der Lerngruppe

Hierunter wird eine Evaluation der Ergebnisse der vorgenommenen Überprüfungen verstanden. Dabei steht jedoch nicht das Ergebnis oder die vorgefundene Qualität des Pflegeberichts im Vordergrund, sondern das Ergebnis des Prozesses der Überprüfungen.

Wichtige Fragen

- Welche Erfahrungen hat der einzelne Teilnehmer im Prozess der Überprüfung gemacht?
- Welche Kompetenzen erkennt der Teilnehmer bei sich selbst für die Gestaltung der Überprüfung?
- Welche Werte steuern sein Handeln (Pflege vor Dokumentation)?
- Welche Kompetenzen fehlen noch?
- Welche Probleme gab es bei der Überprüfung des Pflegeberichts?
- Was hat Schwierigkeiten bereitet?
- Welche Lösungen hat der einzelne Teilnehmer, welche Lösungen haben alle Teilnehmer gemeinsam in der Gruppe gefunden (soziales Lernen)?
- Welche Probleme könnten auftreten, die in der Gruppe nicht vorhanden waren, die aber möglich sind? Welche Lösungen gibt es dafür?
- Welche Möglichkeiten einer Prozessausführung sind zu erkennen? Das Ziel dieser Maßnahme ist es, weiterführende Hilfen in der Teilnehmergruppe zu erarbeiten.

Die Meta-Evaluation wird durchgeführt, um ggf. Defizite in den vorhandenen Strukturen zur Überprüfung oder in der anschließenden Strategie der Überprüfung zu verbessern.

19.2.4 Evaluationsgespräche im Dialog zwischen dem Pflegenden und dem Berater

Möglich ist auch die gemeinsame Evaluation zwischen einem Pflegemitarbeiter und einem Berater, der häufig auch als Pflegecoach bezeichnet wird. Bei dieser Form lernt der einzelne Teilnehmer in hochkonzentrierter Form, kann seine individuellen Fragen und Probleme ansprechen und erfährt im gemeinsamen Gespräch eine individuelle Beratung. Positiv wirkt sich hierbei ein motivationsförderndes Verhalten des Beraters aus. Dieser stellt die bereits erkennbaren positiven Resultate in den Vordergrund. In einer angeleiteten Selbstreflexion soll der Teilnehmer die im Pflegebericht erkennbaren optimierungsfähigen Punkte möglichst selbst herausfinden. Hierzu stellt der Berater Hintergrundfragen und versucht den Teilnehmer darin zu unterstützen, selbst des Rätsels Lösung zu finden.

19.2.5 Vorstellung eines Pflege- und Betreuungsberichts im Teamgespräch als Fallbesprechung

Bei der Fallbesprechung handelt es sich um einen Lernprozess, bei dem der Pflegebericht unter Berücksichtigung der Pflegeplanung und der Leistungsnachweise in der Gruppe bearbeitet wird. Ein Teilnehmer stellt die Unterlagen vor, erklärt die Zusammenhänge und fordert zur Diskussion auf. Klärende Fragen in einem sachlichen Dialog sind gewünscht. Die Fragestellung bezieht sich nicht nur auf die Überprüfung der fachlichen Pflegeberichterstattung, sondern darüber hinaus auf folgende Analysen:

- Zeigt der Bericht Veränderungen des Bewohners?
- Lassen sich neue Probleme oder veränderte Ressourcen erkennen?
- Welche Befindlichkeit des Bewohners lässt sich anhand des Pflege- und Betreuungsberichts erkennen? Wie ist seine Lebensqualität?
- Zeigen sich starke Abweichungen von den geplanten Maßnahmen in der Pflege- und Betreuungsplanung (Art, Häufigkeit, Dauer, Ablauf, Material)?
- Lässt sich eine Zielerreichung erkennen?
- Muss die Pflegeplanung modifiziert werden?
- Lässt es sich erkennen, dass die Zielsetzungen und Kernmerkmale spezifischer Konzeptionen (Demenz, Palliative Care) angestrebt und erreicht sind?
- Sind die Einträge fachlich korrekt formuliert?
- Lässt sich ein professionelles Handeln erkennen?

Der Bewohner steht im Mittelpunkt. Über den Pflege- und Betreuungsbericht hinaus wird der Fokus auf die gesamte Pflegeplanung gelegt und damit die Verknüpfung des Berichtsblattes mit den übrigen Dokumenten der Pflegedokumentation anschaulich. Der Prozess der Pflegeberichterstattung bleibt nicht mehr isoliert stehen, sondern wird in den Gesamtprozess eingebracht. Hierbei handelt es sich schon um einen erhöhten Anforderungsgrad, da er von den Teilnehmern abstraktes und komplexes Denken verlangt. Positiv kann sich hier die gemeinsame Reflexion des eigenen Lernens oder der erkennbaren Veränderungen im Pflegebericht auswirken. Fragen wie »Wo sind wir schon besser geworden? Wo hakt es noch?« dienen dieser Evaluation.

20 TRAININGSMÖGLICHKEITEN

Es stellen sich die Fragen nach der Vermittlung von Inhalten und die Notwendigkeit der Orientierung in verschiedenen Lernstrategien. In der Vergangenheit zeigte sich immer wieder, dass ausschließliches theoretisches Lernen nicht oder nur unzureichend und nicht für alle Teilnehmer geeignet ist.

Lernen bei Erwachsenen muss immer praxisorientiertes Lernen sein, soll am praktischen Handlungsfeld anknüpfen und die Erfahrungen der Teilnehmer einbeziehen (vgl. Siebert 2000).

Ehe zahlreiche theoriegeleitete Maßnahmen durchgeführt werden, ist insbesondere die Frage des Transfers von der Theorie in die Praxis zu prüfen. Wissen heißt nicht Können und Können heißt nicht Tun! Letztendlich zählt jedoch nur das als Erfolg, was sich im praktischen Handeln des Alltags zeigt. Wissen, das nur in den Köpfen der einzelnen Teilnehmer existiert, nutzt einer Einrichtung wenig.

Es eignen sich daher bevorzugt Lernstrategien, die nicht nur Kenntnisse vermitteln, sondern die Handlung einbeziehen.

20.1 Überprüfung des Pflegeberichts in mündlicher Form

Anhand eines für jeden Teilnehmer kopierten Pflegeberichtbeispiels können die Teilnehmer erkennbare Defizite und positive Bereiche überprüfen. Diese werden nur kurz auf der ausgeteilten Kopie markiert, um die entsprechenden Textstellen in der mündlichen Diskussion schneller auffinden zu können. Nach einer Lese- und Reflexionszeit wird der Bericht in der Gruppe ausgewertet.

Vorteil:
Die Übung benötigt nicht viel Zeit. Je nach Umfang des kopierten Pflegeberichts sind 10 Minuten Lesezeit ausreichend.

Nachteil:
Nicht alle Teilnehmer beteiligen sich bei der anschließenden Diskussion. Die erkannten Faktoren werden möglicherweise von einigen Teilnehmern nicht dokumentiert, der Analyseprozess ist eher unstrukturiert. Ergebnisse werden damit eher zufällig zusammengestellt, der nachhaltige Lernerfolg ist eher gering.

20.2 Überprüfung mittels Checkliste

Es wird eine Checkliste mit Überprüfungsfragen zum Pflegebericht ausgeteilt. Wieder erhalten die Teilnehmer einen kopierten Pflegebericht. An dieser Stelle eignet sich eher ein Fremdbeispiel als ein eigener Pflegebericht, da der Mensch dazu neigt, bei seinen eigenen Texten auch die Informationen sozusagen »mitzulesen«, die er nur im Kopf abgespeichert hat, obwohl sie nicht im Text stehen. Bei fremden Texten sind Lücken, Defizite und Probleme daher eher erkennbar. Die Checkliste beinhaltet Fragen, die die Überprüfung leiten sollen, d. h. Kriterien, auf die hin der Teilnehmer den Pflegebericht liest.

Tabelle 14: Checkliste zur Überprüfung eines Pflegeberichts.

	Ja	Nein	Bemerkung
1. Formalien			
Dokumentieren Mitarbeiter aller drei Schichten gleichermaßen, wenn dies erforderlich ist?			
Sind bei den Eintragungen jeweils das Datum und die Uhrzeit erkennbar?			
Lässt ein Handzeichen erkennen, wer die Eintragung vorgenommen hat?			
Ist der Pflegebericht nachvollziehbar?			

	Ja	Nein	Bemerkung
2. Inhalte			
Zeigt der Bericht akut auftretende Ereignisse und entsprechendes situationsgerechtes Handeln auf?			
Sind Beschreibungen des Bewohnerzustandes erkennbar? (Körper, Seele und Geist)?			
Findet sich bei besonderen Vorkommnissen eine Situationsbeschreibung?			
Zeigen sich hierbei angewandte Analysen (Ursachensuche)?			
Sind bei beschriebenen Problemen und besonderen Vorkommnissen eingeleitete Maßnahmen erkennbar?			
Sind bei beschriebenen Problemen und besonderen Vorkommnissen Empfehlungen an die nächste Schicht erkennbar?			
Wird bei der Beschreibung der Inhalt der vorangehenden Schicht aufgenommen und der dort beschriebene Prozess weitergeführt?			
Werden Ressourcen und ihre Entwicklung beschrieben?			
Ist die Entwicklung aufgetretener Probleme oder entstandener Ressourcen erkennbar?			
Werden erreichte Teilziele beschrieben?			
Werden Abweichungen der Maßnahmendurchführung von der Pflegeplanung beschrieben?			
Wird hierfür eine Begründung genannt?			
Wird die Art der Modifikation in der Maßnahmendurchführung angezeigt?			
Sind Situationen beschrieben, die eine Auswirkung auf den Bewohnerzustand haben können (Arztvisite, MDK-Einstufung, Lieferung eines Hilfsmittels durch das Sanitätshaus)?			
Lässt sich im Pflegebericht erkennen, wann eine Änderung der Pflegeplanung vorgenommen wurde?			
Wird ein zusammenfassender Bericht geschrieben?			

	Ja	Nein	Bemerkung
Ist der prozesshafte Verlauf von Problemen, Ressourcen und Befindlichkeiten im Pflegebericht erkennbar?			
Ist der Betroffene zufrieden mit der Pflege, Betreuung und Versorgung? Wie zeigt sich dieses?			
Gibt es Aussagen der Angehörigen? Welcher Art sind diese (Lob, Kritik, Unterstützungsangebot; Rückmeldung, andere)?			

Eine solche Checkliste kann darüber hinaus spezielle Problemebereiche der jeweiligen Einrichtung aufnehmen und überprüfen.

Vorteil:
Die erkannten Faktoren werden schriftlich festgehalten. So kann auch nach Tagen das Ergebnis noch besprochen oder nachbearbeitet werden und die Checkliste dient gleichzeitig als Evaluationsinstrument für die Überprüfung der überarbeiteten Maßnahmen.

20.3 Überprüfung durch Fragen eines »kritischen Beobachters«

In Einrichtungen, in denen der Anteil von Mitarbeitern, die den Pflegebericht in einer angemessenen Form schreiben können und auch die Fähigkeit besitzen, diesen bei oder mit Kollegen zu überprüfen, eher gering ist, kann die Unterstützung durch einen »kritischen Beobachter« sinnvoll sein.

Kritisches Vorgehen ist hierbei nicht so zu verstehen, dass der Beobachter den Mitarbeiter, der den Pflegebericht vorstellt, kritisiert oder den Bericht »auseinander nimmt«. Die Fähigkeiten eines »kritischen Beobachters« sollten eher so geartet sein, dass er den vorstellenden Mitarbeiter zum selbstkritischen Hinterfragen anleitet. Er bereitet einen Weg, auf dem der Mitarbeiter sich selbst mit Fragen konfrontiert, wie sie in der Checkliste aufgestellt sind. Auch kann er bestimmte fragengeleitete Aspekte einbringen, die der in der täglichen Pflegesituation stehende Mitarbeiter »betriebsblind« nicht mehr erkennt.

Beispiel 1

Ein Mitarbeiter stellt die im Pflegebericht dargestellte Situation vor: »Frau L. wehrt sich wiederholt gegen die Durchführung der Intimpflege durch die Pflegekräfte. Sie hat einen transurethralen Dauerkatheter, weil sie wiederholt einen neurologisch bedingten Harnverhalt hatte. Sie zieht auch immer wieder an dem Katheter und hat dann blutigen Urin.«

Frage des kritischen Beobachters: »Ist erkennbar, warum Frau L. sich gegen die Durchführung der Intimpflege wehrt?«

Mitarbeiter: »Sie hat ein ausgeprägtes Schamempfinden, es ist ihr peinlich, sich im Intimbereich von anderen waschen zu lassen.«

Kritischer Beobachter: »Könnte sie sich denn selbst dort waschen?«

Mitarbeiter: »Sie könnte das prinzipiell schon selbst machen, aber sie hat doch den Katheter. Da muss doch auch eine Katheterpflege gemacht werden und außerdem könnte sie deswegen eine Pilzinfektion entwickeln. Da muss man doch kontrollieren.«

Kritischer Beobachter: »Hat sie denn schon einmal in der Vergangenheit eine vaginale Pilzinfektion gehabt oder bestehen besondere Risiken hierfür?«

Mitarbeiter: »Nein, das nicht ...«

Kritischer Beobachter: »Ist denn die Möglichkeit eines suprapubischen Blasenkatheters mit dem Arzt schon einmal überlegt worden? Wenn der Katheter nicht mehr transurethral liegt, würden Sie dann die Durchführung der Intimpflege durch die Pflegekräfte noch für notwendig halten?«

Mitarbeiter: »Eigentlich nicht. Das scheint mir sinnvoll zu sein, ich werde diese Maßnahme mit dem Arzt klären.«

Beispiel 2

Ein Mitarbeiter hat im Bericht geschrieben: »Frau K. war gut drauf.«

Frage des kritischen Beobachters: »Wo war sie denn drauf? Auf dem Kleiderschrank, dem Kronleuchter oder worauf?«

Mitarbeiter: »Ich meinte, Sie war gut gelaunt.«

Kritischer Beobachters: »Das hört sich gut an. Woran haben Sie das erkannt? Hat sie es Ihnen gesagt? Dann schreiben Sie einfach Ihre Aussage im Originalton, d. h. in wörtlicher Rede. Oder haben Sie etwas beobachtet – etwa einen fröhlichen Gesichtsausdruck? Dann schreiben Sie die Indizien, die Sie beobachtet haben. Und erklären Sie immer, was Sie mit ›gut‹ meinen. Wie gut war es? Und war es ›gut‹ in Ihrer Empfindung oder Einschätzung oder hat Frau K. es gut gefunden und entsprechend geäußert?«

Durch den Dialog kann der Mitarbeiter selbst zu der Erkenntnis gelangen, dass das bisherige Vorgehen möglicherweise durch ein anderes ersetzt werden sollte.

20.4 »Kritische Beobachtung« durch einen Kollegen

Der kritische Beobachter kann auch ein Kollege sein. Günstig ist es, wenn dieser Kollege aus einem anderen Wohnbereich kommt. Sind beide Kollegen täglich im selben Handlungsfeld aktiv und kennen den Bewohner schon sehr lange und intensiv, sind sie möglicherweise »betriebsblind« gegenüber der Situation und erkennen Zusammenhänge nicht.

20.5 Überprüfung in der Pflegevisite

Auch in der Pflegevisite kann der Pflegebericht überprüft werden. Hierzu sind dann entsprechende Fragen im Pflegevisitenprotokoll zu übernehmen. Diese können der in Kap. 20.2 dargestellten Checkliste entnommen werden.

21 DER PROFESSIONELLE PFLEGEBERICHT ALS BESTANDTEIL IM QUALITÄTSMANAGEMENT

Die ständige Überprüfung und Weiterentwicklung des Pflegeberichts kann als Maßnahme zur Qualitätssicherung gewertet werden. Durch den PDCA-Kreislauf findet eine evaluationsgeleitete ständige Anpassung der Pflege- und Betreuungsplanung an die aktuellen Bewohnerbedürfnisse und -probleme statt. Ausgerichtet ist die Pflege hierbei auf eine individuelle, bedürfnisorientierte, ressourcenorientierte, aktivierende Zielsetzung.

Soll der Vorgang der Pflegeberichtüberprüfung als Instrument zur gesteuerten Qualitätssicherung in das QM-Handbuch aufgenommen werden, so ist das Erstellen und Nutzen einer Checkliste sinnvoll. Sie ermöglicht es, die Evaluation immer nach den gleichen Kriterien und in einem nachvollziehbaren Ablauf zu gestalten.

Neben dieser auf den Pflegeprozess ausgerichteten Zielsetzung und der dafür genutzten Strategie im Qualitätsmanagement, muss die Einführung und Benutzung in verschiedenen Stützprozessen organisiert und geregelt werden. Diese werden im Folgenden beschrieben.

21.1 Der Pflegebericht in der Begleitung durch einen Mentor oder Coach

Auch nach einer abgeschlossenen Ausbildung hat nicht jeder Mitarbeiter die Kompetenz zur professionellen Pflegeberichterstattung. Ein Mentor begleitet einen neuen Mitarbeiter für eine bestimmte Zeit. Vielfach wird in dieser Zeit das sogenannte Einarbeitungskonzept eingesetzt, das Richtlinien für die Einweisung, Information und für die Diskussion mit dem neuen Mitarbeiter vorgibt.

21.2 Der Pflegebericht bei der Einführung neuer Mitarbeiter

Neue Mitarbeiter bringen nicht unbedingt alle Kenntnisse und Fähigkeiten mit, die für die Umsetzung bestimmter Strategien in der jeweiligen Einrichtung notwendig sind. Der »Neue« muss die Einrichtung erst kennenlernen und wissen, welche Erwartungen an ihn und seine Rolle gestellt werden. Hierzu gibt es heute in den meisten Einrichtungen das sogenannte »Einarbeitungskonzept für neue Mitarbeiter«: In einem solchen Einführungskonzept wird eine Strategie geregelt, die es ermöglichen soll, dass der »Neue« sich in einem überschaubaren Zeitraum (ca. sechs Wochen) mit den Strukturen, der Organisation, den Prozessen der Einrichtung vertraut macht, diese kennenlernt und danach entsprechend den Regeln arbeiten kann.

So muss »der Neue« auch lernen, welche Regeln im Umgang mit dem Pflegebericht in der jeweiligen Einrichtung erwünscht und gefordert sind. Da der Standard in den verschiedenen Einrichtungen zurzeit noch sehr unterschiedlich ist, kann die Aufnahme des Themas »Der Pflegeprozess (und insbesondere auch der Pflegebericht) in unserer Einrichtung« ins Einarbeitungskonzept nur empfohlen werden.

21.3 Der Pflegebericht in der Praxisanleitung

Praxisanleitungssituationen bieten sich ideal als Training der Pflegeberichterstattung an. Alle Anleitungssituationen, die eine Maßnahme am oder beim Bewohner beinhalten, erfordern eine anschließende Dokumentation der Situation und der Ergebnisse. Hierbei kann der Praxisanleiter den Anzuleitenden unterstützen und diesen beraten.

Auch hier ist der Einsatz einer Checkliste zu empfehlen, die der Anzuleitende schon einige Tage vor der Anleitungssituation erhält. So kann er in der Anleitungssituation schon überlegen, welche Informationen später zu dokumentieren sind.

Noch besser eignet sich das umgekehrte Vorgehen. Nach einer initialen Anleitung, bei dem das Erlernen des richtigen Vorgehens im Vordergrund stand, wird nun der Prozess mit umgekehrten Handlungsakteuren vorgenommen. Der Auszubildende oder Anzuleitende erklärt dem Praxisanleiter, wie er vorgegangen ist oder warum er so und nicht anders gehandelt hat. Hierzu muss er sein eigenes Handeln reflektieren und Begründungen dafür geben. Kommt er dabei selbst auf einen Fehler, ein Defizit oder einen Optimierungsbedarf, ist die Motivation größer eine Veränderung vorzunehmen. (Das eigene Erkennen von Fehlern tut weniger weh!)

21.4 Der Pflegebericht in der Stellenbeschreibung

Die Stellenbeschreibung gibt schriftlich an, welche Merkmale ein Mitarbeiter für eine bestimmte Stelle haben muss. Oder anders gesagt: Die Stellenbeschreibung drückt die Erwartungen aus, die vonseiten der Einrichtung an den Mitarbeiter gestellt werden. Sie gibt an, wie eine professionelle Rolle gelebt werden soll.

Auch heute sind die Stellenbeschreibungen oft noch sehr pauschal gehalten und geben nur Überbegriffe für Qualifikationen oder einzubringende Aktivitäten an. Hier liegt die Ursache dafür, dass es viele Missverständnisse zwischen dem einzelnen Mitarbeiter und der Einrichtung geben kann; es ist einfach nicht klar genug gesagt, wie etwas wann, womit, in welcher Weise, wie oft durchgeführt werden soll. Sinnvoll ist es, wenn die global benannte Funktion in der Stellenbeschreibung verknüpft wird mit der Beschreibung »Der gelebte Pflegeprozess in unserer Einrichtung« im Pflegekonzept oder mit der »Anweisung zur Umsetzung des Pflegeprozesses« im Qualitätsmanagementhandbuch – das sollte vom Stelleninhaber selbstständig und kompetent umgesetzt werden …

Wenn für alle Beteiligten erkennbar und nachvollziehbar ist, welche Anforderungen gestellt werden, können beide Seiten prüfen, ob sie den Vertrag eingehen wollen und können.

21.5 Der Pflegebericht im Qualitätsmanagement-handbuch

Kern- und Stützprozesse müssen bei einem regelrechten Qualitätsmanagement nachvollziehbar beschrieben werden. Insbesondere dann, wenn die Einrichtung eine Zertifizierung nach DIN ISO anstrebt, sind alle Verfahren so zu beschreiben, dass mit höchstmöglicher Wahrscheinlichkeit ein bestimmtes, vorher festgelegtes und ebenfalls beschriebenes Ergebnis möglich ist. Neben einer differenzierten Beschreibung der Vorgehensweise, kann hier ebenfalls die Checkliste als Instrument zur Evaluation empfohlen werden.

Abhängig davon, ob die Einrichtung nach dem traditionellen System oder mit der SIS® arbeitet, ergeben sich unterschiedliche Anforderungen an das Schreiben des Pflege- und Betreuungsberichts.

22 DER PFLEGEBERICHT UND SEINE BEDEUTUNG IN DER ZUKUNFT

In der Zukunft wird der Pflegebericht weiter an Bedeutung gewinnen. Bei enger werdenden finanziellen Ressourcen im Gesundheitswesen und bei steigender Notwendigkeit zur eigenen finanziellen Beteiligung werden alle an der Inanspruchnahme der Pflegeleistung und Finanzierung Beteiligten noch mehr als heute wissen wollen, wofür sie bezahlen. Die Entwicklung der Pflege als caritative, vielfach für den Einzelnen kostenlose Leistung, hin zu einer bezahlten, professionellen Dienstleistung ist eine Ursache dieser Entwicklung.

Juristische Klärungsprozesse im Hinblick auf ein »richtiges Vorgehen« nehmen aktuell schon zu. Ohne schriftliche Nachweise ist die juristisch nutzbare erklärte Begründung nicht möglich. Dieses zeigt sich aktuell z. B. im Fall der Klärung eines aufgetreten Dekubitus oder nach Auftreten eines Sturzes. Hier wird das kompetente pflegerische Handeln abgeprüft und kritisch hinterfragt. Ist dieses in der Planung erkennbar, kann im besten Fall (doch abhängig von der Einzelfallentscheidung eines Richters) vom »Immer-so-Prinzip« ausgegangen werden. Es wird dabei angenommen, dass der erstellte Plan auch entsprechend umgesetzt wurde. Nicht selten gibt es aber ein tagesaktuelles Handeln oder ein Handeln aufgrund besonderer Begründungen. Lässt sich dieses nicht erkennen, ist der Nachweis, dass gerade das »andere Handeln« oder »die Unterlassung« pflegefachlich als richtig eingeschätzt werden kann, nicht oder nur bedingt zu erbringen!

Der Pflegebericht wird hier als Instrument zum Nachweis des reflektierten und begründeten Einsatzes oder umgekehrt der Unterlassung von Pflegeleistungen und zur Darstellung der Wirkung benötigt. Eine unzureichende Pflegeberichterstattung wird möglicherweise in der Folge zu Leistungskürzungen oder zu Haftpflichtansprüchen führen.

Übergabezeiten werden gekürzt, immer weniger Mitarbeiter nehmen aufgrund multipler Dienstzeiten und Teilzeitstellen an der Übergabe teil. Hier wird der Pflegebericht zum zentralen Übergabeinstrument.

Aufgrund der neuen Pflegebegutachtung werden stationären Alteneinrichtungen künftig immer stärker zu »erweiterten Hospizen«. Zwei hauptsächliche Gruppen werden dort aufgenommen werden: schwerkranke bzw. sterbende Menschen und Betroffene mit fortgeschrittene gerontopsychiatrischen Erkrankungen. Bei beiden Zielgruppen ändern sich die Bedürfnisse, Beschwerdebilder und Handlungserfordernisse häufig in kleinen Intervallen oder sogar täglich. Hier wird ein Plan nur noch eine begrenzte Eignung haben. Die tagesaktuelle Reaktion auf die entstandene neue aktuelle Situation wird wichtiger. Entsprechende Auslöser, angebotene oder angewendete Handlungen und ihre Wirkungen müssen dann im Pflegebericht wie in einer Art Tagebuch beschrieben werden. Nur so lässt sich der Verlauf nachvollziehen.

23 DER PFLEGEBERICHT IM BEREICH VON FÜHREN UND LEITEN

Alle Prozesse, die in einer Einrichtung ablaufen, können mit beeinflusst werden durch die führenden und leitenden Prozesse, die in den verschiedenen hierarchischen Ebenen stattfinden. So beeinflusst z. B. die Kultur, die die Art des menschlichen Umgangs miteinander prägt, die Mitarbeiter in ihrer Fähigkeit und in ihrem Verhalten hinsichtlich einer professionellen Pflegeberichterstattung.

Eine demokratisch führende Leitung, die den Mitarbeitern – unter Klärung bestimmter Zuständigkeiten und Verantwortungsbereiche – die Möglichkeit lässt, in einem festgelegten Rahmen frei zu entscheiden und die dort vorhandenen Prozesse selbstbestimmt durchzuführen, wird eine höhere Bereitschaft zur eigenen Prozessplanung und zur Problemlösung durch den Einzelnen auslösen.

Mitarbeiter, die fraktionierte Aufgaben übernehmen müssen, die keine freie Mitgestaltung erhalten, die »von oben« kontrolliert werden und die bei der Auswertung der Evaluation stets nur Kritik und Vorwürfe bekommen, leiden eher und schneller an Demotivation.

Leiten kann auch bedeuten:

- Aufforderung zur Klärung und Festlegung von Zuständigkeiten für bestimmte Handlungsfelder durch die Pflegenden in einem Team: Wer ist für welche Pflegedokumentationsmappe verantwortlich? Wer hat welche Entscheidung getroffen und einen bestimmten Prozess angebahnt? Wer hat die oder jene Tätigkeit durchgeführt?
- Hilfestellung bei der Übernahme einer Aufgabe: Welche Ressourcen, welche Probleme hat das Team, hat der einzelne Mitarbeiter? Lässt sich ein gemeinschaftlich gutes Arbeiten erkennen? Sind Absprachen und Kooperationen auch mit anderen Netzwerkpartnern erkennbar. Lässt es sich so erkennen, dass bestimmte Konzepte wie das Konzept »Umgang mit Menschen mit Demenz« oder »Palliative Care« nicht nur auf dem Papier existiert sondern hier auch in der realen Handlungspraxis umgesetzt wurde? Hier verdient das Team ein Lob.

- Unterstützung im Problemlösungsprozess: Darstellen und exemplarisches Aufzeigen der Situation, ggf. Literatur zur Verfügung stellen, ggf. für Schulungen sorgen, ggf. einen Berater hinzuziehen.
- Schaffung erforderlicher Strukturen und Bedingungen: ggf. Einkauf oder Organisation geeigneter Pflegewagen, auf denen die Pflegedokumentationsmappen mitgenommen werden können, ggf. Organisation transportabler EDV-Geräte.
- Anleitung zur Selbstevaluation: gemeinsames Erstellung einer Checkliste, motivierende Beratung und Erklärung.
- Durchführung von Stichproben: am ehesten durch die Mitarbeiter organisiert. Die WBL/PDL führt die Stichprobe reaktiv bei Anfrage (nach festen Terminen) durch die Mitarbeiter durch. Lob für eine professionelle Vorgehensweise und für deren Darstellung, d.h. die Pflegeberichterstattung führt hierbei zu Lob. Lob und angemessene Kritik sollten wohldosiert ausgegeben oder angeleitet werden.

Führen und Leiten

Führen und Leiten kann als Hilfe zur Selbsthilfe verstanden werden. Das erfordert jedoch, dass auch die Leitung der verschiedenen Bereiche die professionelle Pflegeberichterstattung beherrscht. Sie unterstützt die Mitarbeiter, gibt Hilfestellung bei der Evaluation, organisiert ggf. Fortbildungen und Literatur und hilft bei der Lösung aktuell auftretender Probleme.

23.1 Der Pflegebericht im Bewerbungsassessment

In der Bewerberauswahl könnten Kenntnisse und Kompetenzen zur selbstständigen Pflegeprozessgestaltung ein Kriterium für die Eignung eines potenziellen Mitarbeiters sein. Was in der freien Wirtschaft schon lange üblich ist, scheint in Pflegeeinrichtungen bislang eher außergewöhnlich zu sein. Der potenzielle Mitarbeiter wird nicht ausschließlich nach seinem Zeugnis und seinen Referenzen gefragt. Er kann sich in einem festgelegten Verfahren zu verschiedenen fachlichen Fragen oder Problemen äußern und seine Kompetenzen darstellen. In einem Bewerbungsassessment kann er z.B. nach seinen Einstellungen zum Pflegebericht befragt werden. Auch ist es möglich, ihm einen Pflegebericht vorzulegen und ihn aufzufordern, diesen zu analysieren. So erhält diese Aufgabe auf Dauer mehr Bedeutung.

Derzeit ist die Anzahl der vorliegenden Bewerbungen leider nicht so umfangreich, dass eine große Auswahl besteht. So ist manche Einrichtung vielleicht schon froh, wenn sich überhaupt ein Bewerber meldet. Zu bedenken ist jedoch, dass ein unqualifizierter oder ansonsten ungeeigneter Mitarbeiter das Team möglicherweise eher noch belastet und nach Beendigung der Probezeit eine Kündigung nur schwer möglich ist. Wenn dann das Team ständig für diesen Mitarbeiter mitdenken oder sogar für ihn handeln muss, kostet er mehr Kraft und Energie, als er nutzt. Eine gezielte Bewerberauswahl hilft so auf Dauer auch dem Team.

Professionalität zeigt sich nicht nur in einer fachlich angemessenen Pflege, sondern erfordert auch eine adäquate und professionellen Prozessplanung und in eine schriftliche Darstellung in Protokollen, Assessments und Berichten.

23.2 Der Pflegebericht bei der Vereinbarung im Einstellungsgespräch

Schon beim Einstellungsgespräch kann die Leitung der Einrichtung deutlich machen, welche Ansprüche bezüglich einer selbstständigen und professionellen Beteiligung im Pflegeprozess an den neuen Mitarbeiter gestellt werden. Verfügt sie darüber, kann sie Auszüge aus dem QM-Handbuch, aus dem Pflegekonzept oder aus einer anderen Beschreibung des gelebten Pflegeprozesses in der Einrichtung vorlegen. Diese sind dann grundlegend für die Vereinbarung im Arbeitsvertrag. Die Vereinbarung, dass der Bewerber die Anforderungen zum Pflegeprozess gelesen hat, darüber informiert wurde und dies unterschrieben hat, kann in der Einarbeitungsphase oder auch bei späteren Zielvereinbarungsgesprächen als Grundlage zur Bewertung der Entwicklung des neuen Mitarbeiters genutzt werden. Wenn jeder weiß, was von ihm erwartet wird, kann er eher angemessen handeln.

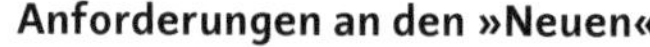

Anforderungen an den »Neuen«

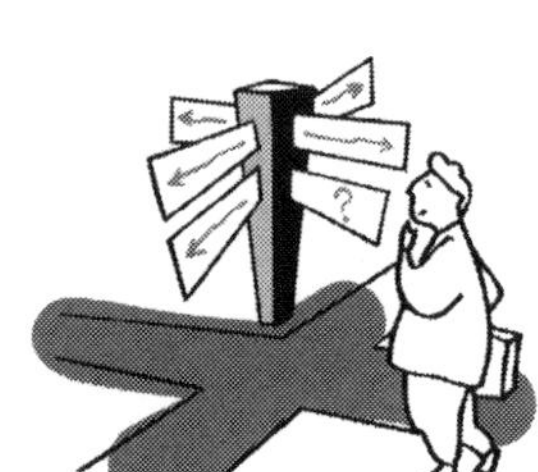

Erforderliche Qualifikationen

- Professionalität in der praktischen Pflege
- Teamfähigkeit
- Kollegialität
- Flexibilität
- Belastbarkeit
- Geduld

Aber das ist noch lange nicht alles:
Was wir wirklich brauchen ist jemand, der seine professionelle Pflege auch dokumentiert, der den Bewohnerzustand und seine Entwicklung beschreibt.

Pflegeberichtschreiber – wo bist Du?
Wir brauchen jemand, der auch den Pflegebericht professionell schreiben und die dort vorhandenen Informationen in den Gesamtpflegeprozess einbringen kann!

Abb. 21: Anforderungen an den »Neuen«!

23.3 Der Pflegebericht bei der Evaluation der Mitarbeiterentwicklung

Im Rahmen jährlich stattfindender Mitarbeitergespräche, auch als Zielvereinbarungs- oder Karriere-Gespräche bezeichnet, können die Entwicklung des einzelnen Mitarbeiters und sein Stand in der Einrichtung evaluiert werden. In einem Gespräch zwischen Mitarbeiter und Leitung können sowohl die Entwicklung der Mitarbeiterkompetenzen, seiner Zufriedenheit und die Einschätzung der Leitung hierzu, wie auch in umgekehrter Richtung Empfehlungen des Mitarbeiters zur Optimierung der Einrichtung angesprochen werden. So können sich das einzelne Mitglied der Organisation und die Einrichtung gleichermaßen und gemeinsam fortentwickeln.

In einem solchen Gespräch kann z. B. gemeinsam eine Pflegedokumentationsmappe evaluiert werden (wenn es das Ziel ist, die Kompetenz des Mitarbeiters in diesem Feld zu überprüfen). Der Mitarbeiter kann nun darstellen, welche Probleme er sieht, welche Lösungsmöglichkeiten er auf Seiten der Einrichtung erkennt. Die Leitung kann aus ihrer Sicht die Situation erläutern und ebenfalls Empfehlungen aussprechen. Es wird geprüft, welche Maßnahmen zur Stabilisierung oder Optimierung der Situation erforderlich sind (erneute Schulung, Literatur, Hilfestellung durch einen externen Berater)? So soll sich der Mitarbeiter in und mit der Einrichtung weiter entwickeln können.

23.4 Der Pflegebericht bei Zielvereinbarungsgesprächen

Situationen, in denen die Erwartung der Einrichtung, die der Leitung oder die eines Teams nicht erfüllt werden, führen zur Demotivation, zum Mehraufwand (durch Nacharbeit) sowie zu Konflikten. Jeder Mitarbeiter bringt eine bestimmte professionelle Rolle in die Einrichtung ein, die in der Stellenbeschreibung festgelegt ist. Hierfür erhält er ein bestimmtes Gehalt.

Kommt es zu einem defizitären Verhalten oder zu einem nicht zu tolerierenden Ergebnis aufgrund eines bestimmten, unerwünschten Verhaltens, sollte dieser Zustand zunächst zwischen den betroffenen Parteien im Gespräch erörtert werden. Beide Seiten stellen ihre Position dar und klären gemeinsam die Erwartungen für die Zukunft und das angestrebte Handeln.

Kommt es erneut zur unerfreulichen Situation, wird Handeln erforderlich. Die Wohnbereichsleitung führt nun mit dem entsprechenden Mitarbeiter ein sogenanntes Zielvereinbarungsgespräch. Hierin wird das beobachtete Verhalten dargestellt (und im Zielvereinbarungsprotokoll auch schriftlich fixiert). Der Mitarbeiter bekommt nun seinerseits die Möglichkeit, die entstandene Situation aus seiner Sicht zu schildern (schriftliche Fixierung im Protokoll). Anschließend wird das erwünschte zukünftige Verhalten aufgezeigt (und ebenfalls schriftlich fixiert). Es wird nun ein Zeitraum festgelegt, in dem das gewünschte Verhalten umzusetzen ist. Noch sinnvoller erscheint es, dass der Mitarbeiter bei erkennbar vorhandenen Defiziten selbst Vorschläge macht, wie er diese in einem gemeinsam festgelegten Zeitraum beheben wird. Danach wird das Ergebnis evaluiert.

Beide Seiten unterschreiben das Protokoll, das Original bleibt bei der Wohnbereichsleitung, die Kopie erhält der Mitarbeiter.

Zielvereinbarungsgespräche können gerade im Bereich der Umsetzung einer professionellen Pflegeberichterstattung sinnvoll sein, weil in diesem Gespräch einerseits beide Seiten die Möglichkeit bekommen, die Situation aus ihrer Perspektive zu erläutern, andererseits eine genaue Beschreibung des gewünschten Verhaltens (Wie soll es sein? Wann soll es gemacht werden? Wie oft soll es sein? Durch wen soll es gemacht werden? Wo soll es sein?) vorgenommen wird.

Es wird eine gemeinsame Entscheidung für den künftigen (festgelegten) Zeitraum getroffen, eine sogenannte Zielvereinbarung, dokumentiert. Die dort festgelegte Entwicklung wird dann nach Ablauf des Zeitraums erneut evaluiert, eine neue Zielsetzung festgelegt.

Indem die Entwicklung des Verhaltens der Mitarbeiter in der selbstständigen und professionellen Erfüllung des Pflegeprozesses, und hier insbesondere auch des Pflegeberichts, nicht länger dem Zufall überlassen wird, kann eine Ausbildung der angestrebten Zielsetzung als erreichbar bewertet werden. Prozesse, die nicht evaluiert werden, entwickeln sich zum Teil in eine ganz andere Richtung, und dies häufig, ohne dass es bemerkt wird.

23.5 Literatur und Fortbildungen zum Thema »Pflegebericht«

Obwohl die Pflegeberichterstattung auf den ersten Blick eine zunächst einfache und leicht zu beherrschende Maßnahme ist, bestehen in vielen Einrichtungen Defizite in der Pflegeberichterstattung (Mängel in diesem Bereich werden in vielen MDK-Gutachten aufgezeigt). Ein großer Teil der Mitarbeiter hat Probleme mit der Erfüllung dieser Aufgabe.

Es ist daher sinnvoll, neben zyklisch angelegten Schulungen (ähnlich wie beim Thema »Brandschutz« oder »Erste Hilfe«) Literatur anzubieten. So kann sich der Mitarbeiter bei Fragen oder Problemen selbstständig Information und Hilfe einholen.

23.6 Hilfestellung bei Fragen und Problemen

Sinnvoll wäre es auch, wenn eine Art Hotline zur Klärung aktuell auftretender Fragen und Probleme vorhanden wäre. Denkbar wären z. B. folgende Möglichkeiten:

1. Leitlinie im QM-Handbuch zum richtigen Beschreiben von Pflege- und Betreuungsberichten,
2. Unterstützung durch die Wohnbereichsleitung, in spezifischen Fällen durch die Pflegedienstleitung,
3. ggf. die Benennung eines Pflegeberichtbeauftragten. Dieser würde bevorzugt zu Fortbildungen gesendet. Er würde alle Fragen sammeln, ggf. zu Beratungen in die verschiedenen Wohnbereiche gehen oder sich um Kopien aus der vorhandenen Literatur bemühen.
4. Möglich ist es auch, bei vernetzten Wohnbereichen, aktuell auftretende Probleme direkt an die Pflegedienstleitung zu geben, die dann für eine angemessene Beantwortung oder für die Organisation geeigneter Lösungsmechanismen sorgt.

23.7 Sorge für ein angemessenes Pflegedokumentationssystem

Nicht selten liegt die Ursache für eine defizitäre Pflegeberichterstattung auch in einem nicht angemessenen Pflegedokumentationssystem. Zu schmale Spalten oder Zeilen, die Vermischung von Berichtszeilen auf Spezialblättern (z. B. Wundprotokoll, Schmerzbogen, Lagerungsplan, Atmungsblatt etc.) und auf dem Berichtsblatt führen zur Unsicherheit der Pflegenden: »Wann soll ich meinen Bericht auf dem Spezialbogen dokumentieren, wann auf dem Berichtsblatt?« Hier bedarf es dann der klärenden und richtungsweisenden Unterstützung durch die Pflegedienstleitung. Sinnvoll kann es sein, eine schriftliche Anweisung zur Benutzung der verschiedenen Berichtsmöglichkeiten zu geben. Besonders geeignet erscheinen hier EDV-Systeme, weil sie oftmals automatische Vernetzungen sowie die Möglichkeit bieten, die Einträge zu kategorisieren, ihnen also ein bestimmtes Thema zuzuordnen.

23.8 Sorge für geeignete Hilfsmittel

Was wird unter geeigneten Hilfsmitteln für die Berichterstellung verstanden? Was benötigt man für den Pflegebericht? Was zunächst scheinbar völlig klar ist, zeigt sich in der Praxis als verursachender Faktor für eine defizitäre Berichterstellung.

- Besteht die Möglichkeit, die Pflegedokumentation mit zum Bewohner, mit in die Pflege zu nehmen? Wenn das Dokumentationssystem im Dienstzimmer verbleibt, liegt dort die erste Ursache für eine lückenhafte Berichterstellung!
- Gibt es einen Pflegewagen, der ein Schreibbrett hat, auf dem der Pflegende rückengerecht dokumentieren kann? Das Schreiben auf niedrigen Bewohnertischchen führt zur Vermeidung und zu Personalausfall wegen Rückenschmerzen.
- Sind ausreichend Kugelschreiber vorhanden? Wenn in der Einrichtung festgelegt wird, dass die Mitarbeiter der verschiedenen Schichten in unterschiedlichen Farben schreiben sollen, müssen ausreichend farbliche Kugelschreiber vorhanden sein.
- Sind immer ausreichend Formulare zum Nachfüllen vorhanden (nur bei Papiersystem erforderlich)?
- Bei der Nutzung von EDV-Systemen: steht eine ausreichende Anzahl an EDV-Plätzen oder ergänzend portable Systemeinheiten zur Verfügung?
- Könnten zeitgleich mehrere Mitarbeiter mit derselben Datei arbeiten (können ggf. Erweiterungen der Bezugsrechte auch für externe Netzwerkpartner gegeben werden)?
- Ist die Nutzung bedienerfreundlich?
- Gibt es ein ergänzendes Handbuch, in dem bei Problemen nach Lösungen gesucht werden kann?
- Gibt es ggf. ein Übersetzungs- und Spracherkennungsprogramm für Mitarbeiter mit unzureichenden Deutschkenntnissen?
- Wird bei Teilzeitkräften ein Zeitkontingent zur Erstellung der Pflegeberichte eingerechnet?

24 HÄUFIG AUFGEFÜHRTE UND ERKENNBARE PROBLEME IM PFLEGEBERICHT UND IN DER BERICHTERSTATTUNG

Tabelle 15: Probleme im Pflegebericht und in der Berichterstattung und die Lösung

Problemart	Mögliche Ursachen	Lösung
Der Pflegeentwicklungsprozess ist nicht erkennbar.	• Die vorherige Berichteintragung wird vom Berichtersteller nicht gelesen. • Veränderungen werden nicht eingetragen. • Im Pflegebericht erkennbare, länger andauernde Veränderungen führen nicht zur Modifikation im Planungsblatt.	• Mindestens die letzten zwei Eintragungen vor dem eigenen Eintrag lesen! • Veränderungen zeitnah dokumentieren! • Bei länger als eine Woche andauernden Veränderungen Übernahme des Problems im Pflegeplanungsblatt!
Es finden sich zu große Abstände zwischen den einzelnen Eintragungen (bei erkennbaren Veränderungen oder vorgenommenen Abweichungen im Bewohnerzustand oder -verhalten oder in der Handlungsdurchführung).	• Die Pflegedokumentation wird nicht mit in die Bewohnerzimmer genommen. Eine zeitnahe Dokumentation ist somit nicht möglich. Es werden bis zum Zeitpunkt der Eintragung wichtige Dinge vergessen. • Die aktuelle Veränderung wird nicht als wichtig eingeschätzt oder aufgrund ihrer geringen Dimension nicht als Veränderung eingeschätzt • Bei vorhandenem EDV-System kommt es zu Engpässen, weil alle Mitarbeiter ihre Daten gleichzeitig am Computer eingeben wollen.	• Dokumentation mit zum Bewohner nehmen! • Bei der Pflege den Bewohner beobachten, auf Veränderungen achten! • Zeitliche Organisation vornehmen: Wer kann wann den Computerarbeitsplatz benutzen?
Bei akut auftretenden Problemen ist in der Folgeeintragung keine Reaktion auf die vorangehende erkennbar.	• Es wird eingetragen, ohne die vorhergehende Eintragung zu lesen. • Die Veränderung wird nicht wahrgenommen	• Mindestens die letzten zwei Eintragungen vor dem eigenen Eintrag lesen!

Problemart	Mögliche Ursachen	Lösung
Es finden sich zu globale, keine oder wenig differenzierte Aussagen.	• Es wird nicht überlegt, was mit der Eintragung ausgesagt werden soll. • Der Eintragende liest seine »Gedanken im Kopf« mit in die Eintragung hinein und geht davon aus, dass der Nächste dies auch so lesen kann.	• Überlegen, was genau ausgesagt werden soll, kurz, knapp aber präzise schreiben. Folgende Frage hilft: Was will ich mitteilen? • Wie genau sah das Problem oder die Situation aus? Wer war wie beteiligt? Was soll gemacht werden?
Wichtige Bemerkungen fehlen.	• Die Situation wurde nur mündlich weitergegeben. • Die Situation wurde vergessen. • Die Situation wurde als nicht wichtig eingestuft. • Es wurde nicht zeitnah dokumentiert. • Es kam bei der Eintragung etwas dazwischen.	• Zeitnahe Eintragung! Nach der Pflege/Situation die Frage stellen: »Was ist so wichtig, dass ich es schriftlich und damit dauerhaft weitergeben möchte?«
Es lassen sich keine pflegerischen Maßnahmen als Reaktion auf ein unvorhersehbares Ereignis erkennen.	• Die Maßnahme wurde ausgeführt, der Hinweis aber nicht eingetragen. • Es wurden keine Folgemaßnahmen geplant und durchgeführt. • Es wurden Folgemaßnahmen geplant, aber nicht durchgeführt. • Die Notwendigkeit der Maßnahmenplanung wurde an andere delegiert.	• Jede außergewöhnliche Situation als notwendigerweise handlungsauslösend betrachten! • Adäquate Maßnahmen auf aufgetretene Probleme aufzeigen/sich informieren! • Nach jedem Ereignis die Notwendigkeit einer Maßnahmenplanung überprüfen und sofort geplante Maßnahmen planen (zeitnahe Planung und Dokumentation)! • Die Delegation von Maßnahmen oder deren Planung an andere als außergewöhnliche Maßnahme im Bericht fixieren!

▶▶

Problemart	Mögliche Ursachen	Lösung
Es sind keine Analysen bei unvorhersehbaren Ereignissen erkennbar.	• Die Notwendigkeit einer Analyse war nicht klar. • Es wurden keine Analysen durchgeführt. • Es wurden Analysen durchgeführt, diese aber nicht dokumentiert. • Die Notwendigkeit von Analysen wurde an andere delegiert – diese führten diese aber nicht durch. • Es sind keine Formen der Analyse als Reaktion auf das aufgetretene Problem bekannt.	• Jede unvorhersehbare Situation als analysenotwendig betrachten! • Mögliche Analyseformen aufzeigen/sich informieren! • Analysen planen und im Pflegebericht dokumentieren (zeitnah)! • Die Delegation von Analysemethoden an andere Mitarbeiter als außergewöhnliche Maßnahme im Bericht fixieren!
Es finden sich keine Hinweise zu erreichten Zielen, wie sie in spezifischen Konzepten genannt sind (z. B. Umgang mit Demenz, Palliative Care). Bei SIS® wäre ein solcher Eintrag im Verlaufsbericht oder in der Evaluation sinnvoll.	• Der perspektivische Blick wird nicht spezifische auf diese Ziele gerichtet. • Den Mitarbeitern ist die Bedeutung der entsprechenden Zielerreichung nicht bewusst.	• In Übergaben gemeinsam die Zielerreichung überprüfen. • Einträge für den Pflegebericht gemeinsam prüfen und formulieren. • Lob für entsprechend vorgenommene Einträge aussprechen!
Hinweise, die bei der späteren Planung der Versorgungsplanung für die letzte Lebensphase genutzt werden könnten wie Aussagen des Bewohners »Ach, würde der Herrgott mich doch holen ...« sind nicht verschriftlicht und dokumentiert.	• Die Bedeutung ist den Mitarbeitenden nicht bewusst. • Sie sehen diese Aussagen des Bewohners nicht als wichtig an oder erkennen die Bedeutung für die Versorgungsplanung nicht.	• Klärung in der Übergabe! • Abfrage entsprechender Aussagen des Bewohners! • Training der Sensibilität durch Klärung der Fragen: »Was will der Bewohner damit aussagen? Warum kann dieser Hinweis später wichtig werden? Wie können wir ihn dokumentieren?

LITERATUR

Ambrosy, H.; Löser, A. P. (2006): Entscheidungen am Lebensende Patientenverfügungen im Pflegealltag aus juristischer und pflegerischer Sicht. Schlütersche Verlagsgesellschaft, Hannover.

Becker Ebel, J.; Behrens, Chr.; Davids, G.; Rödinger, N.; Schwermann, M.; Sitting, H. B.; Wichmann, C. (2012): Palliative Care in Pflegeheimen. 3. Aufl., Schlütersche Verlagsgesellschaft, Hannover.

Beul, U. (2005): Der einfache Weg zur Pflegestufe. 4. Aufl. Brigitte Kunz Verlag, Hannover.

Blonski, H. & Stausberg, M. (2003): Prozessmanagement in Pflegeorganisationen. Schlütersche Verlagsgesellschaft, Hannover.

Bundesärztekammer (2011): Grundsätze der Bundesärztekammer zur ärztlichen Sterbebegleitung Dtsch Arztebl 2011; 108(7): A-346/B-278/C-278.

BMG (Bundesministerium für Gesundheit, Emanzipation, Pflege und Alter) (2006): Rahmenempfehlungen zum Umgang mit herausforderndem Verhalten bei Menschen mit Demenz in der stationären Altenhilfe.

BMG (Bundesministerium für Gesundheit, Emanzipation, Pflege und Alter): Gesetz zur Verbesserung der Hospiz- und Palliativversorgung in Deutschland (Hospiz- und Palliativgesetz – HPG) (1.12/2015).

BMG (Bundesministerium für Gesundheit, Emanzipation, Pflege und Alter des Landes Nordrhein-Westfalen) (2014): Hospizkultur und Palliativversorgung in Nordrhein-Westfalen. Umsetzungsmöglichkeiten für die Praxis.

Bundesministerium für Familie, Senioren, Frauen und Jugend/Bundesministerium für Gesundheit (2015): Charta der Rechte hilfe- und pflegebedürftiger Menschen. Berlin. 2. Auflage.

Bundesministerium für Gesundheit (2007): Rahmenempfehlung zum Umgang mit herausforderndem Verhalten bei Menschen mit Demenz in der stationären Altenhilfe. Berlin.

Collier, I.; McCash, K. & Bartram, J. (1998): Arbeitsbuch Pflegediagnosen. Urban & Fischer, Wiesbaden.

DNQP (deutsches Netzwerk zur Qualitätssicherung in der Pflege). (2013): Sturzprophylaxe in der Pflege. 1. Aktualisierung 2013. Osnabrück.

Doenges, M. E.; Moorhouse, M. F. & Geissler-Murr, A. C. (2002): Pflegediagnosen und Maßnahmen. 3. Aufl., Huber Verlag, Bern.

Doenges, M.; Moorhouse, M.; Geissler-Murr, A. (2002): Pflegediagnosen und Maßnahmen. Hans Huber Verlag, Bern.

Etzel, B. (1999): Pflegekonzept. Thieme Verlag, Stuttgart.

Flumeri, D.; Hochuli, K.; Hunziker, M.; Huwiler, E.; Kodlinski, Ch.; Stierli, S.; Schaub, S.; Weber, M. & Heering, C.: Pflegedokumentationen entsprechen nicht den Anforderungen. http://www.pflegenet.com/wissen/facharbeiten/qpdhube.html vom 04.03.2003.

Grundgesetz (GG), Art 2 Abs. 2 der BRD.

GKV-Spitzenverband (2016): Richtlinien nach § 53c SGB XI zur Qualifikation und zu den Aufgaben von zusätzlichen Betreuungskräften in stationären Pflegeeinrichtungen (Betreuungskräfte-RL) vom 19. August 2008 in der Fassung vom 23. November 2016.

Hecker, Th.; Krebs, E.M.; Molderings, S.; Rasek, J. (2017): Praxisratgeber: die strukturierte Informationssammlung (SIS®). Richtig fragen – kompetent dokumentieren. Schlütersche Verlagsgesellschaft, Hannover.

Heering, C. (1996): Pflegevisite und Partizipation. Urban & Fischer, Wiesbaden.

Hellmann, St. (2013): Soziale Betreuung und Alltagsgestaltung. Transparenzkriterien erfolgreich umsetzen. Bestnoten beim MDK erzielen. Schlütersche Verlagsgesellschaft, Hannover.

Hellmann, S. & Kundmüller, P. (2006): Pflegevisite in Theorie und Praxis für die ambulante und stationäre Pflege. 2. Aufl., Schlütersche Verlagsgesellschaft, Hannover.

Hillewerth, K.: Pflegeberichte – ein unzuverlässiges Instrument. http://www.pflegenet.com/wissen/facharbeiten/pflegeberichte.html.

Jendrosch, T. (1998): Projektmanagement. Interne Prozessbegleitung in der Pflege. Huber Verlag, Bern.

Kämmer, K. (2017): Die neue Pflegedokumentation. Das Management-Handbuch für den optimalen Umstieg. Schlütersche Verlagsgesellschaft, Hannover.

Kirchner, H. & Kirchner W. (2001): Change-Management im Krankenhaus. Kohlhammer Verlag, Stuttgart.

Klie, T.: »Zum Urteil des LG Heidelberg.« In: www.vinzentz.net/echt/ahheimrechtarchivcfm?IID_recht=24.

König, J. (2017): das neue Begutachtungsinstrument. Feststellung der Pflegebedürftigkeit durch den MDK: gezielt vorbereiten souverän meistern. Schlütersche Verlagsgesellschaft, Hannover.

König, J. (2014): Der MDK – Mit dem Gutachter eine Sprache sprechen. 8. Aufl., Schlütersche Verlagsgesellschaft, Hannover.

König, J. (2007): Was die PDL wissen muss. 3. Aufl., Schlütersche Verlagsgesellschaft, Hannover.

Krohwinkel, M. (2007): Rehabilitierende Prozesspflege am Beispiel von Apoplexiekranken. Fördernde Prozesspflege als System. Entstehung, Entwicklung und Anwendung. Hans Huber Verlag, Bern.

Lepthin, T. (2004): Pflegekonzepte in der Gerontopsychiatrie. 2. Aufl., Schlütersche Verlagsgesellschaft, Hannover.

Lipp, V.; Brauer, D. (2013): Behandlungsbegrenzung und »Futility« aus rechtlicher Sicht. In: Zeitschr. Für Palliativmedizin. 2013. 14: 121–126.

Löser A. (2016): Palliative Care in der stationären Altenpflege. Schlütersche, Hannover.

Löser, A. (2015): Ein andere Art von Pflege. www.altenpflege-online.net. Dossier S. 8–13.

Löser, A. (2014): Pflegeplanung in der Palliativpflege. Schlütersche Verlagsgesellschaft, Hannover.

Löser, A. (2014): Der Sterbende entscheidet. Hannover. Altenpflege 10/14. S. 3437.

Löser, A. (2004): Pflegekonzepte nach Monika Krohwinkel. 2. Aufl., Schlütersche Verlagsgesellschaft, Hannover.

Löser, A. (2008): Pflegekonzepte in der stationären Altenpflege. Leicht und sicher selbst erstellen. Schlütersche Verlagsgesellschaft, Hannover.

Medizinischer Dienst der Spitzenverbände der Krankenkassen e.V. (Hrsg.) (2005): Grundsatzstellungnahme Pflegeprozess und Dokumentation. Handlungsempfehlungen zur Professionalisierung und Qualitätssicherung in der Pflege. Essen.

Medizinischer Dienst des Spitzenverbandes Bund der Krankenkassen e.V. (Hrsg.): Richtlinien zum Verfahren der Feststellung von Pflegebedürftigkeit sowie zur pflegefachlichen Konkretisierung der Inhalte des Begutachtungsinstruments nach dem Elften Buch des Sozialgesetzbuches (Begutachtungsrichtlinien – BRi) vom 15.04.2016, geändert durch Beschluss vom 31.03.2017

Medizinischer Dienst des Spitzenverbandes Bund der Krankenkassen e.V. (Hrsg.) (2017): Richtlinien des GKV-Spitzenverbandes über die Prüfung der in Pflegeeinrichtungen erbrachten Leistungen und deren Qualität nach § 114 SGB XI (Qualitätsprüfungs-Richtlinien – QPR) vom 27. September 2017. Essen.

Messer, B. (2004): Tägliche Pflegeplanung in der Altenhilfe. 2. Aufl., Schlütersche Verlagsgesellschaft, Hannover.

Miller, A.: Wird die Pflegequalität durch die Anwendung des Pflegeprozesses beeinflusst? In: Pflege (Huber) Nr. 2 (Band 1) pp94.

Möhler, R.: Interventionen zur Vermeidung und Reduktion von freiheitsentziehenden Maßnahmen in der stationären Altenpflege: Herausforderungen bei der Synthese komplexer Interventionen. Pflege 2015, 28: 181–182

Perry, C.: Arbeitsblätter zur Pflegeplanung. Universitätsspital Zürich 1986/87/88.

Ricka-Heidelberger, R.; Schmidt-Bless, C. & Schaufelberger H. J. (1993): Beurteilung der Selbstpflegefähigkeiten durch Patienten und Krankenschwestern im Akutspital. Kaderschule für Krankenpflege. SBK. Bern.

Saint-Exupery, A. (1991): Man sieht nur mit dem Herzen gut. Herder Verlag, Freiburg i. Breisgau.

Siebert, H. (2000): Didaktisches Handeln in der Erwachsenenbildung. Didaktik aus konstruktivistischer Sicht. 3. Auflage. Ziel Verlag, Neuwied.

Steinkamp, N.; Gordijn, B. (2005): Ethik in Klinik und Pflegeeinrichtung. Ein Arbeitsbuch. 2. überarb. Auflage. Neuwied. Köln, München. Luchterhand.

Weiß, C. (2000): Professionell dokumentieren. Beltz Verlag, Weinheim und Basel.

WTG (Wohn- und Teilhabegesetz) NRW, Fassung vom 24.02.2012.

http://www.ein-step.de. (Schulungsunterlagen) Recherche am 3.10.2016. 12:30 Uhr

http://www.martemeo-deutschland.de/marte-meo-methode.html. Recherche am 03.10.2016. 13:00 Uhr

www.Zitate online.de/Stichwort Saunders

REGISTER

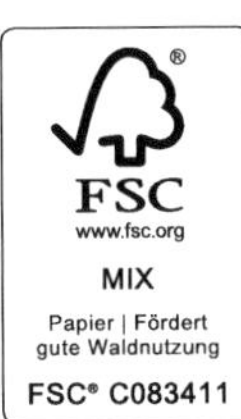

Zeitfracht Medien GmbH
Ferdinand-Jühlke-Straße 7
99095 Erfurt, Deutschland
produktsicherheit@kolibri360.de